二十一世纪中医学教材系列

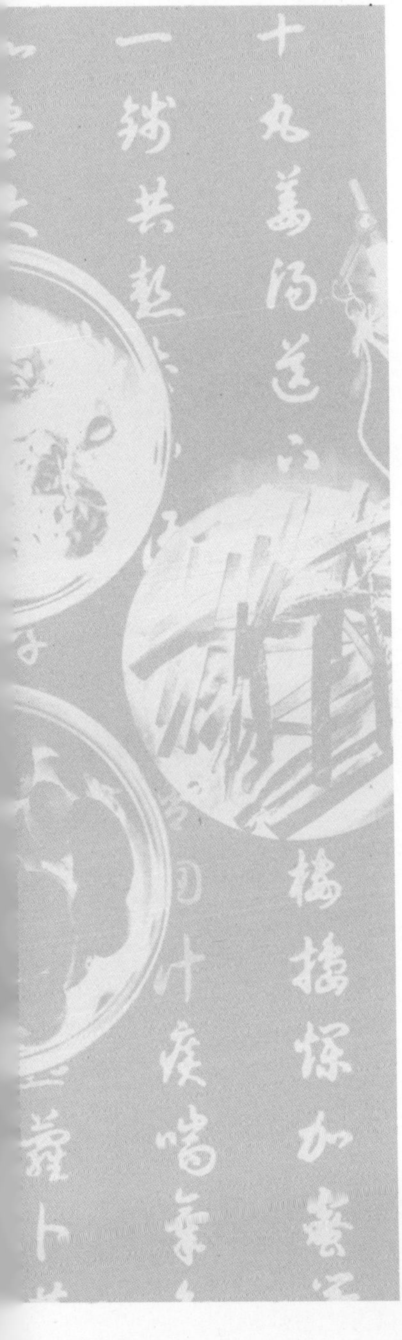

# 新编
# 中医诊断学精要

孙 立 编著

暨南大学出版社
JINAN UNIVERSITY PRESS
中国·广州

**图书在版编目（CIP）数据**

新编中医诊断学精要／孙立编著．—广州：暨南大学出版社，2010.11
（二十一世纪中医学教材系列）
ISBN 978－7－81135－651－9

Ⅰ.①新…　Ⅱ.①孙…　Ⅲ.①中医诊断学—中医学院—教材　Ⅳ.①R241

中国版本图书馆 CIP 数据核字（2010）第 183870 号

出版发行：暨南大学出版社

地　址：中国广州暨南大学
电　话：总编室（8620）85221601
营销部（8620）85225284　85228291　85228292（邮购）
传　真：（8620）85221583（办公室）　85223774（营销部）
邮　编：510630
网　址：http://www.jnupress.com　http://press.jnu.edu.cn

排　版：暨南大学出版社照排中心
印　刷：佛山市浩文彩色印刷有限公司

开　本：787mm×960mm　1/16
印　张：20.75
字　数：395 千
版　次：2010 年 11 月第 1 版
印　次：2010 年 11 月第 1 次
印　数：1—3000 册

定　价：39.80 元

# 序

《新编中医诊断学精要》是在中医学理论指导下，研究诊察病情、辨别病证的基本理论、基本知识和基本技能的一门学科。是中医学各专业的一门专业基础课程，是基础与临床各科之间的桥梁。其内容主要包括诊法与辨证两大部分，为中医专业课程体系的主干课程。

“熟读王叔和，不如临证多。”作为中医基础与临床各科的桥梁课程，与临床各科密切相关，具有很强的实用性。为达到此目的，本书各章列举了大量的病案资料，配以图表设计，条理清晰，重点突出，一目了然，别具一格，既便于教，又便于学。各章节后面大量的练习题，使读者能在学习中加深对理论知识的消化，轻松掌握。

全书共分十章，包括问诊、望诊、舌诊、闻诊、脉诊、按诊以及八纲辨证、病性辨证、脏腑辨证、六经辨证、卫气营血辨证、三焦辨证、经络辨证等，层次分明，深入浅出，是一本具有特色的中医诊断学学习辅导用书。

孙立博士经过多年的教学实践，凭着对中医诊断学教学的热爱和追求，将教学经验与临床心得，全部凝聚到了该书之中。

略陈数语以为序。



陈利国

2010 年 7 月

# 前　言

中医诊断学是根据中医学的理论体系，研究诊察病情、判断病种、辨别证候的基础理论、基础知识和基本技能的一门学科。它是基础理论与临床各科之间的桥梁，是中医学专业课程体系中的主干课程。

《新编中医诊断学精要》是在全国高等中医药院校教材《中医诊断学》的基础之上，从教和学的实际出发，以中医诊断的理论和知识为基本内容，本着条理清晰、简单明了、易教易学、临床实用的原则，注重技能和思维能力的培养与训练而编写出来的。内容上注意规范易懂，多采用条理清晰的文字以及图表方式，避免大段烦琐的文字叙述；在具体内容安排上，注意知识由浅入深、由分散到综合的循序渐进的顺序，力求内容全面，层次清晰，以利于读者学习和掌握。

本书主要包括绪论、诊法（第一章至第六章）和辨证（第七章至第十章）等内容。诊法部分包括望、闻、问、切四诊，辨证部分包括八纲辨证、病性辨证、脏腑辨证及其他辨证。每章后面均附有丰富的习题资料，可帮助读者更好地学习和掌握中医诊断学的主要内容。本书可作为中医药类专业学生进行中医诊断学学习和备考的辅导资料，也可以作为其他专业的学生学习中医诊断学的教材。

本书的编写及出版得到了暨南大学教务处的大力资助，在此表示感谢！

本书的编写，限于编者的水平，疏漏、错误之处在所难免，敬祈斧正。

孙　立

2010 年 7 月于广州

# 目　　录


序 ……………………………………………………………………（1）

前　言 ………………………………………………………………（1）

绪　论 ………………………………………………………………（1）
　练习题 ……………………………………………………………（5）

第一章　问　诊 ……………………………………………………（9）
　第一节　问诊的意义及方法 ……………………………………（9）
　第二节　问诊的内容 ……………………………………………（10）
　第三节　问现在症 ………………………………………………（13）
　练习题 ……………………………………………………………（33）

第二章　望　诊 ……………………………………………………（41）
　第一节　全身望诊 ………………………………………………（41）
　第二节　局部望诊 ………………………………………………（50）
　第三节　望排出物 ………………………………………………（63）
　第四节　望小儿指纹 ……………………………………………（65）
　练习题 ……………………………………………………………（66）

第三章　舌　诊 ……………………………………………………（77）
　第一节　舌诊概说 ………………………………………………（77）
　第二节　望舌体 …………………………………………………（80）
　第三节　望舌苔 …………………………………………………（85）
　第四节　舌象分析要点及舌诊意义 ……………………………（89）
　练习题 ……………………………………………………………（91）

**第四章　闻　诊** ………………………………………………………… (99)
第一节　听声音 ………………………………………………………… (99)
第二节　嗅气味 ………………………………………………………… (106)
练习题 ………………………………………………………………… (108)

**第五章　脉　诊** ………………………………………………………… (111)
第一节　脉象形成的原理 ……………………………………………… (111)
第二节　诊脉的部位和方法 …………………………………………… (112)
第三节　脉象要素及正常脉象 ………………………………………… (116)
第四节　常见脉象及临床意义 ………………………………………… (117)
第五节　脉象类比、相兼脉及真脏脉 ………………………………… (128)
第六节　诊妇人脉与小儿脉 …………………………………………… (130)
第七节　脉症顺逆与从舍 ……………………………………………… (131)
第八节　脉诊意义 ……………………………………………………… (132)
练习题 ………………………………………………………………… (133)

**第六章　按　诊** ………………………………………………………… (145)
第一节　按诊的方法与意义 …………………………………………… (145)
第二节　按诊的内容 …………………………………………………… (146)
练习题 ………………………………………………………………… (155)

**第七章　八纲辨证** ……………………………………………………… (159)
第一节　八纲基本证候 ………………………………………………… (159)
第二节　八纲证候间的关系 …………………………………………… (165)
第三节　八纲辨证的意义 ……………………………………………… (169)
练习题 ………………………………………………………………… (170)

**第八章　病性辨证** ……………………………………………………… (175)
第一节　六淫辨证 ……………………………………………………… (175)
第二节　阴阳虚损辨证 ………………………………………………… (180)
第三节　气血辨证 ……………………………………………………… (183)
第四节　津液辨证 ……………………………………………………… (188)
第五节　情志辨证 ……………………………………………………… (191)
练习题 ………………………………………………………………… (192)

第九章　脏腑辨证 ……………………………………………… (199)
第一节　心病辨证 ……………………………………………… (199)
第二节　肺病辨证 ……………………………………………… (203)
第三节　脾病辨证 ……………………………………………… (206)
第四节　肝病辨证 ……………………………………………… (208)
第五节　肾病辨证 ……………………………………………… (211)
第六节　腑病辨证 ……………………………………………… (213)
第七节　脏腑兼病辨证 ………………………………………… (216)
练习题 ………………………………………………………… (219)

第十章　其他辨证方法 ………………………………………… (231)
第一节　六经辨证 ……………………………………………… (231)
第二节　卫气营血辨证 ………………………………………… (235)
第三节　三焦辨证 ……………………………………………… (236)
第四节　经络辨证 ……………………………………………… (238)
练习题 ………………………………………………………… (239)

练习题参考答案 ……………………………………………… (242)

附录一：简明中医基础理论 …………………………………… (264)

附录二：亚健康体质的调养与中医辨证防治 ………………… (299)

参考文献 ……………………………………………………… (322)

# 绪　论

**【学习要点】**

1. 掌握中医“诊断”、“诊法”、“诊病”、“辨证”、“病案”、“证”、“病”、“症”等概念的含义。掌握中医诊断的基本原则。

2. 熟悉中医诊断的基本原理、主要内容。

3. 了解中医诊断的发展概况。

**【基本概念】**

1. 诊断：通过察看、询问、检查病人掌握病情资料（诊：诊察了解），从而对病人的健康状态和病情的本质进行辨识，并对所患病、证作出概况性判断（断：分析判断）。

2. 中医诊断学：根据中医学的理论体系，研究诊察病情、判断病种、辨别证候的基础理论、基础知识和基本技能的一门学科。

$$\text{病人病情}\xrightarrow[\text{断（辨证）}]{\text{诊（望、闻、问、切）}}\text{治疗（理、法、方、药）}$$

## 一、主要内容

（一）诊法

诊法，即中医诊察、收集病情资料（症状、体征和病史）的基本方法。它主要包括望、闻、问、切四诊。

1. 四诊内容

（1）望诊。望诊是指医生运用视觉观察病人的神、色、形、态、舌象及排出物等以断病的方法。

（2）闻诊。闻诊是指医生运用听觉听病人的语言、呼吸等声音，运用嗅觉嗅病人发出的异常气味等以断病的方法。

（3）问诊。问诊是指医生询问病人的有关病情资料，如病史、自觉症状等以断病的方法。

（4）切诊。切诊是指脉诊和按诊，是指医生通过触觉切按动脉脉搏和触按病人肌肤、手足、胸腹、腧穴等有关部位以断病的方法。

2. 症状、体征的含义与关系

症状、体征的含义与关系为：

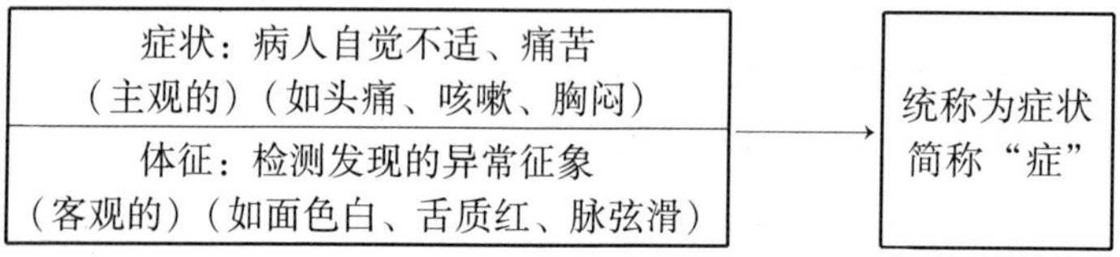


症（症状），即疾病所反映的具体现象（也就是病情资料），是判断病种、辨别证候的主要依据。

（二）诊（辨）病

诊（辨）病，是在中医学理论的指导下，综合分析四诊资料，对疾病的病种作出判断，得出病名诊断的思维过程，即判断病种，确定病名。

病（病名），是指对具体疾病全过程的特点及规律所作的概括与抽象，即该具体疾病的代名词。

（三）辨证

在中医学理论的指导下，对病人的各种临床资料进行分析、综合，从而对疾病当前的病位、病因、病性、病势等作出判断，并概括为完整证名的诊断思维过程。

1.“证”的几个概念

“证”乃中医学特有的概念，是对疾病所处一定（当前）阶段的病因、病性、病位以及病势等所作的概括。

（1）证名。如痰热壅肺、脾肾阳虚等，为证的代名词，是对证的本质的概括。

（2）证候。如发热恶寒、头痛、脉浮等，为证所表现的有内在联系的症状、体征，即证的外候。

（3）证型。它是指临床常见、典型、证名规范的证。

2.“症”与“证”的区别

（1）“症”是疾病的表象，是具体的概念。

（2）“证”是疾病的本质，是抽象的概念。

“证”又称证候（证的外候）或证型（规范的证名），是某一特定阶段病理变化的实质的体现，它是反映疾病本质（抽象的）的概念。

（四）病案

病案，即病历、诊籍，是临床有关诊疗等情况的书面记录。病案是医疗、科研、教学、管理及司法的重要资料。

## 二、基本原理

（一）司外揣内

通过观察外部的现象，推测内在的变动情况，认识内在的病理变化，便可解释显现于外的征候，即“有诸内者必形诸外”。

（二）见微知著

通过微小的变化，可以测知整体的状况。

（三）以常达变

通过观察比较，在认识正常的基础上，发现太过或不及的异常变化，从而认识事物的性质及变动的程度。又称以常衡变。

## 三、基本原则

（一）整体审察

整体审察就是将整体的病理联系与所处环境相结合，综合判断病情。

（1）疾病中存在着整体的影响。

（2）中医诊断中整体审查的要求有：

①全面了解局部与全身的病情表现，了解病史、体质、环境等情况；

②对病情进行全面分析和综合判断，认识病变的因果关系、演变以及发展趋势等。

（二）诊法合参（四诊并用）

诊法合参是指四诊并重，方法参用，对病情资料进行综合收集的方法。

（1）四诊是从各自不同的角度诊察病情，方法各异，不能互相取代。

（2）在临床上是四诊合参运用，而不一定按固定的诊法顺序进行，常常是四诊互用，边诊边辨，诊断交替进行。

（三）（辨）病（辨）证结合

辨病与辨证虽均为对疾病本质的认识，但病、证各自反映的侧重点有所不同，故既要辨病，又要辨证，不能互相取代。辨病与辨证相结合，有利于对疾病本质的全面认识。

先辨病后辨证。如果通过辨病而确定了病种，便可根据该病的一般演变规律而提示常见的证型，因而是在辨病的基础上进行辨证。

先辨证后辨病。当疾病的本质反映尚不够充分时，先辨证不仅有利于当前的治疗，并且通过对证的变化的观察，还有利于对疾病本质的揭示，从而确定病名。

1.“病”与“证”的区别

（1）“病”是对疾病全过程的特点与规律所作的概括。

（2）“证”是对疾病所处当前阶段的病因、病性、病位以及病势等所作的概括。

2.“辨病”与“辨证”的区别

（1）“辨病”重点是从疾病全过程、特征上认识疾病的本质，病为全过程的基本矛盾。

（2）“辨证”侧重从疾病当前表现中判断病位与病性，证为当前阶段的主要矛盾。

## 四、发展简史

（一）秦汉时期

（1）公元前5世纪扁鹊：“切脉、望色、听声、写形……言病之所在。”

（2）《黄帝内经》、《难经》——奠定了四诊理论基础。

（3）西汉：淳于意——发明“诊籍”。

（4）东汉：张仲景的《伤寒杂病论》——确定了辨证论治的原则。

（二）晋隋唐时期

（1）西晋王叔和的《脉经》——最早脉学专著。

（2）隋代巢元方的《诸病源候论》——第一部论述病源与病候诊断的专著。

（三）宋金元时期

（1）宋代陈言的《三因极一病证方论》——比较完备地阐述了病因辨证的理论与方法。

（2）南宋施发的《察病指南》——诊法专著，绘脉图33种。

（3）元代杜本的《敖氏伤寒金镜录》——舌诊的第一部专著，绘舌图36幅。

（4）宋代刘昉的《幼幼新书》——论述望小儿指纹在儿科诊断中的意义。

（四）明清时期

（1）明代张介宾的《景岳全书》——十问歌。

（2）明代李时珍的《濒湖脉学》——阐述了27脉。

（3）清代张登的《伤寒舌鉴》——载有舌图120幅。

（4）清代梁玉瑜的《舌鉴辨证》——载有舌图149幅。

（5）明清温病学家——发展了对瘟疫、温热病的诊断方法。

## 五、学习方法

（1）熟练掌握中医基础理论。

（2）不断地进行临床实践。

（3）学习和正确运用辩证思维方法，注重培养科学思维能力。

# 练习题

## 一、填空题

1．中医诊断的主要内容有____________、____________、____________、____________。

2．中医诊断的基本原理有__________、__________、__________。

3．中医诊断的基本原则有__________、__________、__________。

4．“病名”是对该具体疾病__________的__________所作的概括与抽象。

5．__________是我国现存最早的一本舌诊专著。

## 二、名词解释

1．诊断　　2．病案　　3．司外揣内

4．见微知著　　5．以常达变　　6．整体审察

## 三、单项选择题

1．创立“六经”辨证理论的医家是（　）。

A．扁鹊　　B．张仲景　　C．华佗

D．叶天士　　E．吴鞠通

2．下列属于“症状”的是（　）。

A．心烦失眠　　B．喉中痰鸣　　C．腹如舟状

D．脉细无力　　E．舌红苔黄

3．下列不属于“病”的概念的是（　）。

A．胸痹　　B．褥疮　　C．白喉

D．肝风　　E．青盲

4．下列不符合“整体审察”原则的是（　）。

A．精神思想状况　　B．全身有何病苦　　C．注重局部改变

D．周围环境改变　　E．既往患病情况

5．下述属于“体征”的是（　）。

A．肢体震颤　　B．头晕而重　　C．恶心欲吐

D. 神疲乏力　E. 手指麻木

6. 下列属于典型的“以常达变”诊断原理的是（　）。

A. 见呕吐知病在胃　B. 以呼吸辨脉之至数　C. 问病史以了解痼疾

D. 闻咳声知病在肺　E. 发热口渴多热证

7. 下列最能说明中医诊断的基本原理的是（　）。

A. 审证求因　B. 司外揣内　C. 四诊合参

D. 治病求本　E. 脏腑经络

8. 医生在临床应当（　）。

A. 重视舌诊　B. 四诊并用　C. 仔细询问

D. 精于脉诊　E. 精于望诊

9.《中诊》最主要的内容是（　）。

A. 诊法　B. 诊病　C. 病案

D. 治法　E. 处方

10. 下列并非典型的“生物全息诊法”是（　）。

A. 按诊　B. 脉诊　C. 目诊

D. 耳诊　E. 舌诊

11. 世界上对天花病记载最早的医书是（　）。

A.《时疫论》　B.《肘后备急方》　C.《景岳全书》

D.《诸病源候论》　E.《刘涓子鬼遗方》

12. 对“病”、“证”、“症”关系的叙述，不正确的是（　）。

A.“病”的全过程可分为不同的“证”

B.“症”是“辨病”与“辨证”的主要依据

C. 同一“证”可见于不同的“病”中

D.“证”可见于“病”的全过程

E.“证”反映“病”的阶段特点

13. 下列不属于“证”的概念的是（　）。

A. 心阳虚　B. 卫分证　C. 血虚证

D. 肝火　E. 湿温

14. 下列属于典型的“生物全息”诊法的是（　）。

A. 问饮食口味　B. 触按胸腹部　C. 嗅病室气味

D. 五轮候五脏　E. 望头发颜色

15.“见微知著”诊断原理最主要的意义是（　）。

A. 从轻微的表现预测严重的病变

B. 从局部的微小变化测知整体情况

C. 从隐藏的症状测知明显的病状
D. 从易忽略的体征中求得病情
E. 运用特殊诊法诊断出病证
16. 发明“诊籍”的医家是（ ）。
A. 扁鹊 B. 华佗 C. 淳于意
D. 张仲景 E. 葛洪
17. 下列不属于中医诊断的基本原理的是（ ）。
A. 司外揣内 B. 见微知著 C. 以我知彼
D. 以常达变 E. 病证结合
18. 判断病种、辨别证候的主要依据是（ ）。
A. 症 B. 病 C. 证
D. 征 E. 脉
19. 下列各项属于中医诊察收集病情基本方法的是（ ）。
A. 诊法 B. 诊病 C. 诊断
D. 辨证 E. 病案
20. 中医诊断学的三大原则是（ ）。
A. 整体审察、诸诊合参、病证结合
B. 舍症从脉、舍脉从症、脉症合参
C. 辨证求因、审因论治、依法处方
D. 证候真假、证候错杂、四诊合参
E. 表里出入、寒热转化、虚实转化
21. 我国第一部论述病源与证候诊断的专著成书于（ ）。
A. 汉代 B. 隋代 C. 宋代
D. 元代 E. 明代
22. 曹炳章所著的舌诊专著是（ ）。
A.《伤寒舌鉴》 B.《观舌心法》 C.《伤寒金镜录》
D.《察舌辨证新法》 E.《彩图辨舌指南》
23.《察病指南》是诊法专著，其作者是（ ）。
A. 李中梓 B. 李东垣 C. 施发
D. 陈言 E. 杜清碧
24. 我国现存第一部脉学专著是（ ）。
A.《难经》 B.《脉经》 C.《中藏经》
D.《脉神章》 E.《濒湖脉学》

25. 下列不属于四诊内容的是（　）。
A. 望色　B. 诊舌　C. 切脉
D. 诊病　E. 嗅气味

## 四、多项选择题

1. 张仲景对诊断的贡献有（　）。
A. 创立脏腑辨证　B. 提出八纲概念　C. 称四诊为神圣工巧
D. 创立六经辨证　E. 对疾病分类有贡献
2. “以常达变”的诊断原理的含义有（　）。
A. 揆度奇恒　B. 见微知著　C. 生理与病理
D. 审证求因　E. 比较正常与反常
3. 辨证的目的是要明确（　）。
A. 疾病全过程的规律　B. 疾病现阶段的本质　C. 明确特殊的病因
D. 确定当前的病因病性　E. 认识病变的趋势
4. 下列不属于中医诊断基本原则的有（　）。
A. 见微知著　B. 以常达变　C. 整体审察
D. 病证结合　E. 诊法合参
5. 下列属于“司外揣内”诊断原理的有（　）。
A. 咳嗽气喘为肺气不宣　B. 脉滑数为痰热壅肺　C. 从隐蔽症测明显病变
D. 望头发可知精血亏虚　E. 问病史可以了解痼疾

## 五、判断题

1. “病案”在古代称为“病历”。（　）
2. 独取寸口以诊全身之疾，是见微知著的诊断原理。（　）
3. “整体审察”包括对病情资料的全面分析和综合判断。（　）
4. 症状和体征可简称为“症”。（　）

## 六、问答题

1. 病与证的含义有何异同？
2. 何谓症？其临床意义是什么？

# 第一章　问　诊

**【学习要点】**

1. 掌握问诊的内容、常见现在症的内容。

2. 熟悉问诊的方法及注意事项，常见现在症的表现及其临床意义。

3. 了解问诊的意义。

**【基本概念】**

问诊是医生通过对病人或陪诊者进行有目的的询问，了解疾病的起始、发展及治疗经过，以及现在症状和其他与疾病有关的情况，以诊察疾病的方法。

## 第一节　问诊的意义及方法

### 一、意义

（1）疾病的发生、发展、变化过程及治疗经过，患者的自觉症状、既往病、生活习惯等，是医生诊断和治疗疾病的重要依据。

（2）为分析病情、判断病位、掌握病性、辨证治疗提供依据。

### 二、方法：《难经·八十一难》“问而知之谓之工”

（1）问诊要有科学的态度，高度负责的精神。

（2）要善于抓住病人的主诉。

（3）围绕主诉，有目的地全面了解病情，按辨证的原则和次序询问与主诉有关的各方面表现。

（4）讲话要通俗易懂，不宜使用病人不易理解的医学术语。

（5）避免主观、片面，防止暗示病人，企图使病人的回答符合自己的诊断。

（6）要善于分析，去伪存真。

（7）对危重病人的问诊既要细心，又要果断、迅速。力求很快明确诊断，立即给予治疗。

## 第二节 问诊的内容

### 一、一般情况

（一）内容

一般情况包括姓名、性别、年龄、婚否、民族、职业、籍贯、工作单位、现住址等。

（二）意义

便于与病人及其家属进行联系和随访；可使医生获得与疾病有关的资料，为疾病的诊断提供一定的依据。

注：问“一般情况”对地方病、职业病、传染病、老年病、妇科病的诊断最有意义。

### 二、主诉

（一）含义

主诉是病人就诊时最感痛苦的症状、体征及持续时间。

| | | | |
|---|---|---|---|
| 最感痛苦的 | 症状：如头痛、全身酸痛 | +持续时间 | =主诉 |
| | 体征：如发热 | 3 天，加重 1 天 | |

例如，主诉：发热、头痛、全身酸痛 3 天，加重 1 天。

（二）意义

判断病位和病性；初步估计病证的范畴；初步估计病证的类别；初步估计病情的轻重缓急。同时应注意以下三点：

（1）主诉是病人最感痛苦的症状或体征，不能写成病名或证名。如“感冒”、“高血压病”或“肝阳上亢证”、“气血不足证”等，只能用具体的症状或/和体征进行描述。

（2）要将主诉所述症状或体征的部位、性质、程度、时间、治疗经过等询问清楚，不能笼统、含糊。

（3）只能确定为一两个症状或体征，不能超过三个。一般按时间顺序写出。

## 三、现病史

（一）含义

现病史是指围绕主诉从起病到此次就诊时疾病的发生、发展和变化，以及治疗经过。

（二）内容

1. 发病情况

（1）问“发病情况”的主要内容：发病时间的新久，发病原因，最初症状及其性质、部位，当时可曾做过何处理等。

（2）意义：发病情况是辨别病因、病位和病性的重要依据。

2. 病变过程

（1）问“病变过程”的主要方法：一般按疾病时间的先后顺序询问出现的症状、性质、程度、变化情况、有无规律等。

（2）意义：了解疾病邪正斗争情况以及病情发展趋势等。

3. 诊治经过

（1）“诊治经过”应询问的内容：做过何种检查和检查的结果，做过何种诊断和有关的诊断依据，经过哪些治疗，治疗的药物或疗法名称，治疗效果及反应。

（2）意义：可作为当前诊断与治疗的参考。

4. 现在症状

问现在症状是问诊的主要内容。内容将在“问现在症”一节作重点讨论。

## 四、既往史

（一）含义

既往史又称过去史，主要指病人平素的身体健康状况，以及过去曾患病的情况。

（二）内容

1. 既往健康状况

（1）素体健壮——现患疾病多为实证。

（2）素体衰弱——现患疾病多为虚证。

（3）素体阴虚——易感温燥之邪，多热证。

（4）素体阳虚——易受寒湿之袭，多寒证。

2. 既往患病情况

过去曾患过何种其他疾病，尤其是传染病，是否预防接种，有无对药物或其他物品过敏，做过何种手术治疗等。

（三）意义

患者既往健康或患病状况均可能与现患病有一定关系，故对分析判断疾病的病情有重要的参考价值。

## 五、个人生活史

1．生活经历

（1）内容：生活经历包括病人的出生地、居住地、经历地，以及某些地方病或传染病的流行区域。

（2）意义：了解生活经历，以便判断所患疾病是否与此相关。

2．精神情志

（1）内容：了解病人的性格特征、当前精神情志状况及其与疾病的关系等。

（2）意义：有助于对病情的诊断，并可提示医生对因精神情志刺激所导致的疾病，在药物治疗的同时，辅以与个人生活史相关的思想上的开导，将有助于治疗。

3．饮食起居

（1）内容：了解是否有不良饮食嗜好和生活起居不当。

①素嗜肥甘者，多病痰湿；偏食辛辣者，易患热证；贪食生冷者，易患寒证。

②素日喜热恶凉者，多为素体阴气偏盛；素日喜凉恶热者，反映出素体阳气偏盛。

③好逸恶劳，脾失健运，易生痰湿；劳倦过度，耗伤精气，易患诸虚劳损；起居无常，饮食无节，易患胃病等。

（2）意义：了解饮食嗜好、生活起居情况，对分析判断病情有一定意义。

4．婚姻生育

（1）内容：对成年男女患者，应注意询问其是否结婚、结婚年龄、爱人的健康状况，以及有无传染病或遗传病等。育龄期女性应询问初潮年龄或绝经年龄、月经周期、行经天数和带下的量、色、质等变化。已婚女性还应询问妊娠次数、生产胎数，以及有无流产、早产、难产等。

（2）意义：了解婚姻生育情况，对分析判断病情有一定帮助。

## 六、家族史

（一）内容

家族史包括询问与病人长期生活相处的父母、兄弟姐妹、爱人、子女等，以及接触密切的人的健康和患病情况，必要时应注意询问直系亲属的死亡原因。

（二）意义

由于某些遗传性疾病常与血缘关系密切，有些传染性疾病（如肺痨等）与生活接触有关，因此，询问其家族病史对诊断现患疾病极有帮助。

# 第三节　问现在症

问现在症是指对病人就诊时所感到的痛苦和不适，以及与其病情有关的全身情况进行详细的询问。其方法有：先问主症特征（部位、性质、程度、诱因、发作时间等）；其次问兼症；再次问全身其他情况。

问现在症的内容包括问寒热、问汗、问疼痛、问头身胸腹不适、问耳目、问睡眠、问饮食口味、问二便、问经带、问小儿等。《十问歌》就是对“十问”的最好总结与概括。

十问歌

一问寒热二问汗，三问头身四问便，
五问饮食六问胸，七聋八渴俱当辨，
九问旧病十问因，再兼服药参机变，
妇女尤必问经期，迟速闭崩皆可见，
再添片语告儿科，天花麻疹全占验。

## 一、问寒热

（一）问寒热的含义

问寒热是指问病人有无怕冷或发热的感觉。

| | | |
|---|---|---|
| 寒（怕冷） | 恶寒 | 病人自觉怕冷，多加衣被，或近火取暖，仍觉寒冷不缓解者 |
| | 畏寒 | 病人自觉怕冷，多加衣被，或近火取暖，而寒冷能缓解者 |
| | 恶风 | 病人遇风觉冷，避之可缓解者 |
| 热（发热） | ①体温升高；②患者自觉全身或局部发热，但体温正常者 | |

（二）寒热的产生机理

1. 取决于病邪性质

（1）寒邪致病——多致恶寒（阴盛则寒）。　　实证

（2）热邪致病——多致发热（阳盛则热）。　　实证

2. 取决于阴阳盛衰

（1）阳盛则热，阴盛则寒。　　实证

（2）阳虚则寒，阴虚则热。　　虚证

（三）问寒热的方法

问寒热应注意的事项：①首先询问病人有无寒热；②如有寒热症状，必须询问寒热是否同时出现；③寒热的新久、轻重、持续时间长短；④寒热出现有无时间及部位特点；⑤寒热与体温的关系；⑥寒热之间的消长关系；⑦是否有兼症等。

（四）问寒热的内容

问寒热包括问恶寒发热、但寒不热、但热不寒和寒热往来等。

1. 恶寒发热

（1）特点：恶寒、发热同时出现，是表证特征性症状。

（2）机理：恶寒发热是表证外邪侵袭肌表、正气与外邪相互斗争，以及卫气宣发所致。

当外邪袭表，卫阳被遏，肌腠失去温煦则恶寒；当外邪外束，正邪交争，卫阳失于宣发则郁而发热。

（3）意义：主表证。

| 特点（恶寒发热） | 意义 | 机理 |
|---|---|---|
| 恶寒重 | 风寒表证 | 寒为阴邪，袭表伤阳，肌表失去温煦 |
| 发热轻 | 外感风寒表实证 | 寒性凝滞，卫阳郁闭 |
| 发热轻 | 伤风表证 | 风性开泄，腠理疏松，阳气郁遏不甚 |
| 恶寒轻（恶风） | 外感风邪表虚证 | 腠理疏松，卫阳不固 |
| 发热重 | 风热表证 | 风热为阳邪，阳盛则热 |
| 恶寒轻 | 外感风热表证 | 风热袭表，腠理开泄，卫阳不固 |

注：①“寒热轻重”不仅与感邪性质有关，也与感邪轻重和邪正盛衰相关。

感邪轻——寒热较轻；感邪重——寒热俱重。

恶寒发热皆较重——邪正俱盛；恶寒发热皆较轻——邪轻正衰；恶寒重发热轻——邪盛正衰。

②“恶寒”为诊断表证必需——有一份恶寒就有一份表证。

③某些里热证如肠痈、疮疡、瘟疫以及疮疡火毒内发时亦有寒热并见症。这是正邪剧烈交争的表现。特点是恶寒轻发热亦轻，恶寒重发热亦重，恶寒不除发热亦不退。

2. 但寒不热

（1）特点：只感怕冷，而不觉发热。

（2）机理：感受寒邪，阳气被遏；阳虚，机体失去温煦。

（3）意义：主里寒证。

| 特点（但寒不热） | 意义 | 兼症 | 机理 |
|---|---|---|---|
| 新感恶寒 | 里实寒证 | 兼四肢不温，腹部冷痛，呕吐泄泻，咳喘痰鸣、脉沉紧 | 感受寒邪阳气被遏 |
| 久病畏寒 | 里虚寒证 | 兼面色㿠白，舌淡胖嫩，脉弱 | 阳气虚衰失其温煦 |

3. 但热不寒

（1）特点：只发热，不觉寒冷，或反恶热。

（2）意义：主里热证。

（3）类型：但热不寒有壮热、潮热、微热三类。

①壮热。

特点：高热不退（≥39℃），不恶寒只恶热。

意义：主里实热证。

机理：多由风热内传、风寒入里化热或热邪直中所致。

兼症：面赤、大汗、大渴、尿黄、便秘、舌红、苔黄、脉数（洪大）等。

②潮热。

特点：发热如潮汐之有定时，即按时发热或按时热更甚。

类型：日晡潮热、午后潮热、夜间潮热、身热夜甚。

| 但热不寒 | 特点 | 意义 | 兼症 | 机理 |
|---|---|---|---|---|
| 日晡潮热（阳明潮热） | 日晡（3～5pm）发热明显，或热势更甚 | 阳明腑实证 | 口渴喜冷饮，腹满硬痛，大便秘结 | 胃肠燥热内结，阳明旺于日晡 |
| 午后潮热（湿温潮热） | 午后发热明显，身热不扬 | 湿热（温）证 | 胸闷呕恶，头身困重，大便溏泄，苔黄腻 | 湿邪遏阻，热难透达，湿郁热蒸 |
| 夜间潮热（阴虚潮热） | 午后或夜间潮热，骨蒸发热，五心烦热 | 阴虚（虚热）证 | 舌红，少苔或无苔，脉细数 | 阴虚不能制约亢阳 |
| 身热夜甚 | 发热以夜间为甚 | 热入营阴 | | 温病热入营分，灼伤营阴 |

③微热。

特点：发热不高（≤38℃），或仅自觉发热。

意义：主阴虚、气虚、血虚、肝气郁结、疰夏。

| 意义 | 特点（微热） | 兼症 | 机理 |
|---|---|---|---|
| 阴虚发热 | 长期微热 | 颧红、五心烦热、舌红、少苔或无苔、脉细数 | 阴不制阳 |
| 气虚发热 | 长期微热 | 疲乏、少气、自汗、面色㿠白、食少、短气懒言、舌淡 | 脾虚失于升发；脾阳下陷，郁而发热 |
| 血虚发热 | 时有微热 | 面白、头晕、舌淡、脉细 | 阴不制阳 |
| 肝郁（气郁）发热 | 时有微热（随情志变化） | 胸闷、急躁易怒 | 肝气郁结发热 |
| 疰夏 | 夏季长期发热 | 烦渴、多尿、无汗 | 气阴两虚发热 |

4．寒热往来

（1）特点：自觉恶寒与发热交替发作。

（2）机理：正邪相争，互为进退。

（3）意义：主半表半里证（少阳病和疟疾）。

| 意义 | 特点（寒热往来） | 兼症 | 机理 |
|---|---|---|---|
| 少阳病 | 寒热往来无定时 | 口苦、咽干、目眩 | 外邪至半表半里之少阳，正邪相争，邪不盛正亦不强：正胜则发热，邪胜则恶寒 |
| 疟疾 | 寒热往来有定时 | 头痛、口渴、多汗 | 疟邪潜伏半表半里之膜原，入与阴争则寒，出与阳争则热 |

## 二、问汗

（一）汗的生理

（1）产生：阳气蒸发津液，出于体表。

（2）管理：卫气开合。

（3）作用：调和营卫，滋润皮肤，调节体温。

（二）汗出的异常机理

| | |
|---|---|
| 正气不足——汗失统摄<br>外邪侵扰——营卫失调<br>阳热亢盛——迫津外泄 | 汗出 |
| 津血不足——汗之化源不足<br>阳气亏虚——蒸化无力 | 无汗 |

（三）问汗的内容

问汗的内容包括问有汗无汗，汗出的时间、多少、部位及主要兼症等。

1. 有汗无汗

（1）特点：当汗出而无汗，不当汗出而出汗多。

（2）意义：判断病邪性质和卫阳盛衰。

| | | |
|---|---|---|
| 表证 | 有汗 | 表虚证（外感风邪）；表热证（外感风热） |
| | 无汗 | 表实证（外感风寒） |
| 里证 | 有汗 | 里热证（阳热亢盛，迫津外泄）<br>里虚证（气虚失摄，肌表不固；阴虚内热，蒸津外泄） |
| | 无汗 | 里证（寒邪；阳虚；津血亏耗） |

2. 特殊汗出

（1）概念：特殊汗出是指汗出时间和状况等有特殊表现的病理性汗出。

（2）类型：特殊汗出有自汗、盗汗、绝汗、战汗、冷汗、热汗、黄汗等类型。

①自汗。

特点：经常日间汗出不止，活动后汗出更甚。

意义：多见于气虚证、阳虚证。

机理：阳气亏虚，卫外不固。

②盗汗。

特点：入睡时汗出，醒后汗自止。

意义：多见于阴虚内热证、气阴两虚证。

机理：睡——卫阳入里，卫外不固，虚热逼津外泄则汗出；醒——卫阳外出，固护肌表则汗止。

③绝汗。

特点：在病情危重的情况下，大汗不止。

意义：将导致亡阴、亡阳。若高热烦渴，汗出如油，热而黏手的为亡阴之汗；身凉肢厥，大汗淋漓，汗稀而冷的为亡阳之汗。

④战汗。

特点：病势沉重时，先见全身恶寒战栗而后汗出。

意义：热证时邪正相争，正气欲驱邪外出，为病变发展的转折点。

转归：顺——汗出热退、脉静身凉者为邪去正复佳兆；逆——汗出身热不减，仍烦躁不安，脉来急疾者为邪胜正衰之危候。

⑤冷汗。

出汗有冷感。多因阳气虚或惊吓所致。

⑥热汗。

出汗有热感。多因里热蒸迫所致。

⑦黄汗。

汗出沾衣，色如黄檗汁。多因风湿热邪交蒸所致。

注：①阳虚汗出是阳虚卫外不固所致；

②阳虚无汗为阳虚蒸化无力使然。

3. 局部汗出

（1）头汗（但头汗出）。

特点：仅头部或头颈部出汗多的症状。

意义：主热证或亡阳证。亦可见于进食辛辣、热汤、饮酒后。

| 意义 | 局部汗出 | 兼症 | 机理 |
| --- | --- | --- | --- |
| 上焦热盛证 | 头汗 | 面赤，烦渴，舌红，苔薄黄，脉数 | 火热循阳经，上蒸于头，逼津外泄 |
| 中焦湿热证 | | 肢体困重，身热不扬，苔黄腻 | 湿热交蒸，逼津上越 |
| 亡阳证 | | 头汗不止，面色苍白，四肢厥冷，脉微欲绝 | 虚阳上越，津随阳泄 |
| 进食辛辣、热汤、饮酒 | | | 阳气旺盛，热蒸于头 |

（2）半身汗出。

特点：病人仅半侧身体有汗的症状。或为左侧，或为右侧，或为上半身，或为下半身，但汗出常见于健侧，无汗的半身多为病变部位。

意义：多见于风痰、痰瘀、风湿之邪阻滞经络之中风、痿证及截瘫病。

（3）手足心汗。

特点：手足心汗过多。

意义：多见于阴经郁热（阴虚内热），阳明热盛及中焦湿热等。手足心微汗出，多为生理现象。

| 意义 | 汗出 | 兼症 |
| --- | --- | --- |
| 阴经郁热（阴虚内热） | 手足心汗 | 口咽干燥，舌红少苔，脉细数 |
| 阳明热盛 | | 烦渴冷饮，尿赤便秘，脉洪数 |
| 中焦湿热 | | 头身困重，身热不扬，苔黄腻 |

(4) 心胸汗。

特点：心胸部易汗或汗出过多的症状。

意义：主虚证。

| 意义 | 汗出 | 兼症 |
|---|---|---|
| 心脾两虚 | 心胸汗 | 心悸、失眠；腹胀、便溏等 |
| 心肾不交（肾阴不足，心阳上亢） | | 心悸、心烦、失眠、腰膝酸软等 |

(5) 阴汗。

特点：外生殖器及其周围汗出的症状。

意义：多因下焦湿热郁蒸所致。

## 三、问疼痛

### （一）疼痛的机理

| | |
|---|---|
| 不通则痛（实致痛） | 外邪、气滞血瘀、痰浊、食滞、虫积，阻滞脏腑、经络，气机不畅，气血闭阻 |
| 不荣则痛（虚致痛） | 气血不足、阴精亏损，脏腑经络失养 |

### （二）问疼痛的内容

问疼痛的内容包括疼痛的部位、性质、程度、时间、喜恶等。

1. 问疼痛的部位

意义：辨病变的脏腑经络部位。

| | 病位 | 意义 |
|---|---|---|
| 头痛 | 头痛连项——足太阳膀胱经<br>两侧头痛——足少阳胆经<br>前额眉棱骨痛——足阳明胃经<br>巅顶头痛——足厥阴肝经 | 实证（外邪、痰浊、瘀血、郁火、亢阳、癥积、寄生虫等阻滞或上扰脑窍）<br>虚证（气血阴精亏虚，不能上荣于头，脑窍空虚） |
| 胸痛 | 虚里作痛，痛彻臂内——心<br>胸膺部位作痛——肺 | 胸痹，真心痛（瘀血、痰浊、阴寒阻滞心脉）<br>肺痨（肺阴亏虚）、肺热（热邪壅肺）、肺痈（痰热阻肺，热壅血瘀）等 |
| 胁痛 | 肝胆 | 肝郁气滞、肝胆湿热、肝胆火盛、肝阴不足；悬饮（气机阻滞，经脉不利） |
| 脘痛 | 胃脘 | 实证（因寒、热、气滞、瘀血和食积所致胃失和降、气机不畅）<br>虚证（因胃阴虚、胃阳不足所致胃失所养） |

（续上表）

| | 病位 | 意义 |
|---|---|---|
| 腹痛 | 大腹——脾胃<br>小腹——肾、膀胱、大小肠、胞宫<br>少腹——肝经 | 实证（因寒、热、寒湿、湿热、气滞、瘀血、结石、虫积、食积所致）<br>虚证（因气血阴阳虚损所致） |
| 背痛 | 脊痛不可俯仰——督脉<br>背痛连及项部——足太阳膀胱经<br>肩背作痛——经络 | 风寒、风湿阻滞经络，经气不利 |
| 腰痛 | 腰脊尾骶疼痛<br>腰部两侧——肾 | 腰脊尾骶疼痛（寒湿痹病、瘀血阻络、肾虚、结石、带脉损伤）<br>两侧腰痛（肾虚） |
| 四肢痛 | | 实证（风寒湿或风湿热阻滞气血）<br>虚证（脾胃虚损、肾虚） |
| 周身疼痛 | | 新病——实证（外感风寒、风湿或湿热疫毒）<br>久病——虚证（气血亏虚） |

2. 问疼痛的性质

意义：辨病因和病机。

| | 特点 | 病因病机 | 意义 |
|---|---|---|---|
| 胀痛 | 痛而胀感 | 气滞，或火热 | 主气滞 |
| 刺痛 | 疼痛如针刺 | 瘀血 | 主瘀血 |
| 走窜痛 | 痛处游走不定，或走窜攻痛 | 气滞；风湿痹证 | 主气滞 |
| 固定痛 | 痛处固定不移 | 瘀血；寒湿痹证 | 主瘀血 |
| 冷痛 | 痛有冷感而喜暖 | 寒邪；阳虚 | 主寒证 |
| 灼痛 | 痛有灼热感，而喜冷恶热 | 火邪；阴虚火旺 | 主热证 |
| 绞痛 | 疼痛剧烈如刀绞 | 有形实邪（瘀血、结石）闭阻气机；寒邪凝滞 | 主实证 |
| 隐痛 | 疼痛不甚，绵绵不休 | 精血亏损；阳气不足 | 主虚证 |
| 重痛 | 疼痛有沉重感 | 湿邪困阻气机 | 主湿邪 |
| 掣痛 | 抽掣牵扯而痛，由一处而连及他处 | 阻滞不通；经脉失养 | 主虚实夹杂 |
| 空痛 | 疼痛有空虚感 | 气血精髓亏虚 | 主虚证 |

注：（1）疼痛虚、实鉴别要点（规律）：

| | 起病 | 性质 | 程度 | 时间 | 喜恶 |
|---|---|---|---|---|---|
| 实证 | 新病 | 暴痛 | 剧烈 | 持续不解 | 拒按 |
| 虚证 | 久病 | 痛缓 | 较轻 | 时痛时止 | 喜按 |

新病疼痛，痛势剧烈，持续不解，痛而拒按——实证；

久病疼痛，痛势较轻，时痛时止，痛而喜按——虚证。

(2)“问疼痛部位”应与“问疼痛性质”密切结合：

问疼痛部位只判断病位所在；

问疼痛的性质则可察知病证的寒热虚实。

## 四、问头身胸腹不适

(一) 含义

问头身胸腹不适是指问头身胸腹除疼痛之外的其他不适或异常等。

(二) 问头身胸腹不适的内容

问头身胸腹不适的内容有问头晕、胸闷、心悸、胁胀、脘痞、腹胀、身重、麻木、阳痿、遗精等。

1. 头晕

(1) 特点：患者自觉头脑眩晕，轻者闭目自止，重者感觉自身或眼前景物旋转，不能站立的症状。

(2) 病位：肝、脾、肾、气血。

(3) 意义：

①若头晕而胀、烦躁易怒、舌红、脉弦数，多为肝火上炎；

②若头晕胀痛、耳鸣、腰膝酸软、舌红少苔、脉弦细，多为肾阴亏虚，肝阳上亢；

③若头晕面白、神疲体倦、舌淡、脉细，每因劳累而加重者，多为气血亏虚；

④若头晕且重，如物裹缠，胸闷呕恶，舌苔白腻，多为痰湿内阻；

⑤若外伤后头晕刺痛，多为瘀血阻滞。

2. 胸闷

(1) 特点：自觉胸部痞塞满闷的症状。

(2) 病位：心肺。

(3) 意义：

①胸闷气短者，属心气不足、心阳不振；

②胸闷刺痛者，属心血瘀阻；

③胸闷痰多者，属痰湿阻肺；

④胸闷胁胀者，属肝气郁结。

3. 心悸

(1) 特点：患者经常自觉心跳、心慌，悸动不安，甚至不能自主的症状。

（2）病位：心神、心。

（3）内容：惊悸、怔忡。

（4）意义：多因心胆气虚、突受惊吓，胆郁痰扰、心神不安，心阳气虚、鼓动乏力，心阴血虚、心神失养，心脉痹阻、血行不畅，脾肾阳虚、水气凌心所致。

（5）心悸、惊悸、怔忡的关系与区别：

①惊悸、怔忡均属心悸，是病人心跳悸动不安、不能自主的症状。

②惊悸是心悸而惊、恐惧不安的症状，多时发时止，全身情况较好，病情较轻。

③怔忡是指心跳剧烈，自觉上至心胸，下至脐腹悸动不安，持续时间较长，全身情况较差，病情较重。

4. 胁胀

（1）特点：自觉胁的一侧或两侧有胀满不舒的症状。注意问胀满的程度与兼症。

（2）病位：肝胆。

（3）意义：

①胁胀易怒，脉弦，多因肝气郁结；

②胁胀口苦，舌苔黄腻，多因肝胆湿热；

③胁胀，肋间胀满，咳唾引痛，多因饮停胸胁。

5. 脘痞

（1）特点：自觉胃脘部胀满不舒。

（2）病位：脾胃。

（3）意义：

①脘痞而嗳腐吞酸者，多为饮食伤胃；

②脘痞而食少、便溏者，多为脾胃虚弱；

③脘痞，饥不欲食、干呕者，多为胃阴亏虚；

④脘痞，纳呆呕恶、苔腻者，多为湿邪困脾；

⑤脘痞，胃脘有振水声者，多为饮停胃脘。

6. 腹胀

（1）特点：自觉腹部胀满，痞塞不舒，如物支撑的症状。

（2）意义：

①腹胀拒按者，属实证。多因胃肠食积，或实热内结、阻塞气机所致。

②腹胀喜按者，属虚证。多因脾胃虚弱，失于健运所致。

注：腹胀、鼓胀的区别：

①“腹胀”多反映脾胃或胃肠病证。

②“鼓胀”的表现：腹胀如鼓，皮色苍黄，腹壁青筋暴露。多因酒食不节，或情志所伤，或虫积血癥，致使肝、脾、肾功能失常，气、血、水互结，聚于腹内而成。

7．身重

（1）特点：自觉身体沉重酸困的症状。

（2）病位：脾肺。

（3）意义：水湿泛溢、气虚不运。

①身重，脘闷苔腻者，多为湿困脾阳；

②身重，浮肿者，多为水湿泛溢肌肤；

③身重，嗜卧、疲乏者，多为脾气虚；

④热病后期见身重乏力者，多为邪热耗伤气阴。

8．麻木

（1）特点：肌肤感觉减退，甚至消失的症状。

（2）意义：多因气血亏虚，风寒入络，肝风内动，风痰阻络或湿痰瘀血阻络，肌肤、筋脉失养所致。

9．阳痿

（1）特点：阳痿指病人阴茎不能勃起，或勃起不坚，或坚而不持久，不能进行性交的症状。阳痿不是病人的不适感觉，而是性功能低下的表现。

（2）意义：

①阳痿，腰膝酸软、畏寒肢冷者，多因肾阳虚所致；

②阳痿，心悸失眠、纳呆腹胀者，多因思虑过度、劳伤心脾所致；

③阳痿，精神抑郁易怒者，多因肝气郁结所致；

④阳痿，肢体困重、苔黄腻者，多因湿热下注所致；

⑤暴受惊恐后出现阳痿者，多因惊恐伤肾所致。

10．遗精

（1）特点：指病人不性交而精液遗泄的症状。清醒时精液流出谓之“滑精”；梦中性交而遗精者谓之“梦遗”。

（2）意义：

①梦遗，失眠多梦、腰膝酸软、颧红潮热者，多为肾阴亏损；

②梦遗，过劳则盛、心悸失眠、纳呆腹胀者，多为心脾两虚；

③梦遗频作，甚则滑精、腰膝酸软、面白头晕耳鸣者，多为肾气亏虚、精关不固；

④遗精，小便混赤、苔黄腻者，多为湿热下注、扰动精室。

## 五、问耳目

### （一）问耳

耳为宗脉所聚。肾开窍于耳，手足少阳经脉发布于耳。故问耳不仅可以了解耳局部病变，还可以了解肾、胆、三焦及其他脏腑的病变情况。常见耳病症状有耳鸣、耳聋、重听、耳胀耳闭等。耳病问诊应注意其特点、新久、程度及兼症。

1. 耳鸣

（1）特点：自觉耳内鸣响，如闻蝉鸣，或如潮声，妨碍听觉的症状。

（2）意义：突发多实，渐发多虚。实证多因肝胆火盛，虚证多因肝肾不足。

| | 特点 | 机理 |
|---|---|---|
| 实证 | 突发耳鸣，声大如蛙鸣，或如潮声，按之鸣声不减 | 肝胆火盛，上扰清窍 |
| 虚证 | 渐发耳鸣，声音细小，如闻蝉鸣，按之鸣声减轻或暂止 | 肝肾阴虚，肝阳上亢<br>肾精亏损，耳失所养 |

2. 耳聋

（1）特点：听力减退，甚至听觉完全丧失的症状。

（2）意义：与耳鸣基本相同。暴聋多实，渐聋多虚。

| | 特点 | 机理 |
|---|---|---|
| 实证 | 耳暴聋 | 肝胆火盛，上扰清窍；邪热蕴结上焦，蒙蔽清窍 |
| 虚证 | 耳渐聋 | 精气虚衰，不能上充清窍 |

3. 重听

（1）特点：听力略有减退，听音不清，声音重复的症状。

（2）意义：骤发多实，渐发多虚。

| | 特点 | 机理 |
|---|---|---|
| 实证 | 骤发重听 | 痰浊上蒙，风邪上袭耳窍 |
| 虚证 | 渐致重听 | 肾精亏损，耳窍失荣 |

4. 耳胀、耳闭

（1）特点：耳胀：自觉耳内胀闷不适的症状。耳闭：耳内胀闭，且有堵塞感，听力减退的症状。耳胀反复发作，迁延日久，多成耳闭。

(2) 意义：风邪侵袭，经气痞塞；痰湿蕴结；邪毒滞留，气血瘀阻。

(二) 问目

肝开窍于目，五脏六腑精气皆上注于目。故问目不仅可以了解目的局部病变，还可以了解肝及其他脏腑的病变情况。常见目病症状有目痒、目痛、目眩，目昏、雀盲、歧视等。目病问诊应注意其特点、新久、程度及兼症。

1. 目痒

(1) 特点：眼睑、眦内、目珠有痒感，轻者揉拭则止，重者极痒难忍的症状。

(2) 意义：

①目痒甚者，多属实证（肝经风火上扰）；

②目微痒而势慢者，多属虚证（肝血虚）。

2. 目痛

(1) 特点：单眼或双目疼痛的症状。

(2) 意义：

①目痛剧者，多属实证（肝火上炎；肝经风火上扰）；

②目痛微者，多属虚证（阴虚火旺）。

3. 目眩（眼花）

(1) 特点：视物旋转动荡，如坐舟车，或眼前有蚊蝇飞动之感的症状。

(2) 意义：

①目眩兼面赤、头胀、头痛、头重者，多属实证（风火、痰浊上蒙）；

②目眩兼神疲、气短、头晕、耳鸣者，多属虚证（脾虚、肝肾亏虚）。

4. 目昏、雀盲、歧视

(1) 特点：视物昏暗不明，模糊不清——目昏；
白昼视力正常，黄昏则视物不清——雀盲；
视物重影——歧视。

(2) 意义：均属于肝肾亏虚，精血不足，目失所养。

## 六、问睡眠

(一) 睡眠的机理

1. 睡眠与卫气循行及阴阳盛衰有关

| | | |
|---|---|---|
| 卫气 | 昼行于阳经，阳气盛则醒 | 睡眠正常 |
| | 夜行于阴经，阴气盛则眠 | |

2. 睡眠与气血盈亏及心肾功能相关

| | |
|---|---|
| 气血充盛——心神得养 | 睡眠正常 |
| 心肾相交，心火不亢——神有所舍 | |

（二）问睡眠的意义

了解阴阳气血盛衰，心肾等脏腑功能强弱。

（三）问睡眠的内容

问睡眠的内容包括问睡眠时间的长短、入睡难易、有无多梦等。

1. 失眠

（1）特点：经常不能入睡，或易醒后不能再睡，或眠而不酣时易惊醒，甚至彻夜不眠，兼多梦。

（2）总病机：阳盛、阴虚。

（3）意义：

| | 意义 | 机理 |
|---|---|---|
| 阳盛（为主） | 痰热扰心；饮食积滞 | 痰热、食积上扰心神，心神不安 |
| 阴虚（为主） | 营血亏虚；阴虚火旺 | 营阴不足，心神失养 |
| | 心胆气虚 | 心胆气虚，心神不安 |

2. 嗜睡

（1）特点：不论昼夜，睡意很浓，经常不自主入睡，呼之即醒，醒后又睡。

（2）总病机：阳虚、阴盛，多见于痰湿内盛。

（3）意义：

| | 意义 | 机理 |
|---|---|---|
| 阴盛（为主） | 痰湿困脾（阳） | 清阳不升，清窍失养 |
| 阳虚（为主） | 中气不足，脾失健运；久病正虚；心肾阳虚 | 阳气亏虚，失于振奋 |

（4）嗜睡与昏睡的区别：

①嗜睡：呼之即醒，醒时神志清楚，多因痰湿内盛，阳虚、阴盛所致。若嗜睡伴轻度意识障碍，叫醒后不能正确回答问题者，则多因热邪、痰热、湿浊等邪闭心神所致。此种嗜睡是昏睡、昏迷的前期表现。

②昏睡：难以唤醒，或强行唤醒而仍神志不清，甚至呼之不醒，属昏迷范畴。如温病出现高热昏睡，是热入心包之象。

## 七、问饮食口味

（一）意义

了解体内津液盈亏及输布情况、脾胃运化功能及反映疾病的寒热虚实性质。

（二）问饮食口味的内容

问饮食口味的内容包括问口渴与饮水、食欲与食量、口味等。

1. 口渴与饮水

意义：辨疾病的寒热虚实、津液的盈亏和输布情况。

| 口渴与饮水 | | 意义 | 机理 |
|---|---|---|---|
| 口不渴饮 | | 寒证、湿证 | 津液未伤 |
| 口渴欲饮 | 一般口渴欲饮 | 燥证、热证 | 津液损伤 |
| | 口干微渴，兼发热、微恶风寒 | 外感温热病初起 | 津伤不甚 |
| | 大渴喜冷饮 | 里热炽盛之阳明经证 | 津液大伤 |
| | 口渴多饮多食多尿，体渐消瘦 | 消渴病 | |
| | 口渴不多饮，身热不扬或身热夜甚 | 湿热证或温病营分证 | 津伤有湿 |
| | 渴不多饮，或虽饮水，水入即吐 | 痰饮停于胃 | 津不上承 |
| | 口干但漱水不欲咽 | 瘀血证 | 津失输布 |

2. 食欲与食量

（1）含义：食欲指进食的要求和对进食的欣快感觉；食量指实际的进食量。

（2）意义：判断脾胃功能强弱以及疾病预后和转归。

| 特点 | | 意义 |
|---|---|---|
| 食欲减退 | 进食欲望减退，甚至不想进食（不欲食、食欲不振、纳少、纳呆、纳差） | 脾胃虚弱；湿邪困脾；肝胆湿热；饮食停滞 |
| 厌食 | 厌恶食物，恶闻食味 | 饮食停滞；脾胃湿热；肝胆湿热 |
| 消谷善饥（多食易饥） | 食欲过于旺盛，进食量多，食后不久即感饥饿 | 胃火炽盛，腐熟太过；消渴病（兼消瘦）；胃强脾弱（兼大便稀溏） |
| 饥不欲食 | 虽感饥饿，但不欲食，勉强进食，量亦很少 | 胃阴不足，虚火内扰 |
| 偏嗜食物或异物 | 嗜食生米、泥土等 | 虫病 |
| 食欲变化 | 久病重病之人本不能食，突然欲食，或暴食（除中） | 胃气将绝，病危 |
| | 病中，食欲渐复，食量渐增 | 胃气渐复，疾病向愈 |

3. 口味

（1）含义：指口中的异常味觉或气味。

（2）意义：反映脾胃功能失常（脾开窍于口）或其他脏腑（五味合五脏）病变。

| 口味异常 | 意义 |
| --- | --- |
| 口淡 | 脾胃虚弱（运化失职）；寒湿中阻及寒邪犯胃（阴邪不耗液） |
| 口甜（甜入脾） | 脾胃湿热；脾气亏虚 |
| 口黏腻 | 湿热、痰热、食积（常与味觉异常同见：甜在脾胃，苦在肝胆） |
| 口酸（酸入肝） | 食积（嗳腐泛酸）；肝胃郁热（泛吐酸水） |
| 口苦（苦属火） | 肝胆火旺（胆气上逆）；心火上炎 |
| 口涩（涩为燥） | 燥热伤津；阳热亢盛，气火上逆（多与舌燥同时出现） |
| 口咸（咸入肾） | 肾虚水泛 |

## 八、问二便

问二便就是要问二便的性状、颜色、气味、时间、量多少、次数、排便感觉、兼症等。

### （一）问大便

成人正常大便为每日或隔日排便1次，排便通畅，成形不燥，多呈黄色，干湿适中，无脓血黏液及未消化的食物。大便形成与胃（腐熟受纳）、脾（运化）、小肠（分清别浊）、大肠（燥化传导）有关；同时与肝（疏泄）、肺（肃降升清）、肾阳（温煦推动）密切相关（见下图）。

问大便内容主要包括问便次、便质以及排便感觉等。

1. 便次异常

（1）便秘。

特点：（又称大便难）大便秘结不通，次数减少，质地坚硬，排便时间延长，或欲便而艰涩不畅。

意义：多见于实热证，亦可见于实寒证和虚证。

| | | 兼症 | 病机 |
| --- | --- | --- | --- |
| 实证 | 实热证 | 便秘兼腹痛拒按 | 津液受伤，腑气不通 |
| | 实寒证 | 便秘兼腹痛，恶寒肢冷 | 阴寒内结，气机不通 |
| 虚证 | | 便燥如羊粪 | 津血亏少，气阴两虚，燥化太过，肠道失润 |

（2）泄泻。

特点：（又称腹泻）便次增多，便质稀薄，甚至便稀如水样。

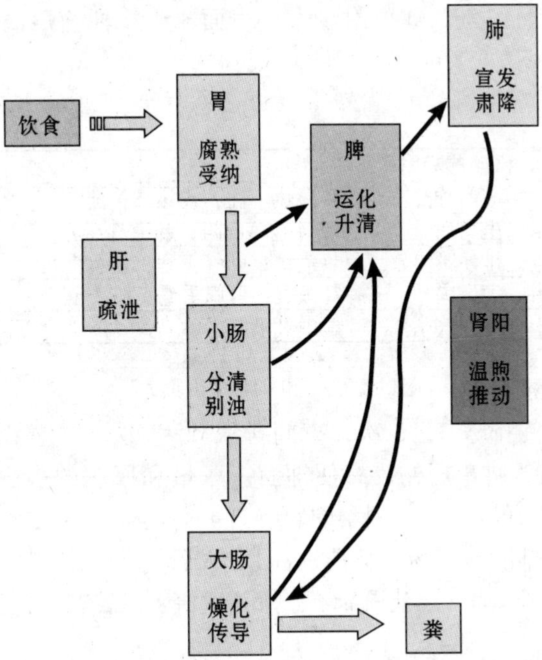


意义：暴泻多实，久泻多虚。

| | 兼症 | 病机 |
|---|---|---|
| 湿热泄泻 | 突然发作，色黄味臭，肠鸣，肛门灼热 | 大肠气机不利 |
| 寒湿泄泻 | 泻下淡黄，肠鸣腹痛，舌淡白 | 大肠气机不利 |
| 热结旁流 | 泻下稀粪黄水，量少奇臭，腹痛拒按 | 燥热迫水液旁下 |
| 阳虚泄泻 | 便溏兼完谷不化，或五更泻 | 脾肾阳虚，失去温煦 |
| 食滞泄泻 | 吐泻并作，臭秽酸馊，每日多次 | 饮食不洁 |
| 肝郁脾虚泄泻 | 随情志变化而肠鸣腹痛腹泻 | 肝气郁结，横逆犯脾，脾失运化 |

2. 便质异常

| 便质异常 | 意义 |
|---|---|
| 完谷不化（含未消化食物） | 脾阳虚、肾阳虚（久病），饮食积滞（新病） |
| 溏结不调（时干时稀） | 肝郁脾虚，脾胃虚弱（先干后溏） |
| 脓血便（夹脓血黏液） | 湿热痢疾，肠癌 |
| 便血（便血鲜红或便黑） | 脾胃虚弱，胃肠积热，湿热蕴结，气滞血瘀 |

注：便血之远血、近血鉴别。

①远血（血色黯红或紫黑，或大便黑如柏油）——胃脘出血。

②近血（便色鲜红，或血附于大便表面或于排便前后滴出）——肛门疾病（痔疮、肛裂等）。

3. 排便感异常

| 排便感异常 | 意义 |
|---|---|
| 肛门灼热 | 大肠湿热下注；或热结旁流 |
| 里急后重 | 痢疾（湿热内阻，肠道气滞） |
| 排便不爽 | 湿热蕴结；肝气犯脾；伤食泄泻 |
| 大便失禁 | 脾肾虚衰，肛门失约；脾土衰败 |
| 肛门气坠 | 脾虚中气下陷 |

（二）问小便

健康成人日间排尿3～5次，夜间排尿0～1次。一昼夜总尿量1 000～2 000ml。色淡黄，排出通畅，有便即解。尿量和尿次的多少受温度（气温、体温）、饮水、出汗和年龄等因素的影响。

小便形成及排泄与小肠（分清别浊）、大肠（燥化传导）、膀胱（气化）、肾阳（温煦推动）、脾（运化升清）、肺（宣降）、三焦（通调水道）密切相关（见下图）。

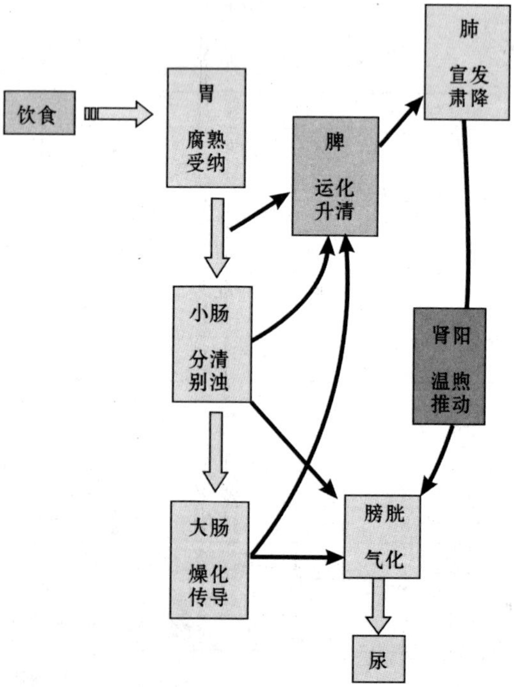


问小便的内容主要包括问尿量、尿次及排尿感觉等。问小便可诊察体内津

液盈亏和有关脏腑气化的功能。

1. 尿量异常

| 尿量异常 | 意义 |
| --- | --- |
| 量多 | 清长量多——虚寒证（肾阳虚）<br>夜尿多——肾气虚；肾阳虚<br>多饮多尿伴消瘦——消渴证 |
| 量少 | 伴口渴咽干——热病伤津；腹泻或汗吐下伤津（化源不足）<br>伴浮肿——水肿病（心阳衰竭或肺脾肾功能失常、气化不利） |

2. 尿次异常

| 尿次异常 | 意义 |
| --- | --- |
| 频数 | 短赤而急迫——下焦湿热（膀胱气化不利）<br>量多色清，夜间尤甚——下焦虚寒（肾阳不足，膀胱失约） |
| 次数减少 | 同量少 |
| 癃闭<br>小便不利，点滴而出为癃<br>小便不利，点滴不出为闭 | 实证——湿热下注；瘀血、结石阻塞<br>虚证——肾阳不足（开少合多）；肾阴亏虚（津液不足） |

3. 排尿感异常

| 排尿感异常 | 意义 |
| --- | --- |
| 尿道涩痛 | 淋证（湿热下注、热灼津伤、结石或瘀血阻塞、肝郁气滞、阴虚火旺、中气下陷） |
| 余溺不尽 | 久病体虚、肾阳亏虚；肾气不固，湿热留注 |
| 小便失禁 | 肾气不足，下元不固；脾虚气陷及膀胱虚寒；<br>尿路损伤或湿热瘀血阻滞；（热病）神昏心失主宰 |
| 遗尿 | 禀赋不足，肾气亏虚；脾虚气陷及膀胱虚寒 |

## 九、问经带

（一）问月经

月经为发育成熟的女子有规律的周期性胞宫出血。正常月经经期、经量、经色、经质的表现为：

经期：13～15岁初潮，3～5天（行经期），月经周期为28±天，49±岁绝经；

经量：适中（50～100ml）；

经色：稍暗红或正红；

经质：不稀不稠，不夹杂血块。

问月经的内容包括周期、行经天数，月经量、色、质，有无闭经或经行腹痛，必要时要询问末次月经，初潮、绝经年龄。

1. 经期异常

| 经期异常 | 含义 | 意义 |
| --- | --- | --- |
| 月经先期 | 经期常提前8~9天 | 气虚；血热；肝郁；阴虚火旺 |
| 月经后期 | 经期常推迟8~9天 | 血虚；阳虚；气滞血瘀；寒凝血瘀 |
| 月经先后不定期 | 月经或前或后来潮，经期不定 | 肝郁气滞；脾肾虚损；瘀血阻滞 |

2. 经量异常

| 经量异常 | 含义 | 意义 |
| --- | --- | --- |
| 月经过多 | 月经量较以往明显增多，周期基本正常 | 血热；气虚；血瘀 |
| 月经过少 | 月经量明显减少，经期基本正常 | 血虚；肾气虚；寒凝、瘀血、痰湿阻滞 |
| 崩漏 | 非行经期阴道内大量出血，或持续出血，淋漓不断 | 血热；脾肾气虚；瘀血 |
| 闭经 | 女子年逾18岁未潮，或已行经又停经3月以上未受孕者 | 气血亏虚；肝肾不足；气滞、血瘀、寒凝、痰湿阻滞 |

3. 经色、经质异常

| 色质异常 | 意义 |
| --- | --- |
| 色淡红、质稀 | 血虚 |
| 色深红、质稠 | 血热 |
| 色紫暗，夹血块，兼小腹疼痛 | 寒凝、血瘀 |

4. 痛经

痛经是指经期或经期前后出现周期性小腹疼痛，或痛引腰骶，甚至剧痛难忍。又称经行腹痛。

| 痛经的特征 | 意义 |
| --- | --- |
| 经前或经期小腹胀痛或刺痛拒按 | 气滞血瘀 |
| 小腹灼痛拒按，平素带下黄稠臭秽 | 湿热蕴结 |
| 小腹冷痛，遇暖则减 | 寒凝或阳虚 |
| 经行后期或经后小腹隐痛、空痛 | 气血两虚 |

（二）问带下

正常情况下，妇女阴道内有少量、无色、无臭的分泌物。问带下内容主要包括问带下的量、色、质、气味。

| 带下异常 | 含义 | 意义 |
|---|---|---|
| 白带 | 带下色白量多，质稀如涕，淋漓不绝 | 脾肾阳虚，寒湿下注 |
| 黄带 | 带下色黄，质黏臭秽 | 湿热下注 |
| 赤白带 | 白带混有血液，赤白杂见 | 肝经郁热，湿热下注 |

### 十、问小儿

小儿的生理特点是脏腑娇嫩，生机蓬勃，发育迅速。其病理特点为发病容易，传变迅速，易虚易实，易寒易热，易趋康复。

问小儿的内容有：

1. 问出生前后的情况

（1）出生前——了解先天情况。

（2）出生后——了解后天营养及生长发育。

2. 问预防接种、传染病史

了解免疫机能对疾病的易感性。

3. 问新生儿疾病的内容

母亲妊娠期与产育期营养健康状况，有何疾病，曾服何药，分娩时是否难产、早产。

4. 婴幼儿问诊的内容

喂养方法，坐、爬、立、走、出牙、学语的迟早情况等。

5. 6个月至5周岁应注意询问的内容

预防接种，曾否患传染病或接触史。

6. 易使小儿致病的原因

（1）脏腑娇嫩，抵抗力弱，易患外感病。

（2）脾胃嫩弱，消化力差，常常会呕吐、泄泻。

（3）神志发育不完善，易受惊吓。

## 练习题

### 一、填空题

1. 寒与热的产生，主要与____________和____________相关。

2. 刺痛以____________、____________、____________、____________等处多见。

3. 背脊疼痛，不可俯仰者，多为＿＿＿＿＿＿所致；项背强痛、恶寒发热者，多为＿＿＿＿＿＿所致。

4. 疾病发展过程中，食欲恢复，食量渐增，是＿＿＿＿＿＿、＿＿＿＿＿＿的表现。

5. ＿＿＿＿＿＿、＿＿＿＿＿＿为癃；＿＿＿＿＿＿、＿＿＿＿＿＿为闭，统称为癃闭。

**二、名词解释**

1. 畏寒 2. 壮热 3. 战汗 4. 雀目 5. 不寐 6. 除中

**三、单项选择题**

1. 以“十问”来总结概括问诊的医学家是（　）。

A. 张仲景　B. 李时珍　C. 喻嘉言
D. 叶天士　E. 张景岳

2. 午后潮热，身热不扬者属（　）。

A. 阴虚潮热　B. 骨蒸劳热　C. 湿温潮热
D. 阳明潮热　E. 气虚发热

3. 妇女带下色白，清稀如涕，无臭味，多属（　）。

A. 脾虚湿注　B. 冲任亏虚　C. 肝经郁热
D. 湿热下注　E. 以上都不是

4. 下述不是导致麻木的因素的是（　）。

A. 肝风内动　B. 痰浊阻络　C. 气血亏虚
D. 瘀血阻络　E. 湿客关节

5. 突发耳鸣，声大如潮声，按之不减者，多因（　）。

A. 肝胆火盛　B. 阴虚火旺　C. 肝肾阴虚
D. 肾精亏损　E. 气血不足

6. 下列与肝郁化火、失眠无关的是（　）。

A. 烦躁失眠　B. 面红目赤　C. 心悸健忘
D. 性急易怒　E. 脉象弦数

7. 消谷善饥是因（　）。

A. 脾胃虚弱　B. 胃阴不足　C. 肝胆湿热
D. 胃火炽盛　E. 虫积腹中

8. 口酸是因（　）。

A. 胃气上逆　B. 脾胃气虚　C. 脾胃湿热
D. 燥热伤津　E. 肝胃不和

9. 燥热伤津可以出现（ ）。

A. 口涩 B. 口苦 C. 口酸

D. 口甜 E. 口黏腻

10. 下述不属大肠湿热的是（ ）。

A. 泻下黄糜 B. 下利脓血 C. 肛门灼热

D. 大便先干后稀 E. 里急后重

11. 下述不是泄泻的原因的是（ ）。

A. 肾阳虚衰 B. 肾阴亏损 C. 肠胃积滞

D. 大肠湿热 E. 脾胃虚弱

12. 导致尿后余沥的是（ ）。

A. 肾阳不足 B. 肾阴亏损 C. 瘀血内阻

D. 肾气不足 E. 膀胱湿热

13. 下述可引起月经后期的是（ ）。

A. 阴虚火旺 B. 阳盛血热 C. 气虚

D. 肝郁血热 E. 营血亏损

14. 下述对于新生儿问诊无意义的是（ ）。

A. 有无传染病史 B. 妊娠期母体营养状况 C. 产育期母体所患何病

D. 妊娠期、产育期用过何药 E. 分娩时是否难产、早产

15. 下述不是由肾气不足所致的是（ ）。

A. 小便失禁 B. 小便频多 C. 小便涩痛

D. 小便余沥不尽 E. 遗尿

16. 崩漏的表现是（ ）。

A. 经量较以往明显增多 B. 非经期出血不止 C. 经行点滴即止

D. 经期经常错后 E. 非哺乳期月经未潮

17. 月经先期，量多色淡是（ ）。

A. 气虚 B. 血虚 C. 血瘀

D. 肝郁 E. 寒凝

18. 月经后期，量少色淡是因为（ ）。

A. 气虚 B. 血虚 C. 血瘀

D. 肝郁 E. 寒凝

19. 上焦邪热可见（ ）。

A. 自汗 B. 盗汗 C. 大汗

D. 战汗 E. 头汗

20. 睡时汗出，醒后汗止者是（　）。
A. 自汗　B. 盗汗　C. 大汗
D. 战汗　E. 头汗
21. 下列病证与籍贯所处地域有关的是（　）。
A. 麻疹　B. 疟疾　C. 中风
D. 月经不调　E. 眩晕
22. 下述与微热无关的是（　）。
A. 气虚　B. 胃肠热盛　C. 疰夏
D. 气阴两虚　E. 阴虚
23. 下列不是脱汗症状的是（　）。
A. 寒战　B. 冷汗淋漓　C. 面色苍白
D. 肢厥脉微　E. 呼吸气微
24. 下述何证可出现自汗与盗汗并见（　）。
A. 气虚证　B. 血瘀证　C. 阴虚证
D. 血虚证　E. 气血两虚证
25. 肝郁气滞胸胁疼痛的特点是（　）。
A. 隐痛　B. 绞痛　C. 胀痛
D. 灼痛　E. 重痛
26. 肾阳不足所致腰痛的特点为（　）。
A. 隐隐作痛　B. 冷痛绵绵不休　C. 重痛活动受限
D. 痛处游走不定　E. 刺痛固定不移
27. 饭后嗜睡，神疲倦怠，食少纳呆者为（　）。
A. 痰湿困脾　B. 中气不足　C. 心肾阳气虚衰
D. 热入心包　E. 心胆气虚
28. 半身汗出，是因（　）。
A. 风痰阻滞经络　B. 中焦郁热　C. 阳气虚损
D. 阴虚火旺　E. 以上都不是
29. 厥阴头痛的特点是（　）。
A. 前额疼痛连及眉棱骨　B. 后头痛连项　C. 两侧太阳穴附近痛
D. 巅顶头痛　E. 头痛连齿
30. 以下不是导致便秘的常见原因的是（　）。
A. 胃火　B. 肝胃不和　C. 阴血不足
D. 寒凝胃肠　E. 津液亏虚

31. 多食易饥，兼见大便溏泄者属（　）。
A. 胃阴不足　　B. 脾胃湿热　　C. 胃火亢盛
D. 湿邪困脾　　E. 胃强脾弱

32. 肾气不固所导致的小便改变是（　）。
A. 小便短赤　　B. 小便频数而短少　　C. 小便浑浊
D. 小便频数而清　　E. 小便涩痛

33. 口干，但欲漱水不欲咽，可见于（　）。
A. 阴虚证　　B. 湿热证　　C. 痰饮内停
D. 瘀血积滞　　E. 里寒证

34. 妇女月经先期而来，量多，色深而质稠，多属（　）。
A. 气虚不能摄血　　B. 肝气郁滞　　C. 血热内迫
D. 瘀血积滞　　E. 寒凝血滞

35. 脾胃虚弱而致脘腹疼痛的特点是（　）。
A. 隐隐作痛　　B. 痛如刀绞　　C. 冷痛喜温
D. 胀满疼痛　　E. 走窜不定

36. 肝胃蕴热则（　）。
A. 口淡乏味　　B. 口甜黏腻　　C. 口中酸馊
D. 口中泛酸　　E. 口苦

37. 脾胃湿热则（　）。
A. 口淡乏味　　B. 口甜黏腻　　C. 口中酸馊
D. 口中泛酸　　E. 口苦

38. 阴虚证可见（　）。
A. 口渴喜饮　　B. 渴喜热饮　　C. 渴不欲饮
D. 渴不多饮　　E. 但欲漱水不欲咽

39. 温病热入营分可见（　）。
A. 口渴喜饮　　B. 渴喜热饮　　C. 渴不欲饮
D. 渴不多饮　　E. 但欲漱水不欲咽

40. 瘀血证可见（　）。
A. 口渴喜饮　　B. 渴喜热饮　　C. 渴不欲饮
D. 渴不多饮　　E. 但欲漱水不欲咽

41. 癃闭时可见（　）。
A. 小便点滴而出或点滴不出　　B. 尿频急迫疼痛
C. 两者均是　　D. 两者均非

42．膀胱湿热下注可见（　）。
A．小便点滴而出或点滴不出　B．尿频急迫疼痛
C．两者均是　D．两者均非
43．胃热证可见（　）。
A．消谷善饥　B．大便秘结　C．两者均有
D．两者均无
44．胃阴虚证可见（　）。
A．消谷善饥　B．大便秘结　C．两者均有
D．两者均无
45．下列为病理汗出的是（　）。
A．衣被过厚而汗出　B．气候炎热而汗出　C．体力活动时汗出
D．睡眠时汗出不止　E．进食辛辣时汗出
46．下列何证出现汗出过多（　）。
A．里热证　B．表热证　C．里寒证
D．虚热证　E．表寒证
47．下列不与热汗并见的是（　）。
A．壮热面赤　B．烦渴饮冷　C．呼吸气微
D．舌苔黄燥　E．脉象洪数
48．除中的表现是（　）。
A．食欲渐复　B．食量渐增　C．食量渐减
D．饥不欲食　E．久病突然能食
49．不属排尿感异常的是（　）。
A．小便涩痛　B．小便灼热　C．尿后余沥
D．小便失禁　E．小便频数

**四、多项选择题**

1．大便秘结一症可见于（　）。
A．食滞胃脘　B．胃阴虚　C．湿热蕴脾
D．胃热　E．肾阳虚
2．嗜睡的主要病机是（　）。
A．痰火扰心　B．痰湿困脾　C．心肾阳虚
D．心肾不交　E．脾胃气虚
3．小儿夜啼，应考虑是（　）。
A．惊恐为病　B．心经热盛　C．脾经热盛
D．心气亏虚　E．脾寒腹痛

4. 引起产后发热的原因有（　）。

A. 感受外邪　B. 火邪内盛　C. 阴虚

D. 气虚　E. 阳虚

5. 泄泻的常见病因是（　）。

A. 肝胆湿热　B. 肝脾不调　C. 食滞胃脘

D. 脾气虚　E. 肾阳虚

6. 食欲减退的常见原因是（　）。

A. 脾胃气虚　B. 湿邪困脾　C. 饮食积滞

D. 肝胆湿热　E. 胃阴不足

7. 引起妊娠恶阻的常见原因有（　）。

A. 胃气素虚　B. 肝火犯胃　C. 肝脾不调

D. 痰浊上逆　E. 阴虚内热

8. 常与壮热并见的有（　）。

A. 两颧发红　B. 汗出过多　C. 烦渴饮冷

D. 舌红少苔　E. 脉象洪数

9. 下列不是血瘀致痛的特点的是（　）。

A. 胀痛　B. 隐痛　C. 重痛

D. 刺痛　E. 空痛

10. 易使小儿致病的因素有（　）。

A. 七情过极　B. 饮食所伤　C. 易受惊吓

D. 劳倦所伤　E. 外感六淫

11. 头晕的常见原因有（　）。

A. 外感风寒　B. 气血两虚　C. 肾精不足

D. 痰湿中阻　E. 肝阳上亢

12. 月经后期的常见原因是（　）。

A. 寒凝　B. 气虚　C. 气滞

D. 血虚　E. 阴虚

13. 潮热可见于（　）。

A. 气虚　B. 热结胃肠　C. 阴虚

D. 湿热蕴于中焦　E. 血虚

14. 口淡不渴一症可以见于（　）。

A. 胃寒　B. 食滞胃脘　C. 寒湿困脾

D. 脾阳虚　E. 肝胃不和

15. 病人出现大汗的基本病理是（　）。
A. 气虚卫阳不固　B. 阳热亢盛　C. 阴虚内热
D. 阳气将绝　E. 中焦湿热

16. 疼痛形成的原因有（　）。
A. 感受外邪　B. 气滞血瘀　C. 痰浊凝聚
D. 气血不足　E. 肾精亏虚

17. 失眠的病机有（　）。
A. 心肾不交　B. 心脾两虚　C. 胆郁痰扰
D. 食滞胃脘　E. 肝火上炎

**五、判断题**

1. 无汗非皆属表实证。（　）
2. 高热昏睡不属嗜睡。（　）
3. 痛经只在行经期腹痛。（　）

**六、问答题**

1. 何谓主诉？确定主诉应注意哪些方面？
2. 何谓自汗、盗汗？其病因病机如何？
3. 常见的小便异常有哪些？影响小便的因素有哪些？
4. 简述恶寒发热的机理。
5. 背痛多属哪些经脉病证？为什么？
6. 里急后重与肛门气坠有何异同？
7. 问月经应了解哪些内容？
8. 问口渴的临床意义有哪些？

# 第二章 望 诊

**【学习要点】**

1. 掌握得神、失神、假神、常色和病色以及五色所主病证的特征及临床意义。

2. 熟悉常见异常形体、姿态的表现。

3. 了解望形体、望姿态、望头面五官、望肢体皮肤、望二阴、望排出物、望小儿指纹的基本内容。

**【基本概念】**

望诊是医生运用视觉对人体的外部情况（神色形态、局部表现、舌象、分泌物和排泄物色质变化）进行观察，以了解健康状况、测知病情的方法。

## 第一节 全身望诊

### 一、望神

神的含义：

| | |
|---|---|
| 广义之神（神气） | 指机体脏腑组织功能活动和精神意识状态的综合，是脏腑功能活动的外在表现 |
| 狭义之神（神志、神识） | 指心的神志活动，即人的思维、意识和情志活动 |

望神的含义：是指通过观察人体生命活动的整体表现来判断病情的方法。

（一）原理和意义

1. 原理

精气是神的物质基础，而神是精气的外在表现。《灵枢·本神》中有："生之来谓之精，两精相搏谓之神。"《灵枢·平人绝谷》中有："神气者，水谷精气也。"

2. 意义

望神可以了解脏腑精气的盛衰，判断病情的轻重和预后。精气充足则体健神旺，抗病能力强，即使有病也多属轻病，预后较好；精气亏虚，则体弱神衰，有病多病重，预后较差。正如《素问·移精变气论》所言："得神者昌，失神者亡。"

（二）神的具体表现

主要通过精神意识思维、眼神、色泽（尤其是面色）、形体动态来作为神的具体表现。其中观察眼神的变化是望神的重点。

1. 两目

（1）眼神是心神的外在表现，故有"目者，心之使也"的说法。

（2）目之视觉反映脏腑精气盛衰，正如《灵枢·大惑论》所言"五脏六腑之精气皆上注于目而为精"。

2. 色泽

皮肤色泽荣润或枯槁是脏腑精气盛衰的外在表现，正如《医门法律》所言"色者，神之旗也"。

3. 神情

精神意识和面部表情是心神与脏腑精气盛衰的外在表现。

4. 体态

形体（丰满或消瘦）、动态（自如或艰难）是机能强弱的外征，是神之外候。

除以上几点外，对神的判断还要结合语言、呼吸、舌象、脉象等表现。

（三）对神气的判断

1. 得神（有神）

得神即有神，是精充气足神旺的表现。

（1）表现：神志清楚，两目精彩，呼吸平稳，语言清晰，面色荣润，肌肉不削，动作自如，反应灵敏。

（2）主病及分析：提示正气充足，精气充盛，机体功能正常，为健康的表现。即使有病，也是脏腑功能不衰，预后良好。

2. 少神（神气不足）

少神即轻度失神的表现。

（1）表现：精神不振，两目乏神，面色少华，肌肉松软，倦怠乏力，少气懒言，动作迟缓。

（2）主病及分析：提示正气不足，精气轻度损伤，机体功能较弱。多见于轻病或恢复期病人，亦可见于体质虚弱者。

3. 失神（无神）

失神即精亏神衰或邪盛神乱的表现，可见于久病、重病患者。

（1）表现：因精亏神衰而失神者，一般表现为精神萎靡，面色无华，两目晦暗，呼吸气微或喘促，语言错乱，形体羸瘦，动作艰难，反应迟钝，甚则神识不清。

因邪盛神乱而致失神者，其临床表现一般为壮热烦躁，四肢抽搐；或神昏谵语，循衣摸床，撮空理线；或卒倒神昏，两手握固，牙关紧急。

（2）主病及分析：精亏神衰提示正气大伤，精气亏虚，机体功能严重衰减，多见于慢性久病病人，属病重。邪盛神乱提示邪气亢盛，机体功能严重障碍，属病重。总之，失神是脏腑功能衰败的表现，预后不良。

4．假神

假神是重危病人出现的精神暂时“好转”的虚假表现，为临终前的预兆。

（1）表现：久病重病之人，本已失神，但突然精神转佳，目光转亮，言语不休，想见亲人；或病至语声低微断续，忽而清亮起来；或原来面色晦暗，突然颧赤如妆；或原来毫无食欲，忽然食欲增强。

（2）主病及分析：病危。常是重病病人临终前的表现，古人比作“回光返照”或“残灯复明”。脏腑精气极度衰竭，正气将脱，阴不敛阳，虚阳外越，阴阳即将离绝。

得神、少神、失神、假神的临床表现及意义（见下表）。

| 观察项目 | 得神（有神） | 少神（神气不足） | 失神（无神） | | 假神 |
|---|---|---|---|---|---|
| 神志语言 | 神志清楚，语言清晰 | 精神不振，懒言 | 精神萎靡，语言错乱 | 神昏谵语，或猝然昏倒 | 原意识不清，不欲言语，突然神识清醒，言语不休，想见亲人 |
| 两目 | 精彩 | 乏神 | 晦暗 | | 原眼神呆滞，突然目光转亮，浮光外露 |
| 呼吸 | 平稳 | 少气 | 气微 | 喘促 | |
| 面色形态 | 面色荣润<br>肌肉不削 | 面色少华，倦怠乏力，肌肉松软 | 面色无华，形体羸瘦 | | 原晦暗或苍白，忽然两颧泛红如妆 |
| 动作反应 | 动作自如<br>反应灵敏 | 动作迟缓 | 动作艰难，反应迟钝 | 烦躁不安，四肢抽搐；或循衣摸床，撮空理线；或两手握固，牙关紧急 | 原久病卧床，忽思活动 |
| 饮食 | | | | | 突然饮食增进 |
| 机理 | ①正气充足，精气充盛；②虽病正气未伤，精气未衰 | 正气不足，精气轻度损伤 | 正气大伤，精气亏虚（虚） | 邪盛导致机体功能严重障碍，气血津液失调（实） | 脏腑精气极度衰竭，正气欲脱，阴不敛阳，虚阳外越，阴阳离决 |
| 意义 | 健康或病轻 | 病轻或恢复期，或体质虚弱者 | 慢性久病，病重 | 急性病，病重 | 病危 |

注：病情好转与假神的鉴别：

（1）病情好转即精神逐渐好转，与整体状况好转一致。如面色渐润、食欲渐增、身体功能渐复等。

（2）假神，见于垂危病人，病人局部症状突然好转，与整体病情恶化不相符合，且为时短暂。病情很快恶化。

5. 神乱

神乱指精神错乱、神志失常。常见于以下病证（见下表）。

| | 临床表现 | 病因 | 常见病证 |
|---|---|---|---|
| 焦虑恐惧 | 时时恐惧，焦虑不安，心悸气促，不敢独居一室 | 心胆气虚，心神失养 | 卑惵（dié）、脏躁证 |
| 狂躁不安 | 狂躁妄动，胡言乱语，少寐多梦，打人骂詈，不避亲疏 | 痰火扰乱心神 | 狂病（阳证） |
| 淡漠痴呆 | 表情淡漠，神识痴呆，喃喃自语，苦笑无常，悲观失望 | 痰浊蒙蔽心神或先天禀赋不足 | 癫病、痴呆（阴证） |
| 猝然昏倒 | 突然昏倒，口吐涎沫，两目上视，四肢抽搐，醒后如常 | 脏气失调，肝风挟痰上逆阻塞清窍 | 痫病 |

注：神志错乱与邪盛神乱的鉴别：

（1）神志错乱主要是指多反复发作的神乱，缓解时常无神乱的表现。

（2）邪盛所致的神昏谵语、循衣摸床等也属神乱，但主要表现为神志不清，一般出现全身性疾病严重阶段。

## 二、望色

色指体表黏膜、分泌物、排泄物的色泽。望色又称色诊，主要是通过观察病人全身皮肤（主要指面部皮肤）的色泽变化来诊察病情的方法。

（一）望色诊病的原理

望色诊病的原理（见下表）。

| | |
|---|---|
| 脏腑通过经络与面部相连 | ①心主血脉，其华在面；<br>②手足三阳经皆上行于头面；<br>③多气多血足阳明胃经分布于头面 |
| 色与气的关系 | “色随气华”——肤色随精气的充养而光彩于外 |
| 色与神的关系 | “色者，神之旗也”——神乃精气（由脏腑所生）的外在表现，色泽乃脏腑精气的表现 |

（二）面部与脏腑相关部位

1.《灵枢·五色》分候法（见右图）

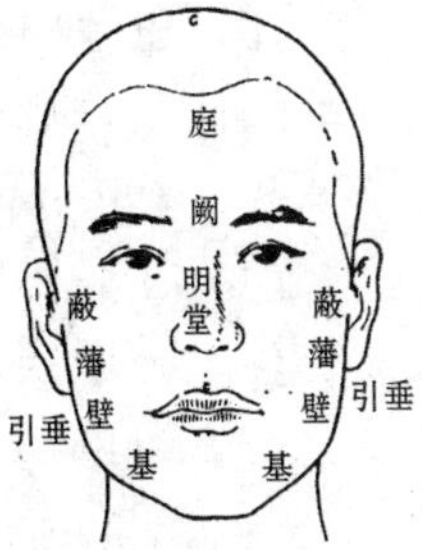


鼻——明堂；

眉间——阙；

额——庭（颜）；

颊侧——藩；

耳门——蔽。

2.《灵枢·五色》面部色诊分属部位（见右图）

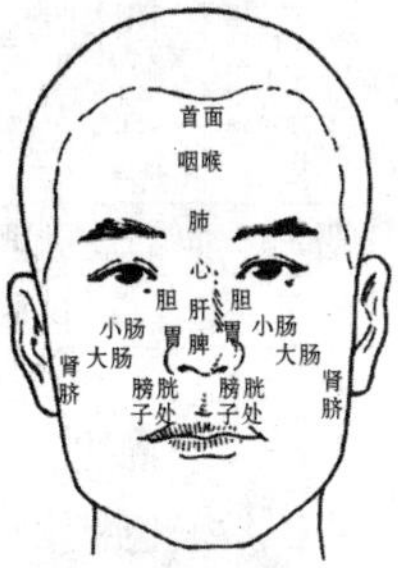


庭——首面；

阙上——咽喉，阙中（印堂）——肺，阙下（下极，山根）——心，下极之下（年寿）——肝；

肝部左右——胆，肝下（准头）——脾，方上（脾两旁）——胃；

中央（颧下）——大肠，挟大肠——肾；

明堂（鼻端）以上——小肠；

明堂以下——膀胱子处。

3.《素问·刺热》分候法（见右图）

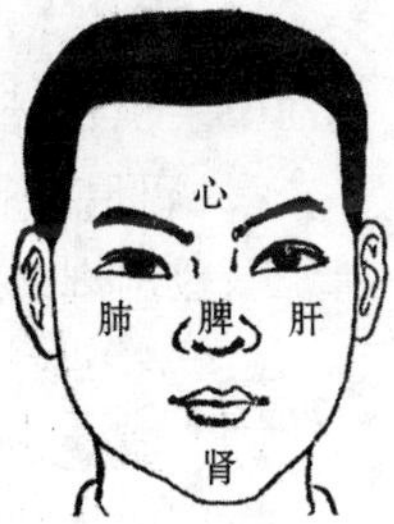


左颊——肝；

右颊——肺；

额——心；

颏——肾；

鼻——脾。

（三）色与泽的意义

1. 色

皮肤颜色（色调的变化）包括青、赤、黄、白、黑五种。

（1）生理：反映了血液盛衰和运行的情况，即所谓的“有色则血至”。

（2）病理：

①反映疾病的不同性质，如“青黑为痛，黄赤为热，白为寒”。

②反映不同脏腑的疾病，如“五色配五脏”：青为肝，赤为心，黄为脾，白为肺，黑为肾。

2. 泽

皮肤光泽（明度的变化）有润泽明亮、晦暗枯槁两类。

（1）生理：反映脏腑精气的盛衰，即所谓的“有泽则气至”。

（2）病理：判断病情轻重和预后。

①面色荣润光泽则脏腑精气未衰，属无病或病轻，预后好。

②面色晦暗枯槁则脏腑精气已衰，属病重，预后差。

3．望色、泽的意义

（1）了解脏腑虚实、气血盛衰。

（2）反映疾病的病性、病位。

（3）判断病情的轻重和预后。

（四）常色与病色

1．常色

常色即健康人面部皮肤的色泽（正常、无病面色）。

（1）特点：明润含蓄。中国人的正常面色特点：红黄隐隐，明润含蓄。

| | | |
|---|---|---|
| 明润：面部皮肤光明润泽 | → | 精充神旺，气血津液充足，脏腑功能正常 |
| 含蓄：面色红黄隐隐而不显露 | → | 胃气充足上荣于面，精气内含而不外泄 |

（2）常色分类：

①主色：因个体种族、禀赋原因，皮肤颜色一生不变的正常色泽。又称正色。

②客色：因外界因素（如季节、气候、昼夜等）不同，或生活条件的差别而发生正常变化的面色。

2．病色

病色即因病而发生异常改变的面部色泽。

（1）特点：晦暗、暴露。多因脏腑精气已衰，胃气不能上荣所致。

（2）病色的五色善恶：

| | 特点 | 机理 | 意义 |
|---|---|---|---|
| 善色 | 五色光明润泽 | 脏腑精气未衰，胃气上荣于面 | 新病、轻病、阳证，易治、预后好 |
| 恶色 | 五色枯槁晦暗 | 脏腑精气已衰，胃气不荣于面 | 久病、重病、阴证，难治、预后差 |

（五）五色主病

五色主病是指根据病人面部五色变化来诊察疾病的方法。又称五色诊。

1．白色

意义：主虚证、寒证、脱血、夺气。

| | 特点 | 主病意义 |
|---|---|---|
| 白色<br>（主虚证、寒证、脱血、夺气） | 面色淡白无华，唇舌色淡 | 血虚、失血证 |
| | 面色㿠白（白而发亮） | 阳虚 |
| | 㿠白虚浮 | 阳虚水泛 |
| | 面色苍白（白中兼青） | 阳气暴脱或阴寒内盛 |

2．黄色

意义：主脾虚、湿证。

<table>
<tr><th></th><th colspan="2">特点</th><th>主病意义</th></tr>
<tr><td rowspan="4">黄色<br>（主脾虚、湿证）</td><td colspan="2">面色萎黄（淡黄憔悴）</td><td>脾胃气虚</td></tr>
<tr><td colspan="2">面色虚浮（黄胖）</td><td>脾虚湿蕴</td></tr>
<tr><td rowspan="2">一身俱黄（黄疸）</td><td>黄色鲜明如橘子色</td><td>阳黄（湿热证）</td></tr>
<tr><td>黄色晦暗如烟熏</td><td>阴黄（寒湿证）</td></tr>
</table>

3．赤色

意义：主热证，亦可见于戴阳证。

| | 特点 | 主病意义 |
|---|---|---|
| 赤色<br>（主热证，亦可见于戴阳证） | 满面通红 | 实热证 |
| | 午后两颧潮红 | 阴虚证 |
| | 久病面色苍白，却时而泛红如妆 | 戴阳证（虚阳浮越，病重） |

4．青色

意义：主寒证、疼痛、气滞、血瘀、惊风。

| | 特点 | 主病意义 |
|---|---|---|
| 青色<br>（主寒证、疼痛、气滞、血瘀、惊风） | 淡青或青黑 | 寒盛、痛剧 |
| | 面色口唇青紫 | 心血瘀阻或肺气闭塞、呼吸不利 |
| | 突然面色青灰，口唇青紫，肢凉脉微 | 心阳暴脱，心血瘀阻 |
| | 面色青黄（苍黄） | 肝郁脾虚 |
| | 小儿眉间、鼻柱、唇周发青 | 小儿高热惊风 |

5．黑色

意义：主肾虚、寒证、水饮、血瘀。

| | 特点 | 主病意义 |
|---|---|---|
| 黑色<br>（主肾虚、寒证、水饮、血瘀） | 面黑暗淡或黧黑 | 肾阳虚 |
| | 面黑干焦 | 肾阴虚 |
| | 眼眶周围发黑 | 肾虚水泛或寒湿带下 |
| | 面色黧黑，肌肤甲错 | 血瘀日久 |

（六）望色的注意事项

1. 注意事项

（1）知常达变，综合判断。

（2）整体为主，荣枯为要。

（3）排除干扰，辨别假象（尤其要注意光线、昼夜、情绪、饮食等对色泽的影响）。

（4）注意面部色诊的动态变化。

2. 望色十法

望色十法是根据面部皮肤色泽的十类（浮、沉、清、浊、微、甚、散、抟、泽、夭）变化来分析病变性质、病位及其转归的方法。

（1）浮、清、微、散、泽，主表病、轻证、新病。

（2）沉、浊、甚、抟、夭，主里病、重病、久病。

## 三、望形体

望形体是观察人形体的强弱胖瘦、体质形态和异常表现等来诊察病情的方法。

（一）望形体诊病的原理和意义

（1）五体合五脏。肺合皮毛、脾合肌肉、心合血脉、肝合筋腱、肾合骨骼；五体赖五脏精气的充养。故望病人形体强弱胖瘦，可以了解其内在脏腑的虚实、气血的盛衰。

（2）不同体质形态，阴阳盛衰不同，对疾病的易感性和患病后疾病的转归不同。故观察病人的体质类型有助于诊断疾病。

（二）望形体的内容

1. 形体强弱

| | 表现 | 意义 |
|---|---|---|
| 体强 | 骨骼粗大、胸廓宽厚、肌肉充实、皮肤润泽、筋强力壮 | 内脏坚实、气血强盛，抗病力强，不易生病，有病易治，预后较好 |
| 体弱 | 骨骼细小、胸廓狭窄、肌肉瘦削、皮肤枯槁、筋弱无力 | 内脏脆弱、气血不足，抗病力弱，容易生病，有病难治，预后较差 |

2. 形体胖瘦

（1）正常：胖或瘦伴精力充沛，神旺有力者均为脏腑气血旺盛。

（2）异常：

①体胖食少，肉松皮缓，神疲乏力者，多属形盛气虚，是阳气不足，多痰多湿，易患痰饮、中风等病；

②形瘦颧红，皮肤干焦者，多为阴血不足，内有虚火，易患肺痨等病；

③大骨枯槁，大肉下陷者，多为脏腑精气衰竭，气液干枯，属病危。

3. 体质异常

意义：了解阴阳气血盛衰、预测疾病的发展转归。

| | 阴阳盛衰 | 疾病转归 | 体质 |
|---|---|---|---|
| 阴脏人 | 阳弱阴旺 | 易从阴化寒，致寒湿内停 | 胖人多气虚痰湿 |
| 阳脏人 | 阴亏阳旺 | 易从阳化热，致伤阴伤津 | 瘦人多阴虚火旺 |
| 阴阳和平人 | 阴阳平衡，气血调匀 | — | — |

## 四、望姿态

望姿态是观察病人的动静姿态和肢体的体位变化和异常动作来诊察病情的方法。

（一）望姿态诊病的原理

1. 动静姿态与机体阴阳盛衰和病性的寒热虚实关系密切。

（1）躁动不安者多属于阳证、热证、实证。

（2）喜静懒动者多属于阴证、寒证、虚证。

2. 肢体活动受心神支配，与经脉及筋骨肌肉状况密切相关。

（二）望姿态的内容

1. 动静姿态

（1）诊断要点：

①动者、强者、仰者、伸者多属于阳证、热证、实证；

②静者、弱者、俯者、屈者多属于阴证、寒证、虚证。

（2）强迫体位：

①但坐不卧，卧则气逆，多因肺胀、胸水腹水所致；

②但卧不坐，坐则眩晕，多因气血大虚，或脱血夺气所致。

（3）特殊姿态：“护处必痛”。

2. 衰惫姿态

衰惫姿态多因脏腑精气虚衰、功能低下所致，多属病重。

3．异常动作

| 异常动作 | 意义 |
|---|---|
| 唇、睑、指、趾颤动 | 外感热病，动风先兆；或气血不足，筋脉失养 |
| 颈项强直，两目上视，四肢抽搐，角弓反张 | 肝风内动；小儿惊风，破伤风、痫病、子痫、马钱子中毒 |
| 猝然跌倒，不省人事，口角歪斜，半身不遂 | 中风 |
| 猝然神昏，口吐涎沫，四肢抽搐，醒后如常 | 痫病 |
| 恶寒战栗 | 疟疾发作，外感袭表，或战汗之时 |
| 肢体软弱，行动不便 | 痿病 |
| 关节拘挛，屈伸不利 | 痹病 |
| 儿童手舞足蹈 | 气血不足，风湿内侵 |

## 第二节　局部望诊

### 一、望头面

（一）望头部

头为精明之府，内藏脑髓，为元神所居；头为诸阳之会，脏腑精气皆上荣于头；脑为髓海，为肾所主；肾其华在发，发为血之余。故望头部可以诊察肾、脑的病变和脏腑精气的盛衰。其内容主要包括望头颅、囟门的形态变化，头发的形色变化，头部的动作异常等。

| 望头部 | | 意义 |
|---|---|---|
| 头颅（儿科） | 过大、过小、方颅 | 先天不足，肾精亏损；或后天失养，脾胃虚弱 |
| 囟门（儿科） | 囟门突起（囟填） | 温热火邪上攻，或脑髓有病，或水液停聚（多实证） |
| | 囟门凹陷（囟陷） | 吐泻伤津气血不足，或先天不足肾精亏损（多虚证） |
| | 囟门迟闭（解颅） | 肾气不足，发育不良（小儿佝偻病），常兼五迟五软 |

（续上表）

| 望头部 | | 意义 |
|---|---|---|
| 头发<br>正常：色黑稠密润泽——肾气充盛，精血充足 | 发黄干枯，稀疏易落 | 精血不足 |
| | 斑秃 | 血虚受风 |
| | 青壮年白发、脱发 | 伴腰膝酸软——肾虚<br>伴失眠健忘——劳神伤血<br>无伴症着——先天禀赋，不属病态 |
| | 发痒、多屑、多脂 | 血热化燥 |
| | 小儿发稀弱，生长迟缓 | 先天不足，肾精亏损 |
| | 小儿发结如穗，枯黄无泽 | 疳积病 |
| 动态 | 头摇不能自主 | 肝风内动；或老年人气血虚衰，脑神失养 |

（二）望面部

面部是脏腑精气上荣的部位，尤其是心之气血及心神活动的外在表现之处。望面部可以了解神的盛衰，诊察脏腑精气的盛衰和有关病变。其内容主要包括望面部色泽、望面容。其中望面部色泽在全身望诊中叙述。

| 面部异常 | | | 意义 |
|---|---|---|---|
| 面形异常 | 面肿（面部浮肿） | 颜面先肿，发病迅速 | 阳水（外感风邪，肺失宣肃） |
| | | 面肿兼面色㿠白，发病缓慢 | 阴水（脾肾阳虚，水湿泛溢） |
| | 腮肿 | 痄腮 | 外感温热上攻 |
| | | 发颐 | 阳明热毒上攻 |
| | 面削颧耸（面脱） | 面部肌肉消瘦，两颧高耸，眼窝、颊部凹陷 | 气血虚衰，精气耗竭（慢性病危重阶段） |
| | 口眼㖞（wāi）斜 | 无半身不遂 | 风邪中络。病轻 |
| | | 兼半身不遂 | 中风（肝阳上亢，风痰阻络）。病重 |
| 特殊面容 | | 惊恐貌 | 小儿惊风、狂犬病 |
| | | 苦笑貌 | 新生儿脐风、破伤风 |
| | | 狮面 | 麻风病 |

## 二、望五官

（一）望目

目为肝之窍，心之使，肾精之所藏，为血之宗，五脏六腑精气皆上注于目。故目与五脏六腑皆有联系，尤其与心、肝、肾的关系更加密切。故望目可了解脏腑精气盛衰。

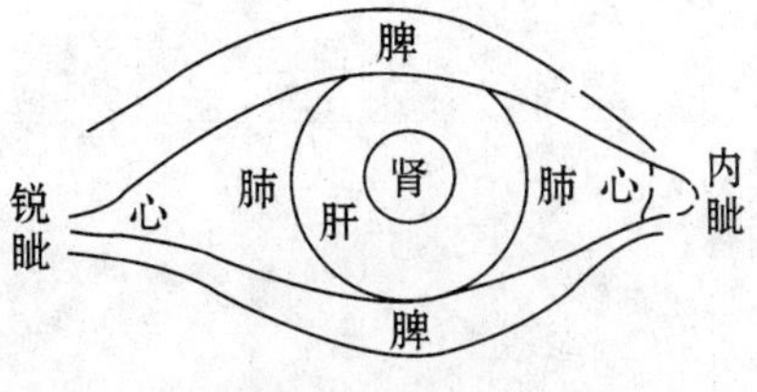


目部五脏分属图

五轮学说：

| 五轮学说 | 正常色泽 |
|---|---|
| 瞳人——肾（水轮）<br>黑睛——肝（风轮）<br>两眦——心（火轮）<br>白睛——肺（气轮）<br>眼睑——脾（肉轮） | （角膜）无色透明<br>（虹膜）褐色或棕色<br>红润<br>（巩膜）白色<br>（睑结膜）红润 |

望目的内容主要有望眼神、色泽、形态和动态异常改变等。望眼神在全身望诊中叙述。

1. 色泽

正常色泽见上表。

| 望目色泽异常 | 意义 | |
|---|---|---|
| 目赤肿痛 | 实热证 | 白睛红——肺火，外感火热<br>两眦赤痛——心火<br>睑缘赤烂——脾有湿热<br>全目赤肿——肝经风热上攻 |
| 白睛发黄 | 黄疸（湿热、寒湿） | |
| 目眦淡白 | 血虚（失血） | |
| 目胞色黑晦暗 | 肾虚 | |
| 目眶周围色黑 | 肾虚水泛，或寒湿下注 | |

2. 形态

| 望目形态异常 | | 意义 |
|---|---|---|
| 目胞浮肿 | | 水肿 |
| 眼眶凹陷 | | 伤津耗液，或气血不足 |
| 眼眶突出 | 兼喘满上气 | 肺胀（痰浊阻肺，肺气不宣，呼吸不利） |
| | 兼颈前微肿，急躁易怒 | 瘿病（肝郁化火，痰气壅结） |
| 针眼、眼丹 | | 风热邪毒或脾胃蕴热上攻 |

3. 动态

正常：等大等圆，对光反应灵敏，运动灵活。

<table>
<tr><th colspan="2">望目动态异常</th><th>意义</th></tr>
<tr><td colspan="2">瞳孔缩小</td><td>川乌、草乌、毒蕈、有机磷农药中毒以及某些西药所致</td></tr>
<tr><td colspan="2">瞳孔散大</td><td>常见于某些药物中毒，或死亡标志。一侧散大为中风或颅脑损伤</td></tr>
<tr><td>目睛凝视</td><td>瞪目直视（固定直视）<br>戴眼反折（固定上视）<br>横目斜视（固定侧视）</td><td>肝风内动之征（常有神昏、抽搐表现），或见于脏腑精气衰竭，或痰热内闭证，瞪目直视还见于瘿病</td></tr>
<tr><td colspan="2">昏睡露睛</td><td>脾胃虚衰，吐泻伤津</td></tr>
<tr><td rowspan="2">胞睑下垂</td><td>双睑下垂</td><td>先天不足，脾肾亏虚</td></tr>
<tr><td>单睑下垂</td><td>脾胃气虚或外伤所致</td></tr>
</table>

（二）望耳

肾开窍于耳，心寄窍于耳，耳为宗脉之所聚（手足少阳经，手足太阳经，足阳明经均布于耳或耳周），耳为全身全息相。耳与全身均有联系，尤其和肾、胆关系密切。故望耳可以诊察肾、胆和全身的病变。其内容主要包括望耳的色泽、形态、耳内病变等。

1. 望色泽

正常色泽：耳廓红润，是气血充盛之征。

| 望耳色泽异常 | 意义 |
|---|---|
| 耳轮淡白 | 气血亏虚 |
| 耳轮红肿 | 肝胆湿热，或热毒上攻 |
| 耳轮青黑 | 阴寒内盛，或有剧痛 |
| 耳轮干枯焦黑 | 肾精亏损（病重） |
| 小儿耳背有红络，耳根发凉 | 麻疹先兆 |

2. 望形态

正常形态：耳廓厚大——肾气充足。

| 望耳形态异常 | 意义 |
|---|---|
| 耳廓瘦小而薄 | 先天亏损，肾气不足 |
| 耳轮干枯萎缩 | 肾精衰竭（病重） |
| 耳轮皮肤甲错 | 血瘀日久 |

3．望耳内病变

| 望耳内病变 | 意义 |
| --- | --- |
| 脓耳（耳内流脓） | 肝胆湿热熏蒸（早期）<br>肾阴不足，虚火上炎（后期） |
| 耳痔（耳道内有赘生小肉团） | 湿热痰火上逆，气血瘀滞耳道 |
| 耳疖（耳道局部红肿疼痛） | 邪热搏结耳窍 |

（三）望鼻

鼻居面部中央，为肺窍；鼻为明堂，为脾之所应。鼻上及鼻周为各脏腑对应部位，五脏居中，六腑夹周围。足阳明胃经分布于鼻旁。故望鼻可诊察肺和脾胃病变，判断脏腑虚实、胃气盛衰、病情轻重和预后。其内容主要包括望鼻的色泽、形态、鼻内病变等。

1．望色泽

正常色泽：红黄隐隐、明润含蓄，乃胃气充足之征。

| 望鼻色泽异常 | 意义 |
| --- | --- |
| 鼻端微黄明润 | 新病：胃气未伤，病轻 |
| | 久病：胃气来复向愈 |
| 鼻端色白 | 气血亏虚或失血 |
| 鼻端色赤 | 脾肺蕴热 |
| 鼻端色青 | 阴寒腹痛<br>兼鼻端发凉，多为病重 |
| 鼻端色微黑 | 肾虚虚寒水停 |
| 鼻端晦暗枯槁 | 胃气已衰（病重） |

2．望形态

| 望鼻形态异常 | 意义 |
| --- | --- |
| 鼻红肿生疮 | 胃热、血热 |
| 鼻端生红色粉刺（酒齄鼻） | 肺胃蕴热 |
| 鼻翼煽动 | 肺热，或哮喘 |

3．望鼻内病变

| 望鼻内病变 | | 意义 |
| --- | --- | --- |
| 鼻塞流涕 | 清涕 | 外感风寒 |
| | 浊涕 | 外感风热 |
| 脓涕腥臭 | | 鼻渊 |
| 鼻腔出血（鼻衄 nǜ） | | 肺胃蕴热 |
| 鼻孔干燥，黑如烟煤 | | 高热日久，或阳毒热深 |

（四）望口与唇

口为饮食通道，脏腑要冲，脾开窍于口，其华在唇；手足阳明经环绕口唇。故口与唇与脾、胃关系密切。望口与唇可诊察脾与胃病变。其内容主要包括望口唇的色泽、形态、动态等。

1. 望色泽

| 望口唇色泽异常 | 意义 |
|---|---|
| 唇色红润 | （正常）胃气充足、气血调匀 |
| 唇色淡红 | 血虚、失血 |
| 唇色深红 | 热盛 |
| 唇红肿而干 | 热极 |
| 口唇樱桃红 | 煤气（一氧化碳）中毒 |
| 口唇青紫 | 血瘀 |
| 口唇青黑 | 寒极、痛极 |

2. 望形态

| 望口唇形态异常 | 意义 |
|---|---|
| 口唇干裂 | 津伤（燥热伤津，或阴液亏损） |
| 嘴唇糜烂 | 脾胃积热 |
| 唇内溃烂，色淡红 | 虚火上炎 |
| 唇边生疮，红肿痛 | 心脾积热 |
| 口角流涎 | （小儿）脾虚湿盛；（成人）中风 |
| 口疮、口糜 | 湿热秽浊之气上蒸口腔 |
| 鹅口疮（小儿） | 感受邪毒，心脾积热 |
| 久病人中沟变平 | 脾气将绝（病危） |

3. 望动态

| 望口唇动态异常 | 意义 |
|---|---|
| 口张（口开不闭） | （虚证）肺气将绝（病危） |
| 口噤（口闭难开） | （实证）肝风内动（痉病、惊风、破伤风） |
| 口撮（口唇紧聚） | 邪正相争（小儿脐风、破伤风） |
| 口㖞（口角㖞斜） | 风痰阻络之中风 |
| 口振（口唇振摇） | 阳衰寒盛，或邪正剧争（伤寒战汗、疟疾发作） |
| 口动 | 口频繁开合（胃气虚弱）<br>口角掣动不止（热极生风或脾虚生风） |

（五）望齿与齿龈

齿为骨之余，骨为肾所主；龈护于齿，为手足阳明经发布之处。故齿与齿龈和肾、胃关系密切。故望齿与齿龈可诊察肾、胃的病变，以及津液盈亏。其内容包括望齿与齿龈的形态和色泽等。

1. 望齿

（1）正常：牙齿洁白坚固而润泽，是肾气充足、津液未伤之象。

（2）异常：

| 望齿异常 | | | 意义 |
|---|---|---|---|
| 形色异常 | 牙齿干燥 | | 胃阴已伤 |
| | 牙齿光燥如石 | | 阳明热甚，津液大伤 |
| | 牙齿燥如枯骨 | | 肾阴枯竭，精不上荣 |
| | 齿松 | 牙龈不肿，伴腰酸 | 肾虚，或虚火上炎 |
| | | 伴牙龈红肿出血 | 胃肠有热 |
| | | 小儿齿落不生 | 肾气不足 |
| 动态异常 | 牙关紧急 | | 风痰阻络，或热极动风 |
| | 咬牙龂齿 | | 热极动风，将成痉病 |
| | 睡中龂齿 | | 胃热，或虫积 |

2. 望龈

（1）正常：齿龈淡红润泽，是胃气充足、气血调匀之征。

（2）异常：

| 望齿龈异常 | | 意义 |
|---|---|---|
| 齿龈淡白 | | 血虚、失血 |
| 齿龈红肿疼痛 | | 胃火亢盛 |
| 齿龈色淡，龈肉萎缩 | | 肾虚火、胃阴不足 |
| 齿缝出血（齿衄） | 兼红肿痛、出血 | 胃火上炎 |
| | 不红不痛、微肿出血 | 脾虚，或肾阴虚火旺 |
| 齿龈溃烂，流腐臭血水，甚则唇腐齿落（牙疳） | | 外感疫疠 |

（六）望咽喉

咽通于胃腑，是饮食之道，为胃所系；喉连于气道，为气息之门，归肺所属；足少阴肾经循喉咙，夹舌本，亦与咽喉关系密切。故望咽喉可诊察肺、胃、肾的病变。其内容包括望咽喉的色泽、形态变化和有无脓点、假膜。

正常咽喉色淡红润泽，不痛不肿，呼吸通畅，发音正确，食物下咽顺利。

| 望咽喉异常 | | 意义 |
|---|---|---|
| 红肿 | 咽部深红，肿痛明显（乳蛾） | 实热（肺胃热毒壅盛） |
| | 咽红娇嫩，肿痛不显 | 阴虚（肾阴亏虚，虚火上炎） |
| | 咽喉红肿高突，吞咽困难，身发寒热（喉痈） | 风热痰火壅滞 |
| | 咽部淡红漫肿 | 痰湿凝聚 |
| 成脓 | 咽部肿势高突，色深红，周围红晕紧束，发热不退者 | 脓成 |
| | 咽色浅淡，肿势散漫，无明显界限，疼不甚者 | 脓未成 |
| 溃烂 | 咽部溃烂分散表浅 | 肺胃热毒轻浅，或虚火上炎 |
| | 咽溃烂成片或洼陷 | 肺胃热毒壅盛 |
| | 溃烂日久，周围淡红或苍白 | 多虚证 |
| 伪膜黄白或灰白 | 松厚易拭 | 病轻（肺胃热浊之邪上壅于咽） |
| | 坚韧不能拭去，重剥出血，很快复生（白喉） | 病重（多见于儿童，烈性传染病） |
| 部位形态 | 乳蛾 | 肺胃热盛，火毒熏蒸 |
| | 白喉 | 外感疫疠 |
| | 喉痈 | 风热痰火壅滞 |

## 三、望躯体

### （一）望颈项

颈项连接头身；颈项中有气道、食道、脊髓和血脉通过，是清气、饮食、气血、津液循行要道；手足三阳经及任督二脉行于颈项。故望颈项可诊察脏腑气血失调，了解全身病变。其内容有望颈项的外形、动态等。

1. 外形

（1）正常：颈项直立，两侧对称，气管居中，颈动脉搏动安静时不易见到。

（2）异常：

| 外形异常 | 意义 |
|---|---|
| 瘿瘤 | 肝郁气结痰凝，或与地方水土有关 |
| 瘰疬 | 肺肾阴虚火旺，炼津成痰，或外感风火时毒，挟痰结于颈前 |
| 颈瘘 | 痰火久结，气血凝滞颈前，疮孔不收 |
| 项痈、颈痈 | 风热邪毒蕴蒸，气血凝滞，痰毒互结于颈项 |
| 气管偏移 | 悬饮、气胸；肺部肿瘤 |

2. 动态

（1）正常：转侧仰俯自如。其活动范围：左右旋转各30°，后仰30°，前屈30°，左右侧屈45°。妇女多为胸式呼吸，男子及儿童多为腹式呼吸。

（2）异常：

| 动态异常 | 意义 | |
|---|---|---|
| 项强 | 风寒侵袭太阳经，经气不利；温病火邪上攻，或脑髓有病；阴虚阳亢，或经气不利；睡姿不当之落枕 | |
| 项软 | 小儿多为先天不足，肾精亏损，发育不良；久病重病见项软为精气衰败（病危） | |
| 颈脉搏动怒张 | 安静时见明显 | 肝阳上亢；血虚重证 |
| | 坐位明显，平卧更甚 | 心血瘀阻，肺气壅滞；心肾阳虚，水气凌心 |

（二）望胸胁

胸腔内藏心肺，属上焦，为宗气所聚，是经脉、血管循行布达之处。胸廓前有乳房，属胃经，乳头属肝经。胁肋为肝胆经循行部位。故望胸胁可诊察心肺病变和宗气盛衰，以及乳房疾患。其内容有望胸胁的外形、虚里搏动情况、呼吸运动等。

1. 外形

（1）正常：扁圆柱形，两侧对称，左右径∶前后径＝1.5∶1。

（2）异常：

| 胸胁异常 | 意义 |
|---|---|
| 扁平胸（2∶1） | 瘦人；或肺肾阴虚、气阴两虚体质 |
| 桶状胸（1∶1） | 久病咳喘，肺肾气虚 |
| 鸡胸（小儿） | 佝偻病——先天不足，后天失养，肾气不足，骨骼发育异常 |
| 胸廓两侧不对称 | 一侧坍塌——肺痿、悬饮后遗症、肺部手术<br>一侧膨隆——悬饮、气胸 |
| 肋骨串珠 | 佝偻病——肾气不足，后天失养，发育不良 |
| 乳房肿溃（乳痈） | 肝郁胃热；外感邪毒 |

2. 呼吸运动

（1）正常：呼吸均匀，节律整齐，约16～18次/分，胸廓起伏左右对称、均匀。

（2）异常：

| 呼吸运动异常 | 意义 |
|---|---|
| 呼吸急促，胸廓起伏显著 | 实热证（邪热痰浊犯肺） |
| 呼吸微弱，胸廓起伏不显 | 虚寒证（肺气亏虚） |

（三）望腹部

腹部属中下焦，内藏肝胆、脾胃、大小肠、膀胱、胞宫等脏腑。故望胸部可诊察内在脏腑的病变和气血盛衰。正常腹部平坦对称，直立时腹部可稍隆起，约与胸平齐，仰卧时则可稍凹陷。其内容主要包括望腹部外形和动态等。其中腹部动态主要与呼吸有关，腹部动态异常多与病变致使腹式呼吸强度改变有关，可参考望胸胁有关的内容。

| 望腹部外形异常 | 意义 |
| --- | --- |
| 腹部膨隆 | 鼓胀（单腹膨大——为肝气郁滞，湿阻血瘀）<br>水肿（全腹大伴周身肿——肺脾肾失调）<br>癥积（局部膨隆） |
| 腹部凹陷 | 脾胃虚弱，气血不足；或新病大吐泻，津液大伤；或精气耗竭（病危） |
| 青筋暴露 | 鼓胀（肝气郁滞，湿阻血瘀） |
| 腹壁突起 | 疝气 |
| 脐部异常 | 脐部色青或黑，局部发黑——脐风危证 |

（四）望腰背部

背为胸中之府，为心肺之所居，与肝胆有关。腰为身体运动的枢纽，为肾之府。督脉、足太阳膀胱经、带脉循经腰背部。故望腰背部可诊察有关脏腑经络病变。正常两侧对称，俯仰转侧自如，直立时脊柱居中，生理弯曲正常。其内容主要包括望腰背部形态异常及活动受限等。

| 望腰背部异常 | | 意义 |
| --- | --- | --- |
| 外形 | 脊柱后突（驼背、龟背） | 肾气亏虚，发育异常；或脊柱疾患 |
| | 脊柱侧弯 | 小儿坐姿不良；或先天不足之佝偻病患儿；或一侧胸廓有病 |
| | 脊疳 | 脏腑精气极度亏损（慢性病重） |
| | 发背 | 火毒凝滞于肌腠 |
| | 腰缠火丹（蛇串疮） | 外感邪毒与血热相搏；或湿热浸淫，蕴阻肌肤 |
| 动态 | 角弓反张 | 肝风内动；破伤风；马钱子中毒 |
| | 腰部拘急 | 寒湿内侵；跌扑闪挫，气滞血瘀 |

## 四、望四肢

五体合五脏：心主四肢血脉，肺主四肢皮毛，脾主肌肉四肢，肝主四肢筋膜，肾主四肢之骨。故五脏均与四肢有关，而脾与四肢的关系尤为密切。四肢有手足三阴三阳经脉循行，故四肢与经脉关系密切。故望四肢可诊察五脏病变和循行于四肢的经脉病变。其内容主要包括望手足、掌腕、指趾的形态变化、动态异常等。

| 望四肢异常 | | | 意义 |
|---|---|---|---|
| 形态异常 | 四肢肌肉萎缩 | | 气血亏虚，或经络闭塞 |
| | 四肢肿胀 | | 水肿；瘀血或热壅血瘀；丝虫病 |
| | 膝部肿大（鹤膝风） | | 风湿痹证（有寒、热之分） |
| | 下肢畸形（O、X、足内外翻） | | 先天不足，后天失养 |
| | 小腿青筋暴露 | | 寒湿内侵，络脉血瘀 |
| | 手指变形 | 梭状指 | 风湿痹证 |
| | | 杵状指 | 心肺气虚，血瘀痰阻 |
| | 趾节溃脱（脱疽） | | 正虚阴火燔灼，寒湿痹阻 |
| | 指头螺瘪（指头干瘪，螺纹显露） | | 吐泻太过，津液暴脱 |
| 动态异常 | 肢体痿废 | 痿病（肌肉萎缩） | 精津亏虚，或湿热浸淫，筋脉失养 |
| | | 中风（半身不遂） | 风痰阻络 |
| | | 截瘫（双下肢痿废） | 腰脊外伤，或瘀血阻络 |
| | 四肢抽搐（四肢筋脉挛急与弛张间作，舒缩交替，动作有力） | | 肝风内动 |
| | 手足拘急（手足筋肉挛急，屈伸不利） | | 寒邪凝滞；气血亏虚 |
| | 手足颤动（手足颤抖或动摇不定） | | 血虚；饮酒过度；动风先兆 |
| | 手足蠕动（手足时时掣动，动作迟缓） | | 脾胃气虚；或阴虚动风 |
| | 手指挛急（鸡爪风） | | 血液亏虚，血不养筋，复感寒邪 |
| | 循衣摸床，撮空理线 | | 重病神昏 |

### 五、望二阴

前阴为肾所司，宗筋所聚，太阴、阳明经所会，阴户通于胞宫并与冲任二脉密切相关。肝经绕阴器，故前阴病变与肾、膀胱、肝关系密切。后阴亦为肾所司，又脾主运化，升提内脏，大肠主传到糟粕，故后阴病变与脾、胃、肠、肾关系密切。前阴可诊察肾、膀胱、肝病变；后阴可诊察脾胃、肠、肾病变。

（一）望前阴

| 望前阴异常 | 意义 |
|---|---|
| 外阴肿胀（阴肿） | 水肿——肺脾肾功能失调 |
| | 疝气——肝气郁结；久立劳累；寒湿凝滞 |
| | 红肿热痛——肝经湿热下注 |
| 外阴收缩（阴缩） | 寒凝肝经，气血凝滞 |
| 外阴生疮（阴疮） | 肝经湿热下注；或梅毒 |
| 阴囊湿痒（肾囊风） | 肝经湿热下注 |
| 阴户有物突出（阴挺） | 脾虚中气下陷；或产后虚弱 |
| 睾丸异常 | 先天发育异常；或痄腮后遗症 |

（二）望后阴

| 望后阴异常 | 意义 |
|---|---|
| 肛门红肿（肛痈） | 湿热下注；外感邪毒 |
| 肛裂 | 血热肠燥，大便干结，努力排便时撑伤；或湿热下注 |
| 痔疮 | 肠中湿热蕴结；或血热肠燥；或久坐、负重、便秘者 |
| 瘘管 | （同痔疮） |
| 脱肛 | 脾虚中气下陷 |

## 六、望皮肤

皮肤为一身之表，内合于肺，卫气循行其间，有保护机体的作用。脏腑气血亦通过经络而外荣于皮肤。凡感受外邪或内脏有病，皆可引起皮肤发生异常改变。故望皮肤可诊察脏腑虚实、气血盛衰、体内病变，以判断病邪性质、病情轻重和预后。其内容包括望皮肤的色泽、形态、皮肤病证（斑疹、水疱、痈、疽、疔、疖）等。

（一）色泽异常

| 色泽异常 | | 意义 |
|---|---|---|
| 皮肤发赤 | 头面 | 丹毒、抱头火丹 |
| | 小腿 | 流火 |
| | 全身 | 赤游丹 |
| | 在上部 | 风热化火 |
| | 在下部 | 湿热化火 |
| 皮肤发黄（黄疸） | | 阳黄（湿热）；阴黄（寒湿） |
| 皮肤发黑（黑疸） | | 劳损伤肾 |
| 皮肤白斑（白癜风） | | 风湿侵袭、气血失和、血不荣肤 |

（二）形态异常

（1）正常：皮肤润泽，柔韧光滑，无肿胀。

（2）异常：

| 形态异常 | | 意义 |
|---|---|---|
| 润泽与否 | 润泽 | 津液未伤 |
| | 干枯无华 | 津液已伤，营血亏虚 |
| | 肌肤甲错 | 血瘀日久，肌肤失养 |
| | 皮肤硬化 | 外邪侵袭、禀赋不足、阳虚血少、情志内伤、饮食不节、瘀血阻滞 |
| 肿胀（水肿） | 头先肿，上半身肿甚 | 阳水 |
| | 下肢先肿，下半身肿甚 | 阴水 |

（三）皮肤病证

1. 斑疹

| | 色泽 | 大小 | 形态 |
|---|---|---|---|
| 斑 | 深红或青紫 | 点大如片 | 平铺于皮肤，抚之不碍手，压之不褪色 |
| 疹 | 红 | 点小如粟 | 高出皮肤，抚之碍手，压之褪色 |

（1）斑。

| | 临床表现 | 意义 |
|---|---|---|
| 阳斑 | 色多红紫，形似锦纹、云片，兼有身热烦躁脉数等 | 实热证——外感温热邪毒 |
| 阴斑 | 色多青紫，隐隐稀少，兼有面白、肢凉、脉虚等 | 虚证——脾虚血失统摄；阳虚寒凝气血 |

（2）疹。

| | 临床表现 | 意义 |
|---|---|---|
| 麻疹 | 疹色桃红，形似麻粒，先见于发际颜面，渐延及躯干四肢，后按发出顺序逐渐消退 | 外感风热时邪 |
| 风疹 | 疹色淡红，细小稀疏，皮肤瘙痒，症状轻微 | 外感风邪 |
| 隐疹 | 皮肤上突然出现淡红或淡白色丘疹，形状不一，小似麻粒，大如花瓣，皮肤瘙痒，瘙之融合成片，出没迅速 | 外感风邪或过敏 |

（3）斑疹的顺逆。

①顺：外感病中常见，若色红身热，先见于胸腹，后延及四肢，斑疹发后热退神清者，是邪去正安，为顺。

②逆：若布点稠密成团，色深红或紫暗，先见于四肢，后延及胸腹，壮热不退，神志不清者，是邪气内陷，为逆。

2. 水疱

| | 临床表现 | 意义 |
|---|---|---|
| 白痦 | 皮肤出现白色疱疹，晶莹如粟，高出皮肤，擦破流水，多发于颈胸部，四肢偶见。面部不发，兼有身热不扬 | 外感湿热之邪，郁于肌表，汗出不彻而发 |
| 水痘 | 小儿粉红色斑丘疹，很快变成椭圆形的小水疱 | 外感时邪，内蕴湿热 |
| 湿疹 | 周身皮肤红斑，迅速形成丘疹、水疱，破后渗液，出现红色湿润的糜烂面 | 湿热蕴结，复感风邪，郁于皮肤而发 |

3．疮疡

| | 临床表现 | 意义 |
|---|---|---|
| 痈 | 患部红肿高大，根盘紧束，焮热疼痛 | 阳证——湿热火毒蕴结，气血凝滞 |
| 疽 | 患部漫肿无头，皮色不变或晦暗，局部麻木，不热少痛 | 阴证——气血亏虚，阴寒凝滞 |
| 疔 | 形小如粟，顶白根硬而深，麻木痒痛。多发颜面手足。发病迅速，易走黄或伤筋损骨，危险较大 | 外感风邪火毒，毒邪蕴结 |
| 疖 | 形小而圆，红肿热痛不甚，根浅出脓即愈。症状较轻，易治无危险 | 外感热毒或湿热蕴结 |

## 第三节　望排出物

望排出物是观察病人的分泌物、排泄物和某些排体外的病理产物的形、色、质、量的变化来诊察病情的方法。

分泌物主要指人体官窍所分泌的液体，具有濡润官窍的作用，如泪、涕、唾、涎等；排泄物是人体排出的代谢废物，如大便、小便等。此外，人体疾病时产生的某些病理产物，如痰液、呕吐物等也属排出物范畴，其色、质、量的表现均与脏腑的功能密切相关。若色白、清稀，有腥臭味，多为虚证、寒证；若色黄、稠浊，有臭秽味，多为实证、热证。

望排出物的内容有望痰涕、望涎唾、望呕吐物、望大便、望小便。

### 一、望痰涕

（一）望痰

脾为生痰之源，肺为贮痰之器。故望痰可判断脏腑（脾肺）病变，以及病邪性质。

其内容有望痰的色、质、量的改变。

| 望痰异常 | 意义 |
|---|---|
| 痰多清稀 | 寒痰 |
| 痰黄稠有块 | 热痰 |
| 痰少而黏，难以咯出 | 燥痰 |
| 痰白滑，量多，易于咯出 | 湿痰 |
| 痰中带血，色鲜红者（咯血） | 肺阴虚火旺；肝火犯肺 |
| 咯吐脓血痰，气味腥臭（肺痈） | 热毒蕴肺，肉腐成脓 |

（二）望涕

涕为肺液。故望涕可诊查肺病变。其内容有望涕的色、质、量的改变。

| 望涕异常 | 意义 |
| --- | --- |
| 鼻塞清涕 | 外感风寒 |
| 鼻塞浊涕 | 外感风热 |
| 阵发性清涕量多，伴喷嚏 | 鼻鼽（qiú）（风寒束肺） |
| 久流浊涕，质稠量多，腥臭 | 鼻渊（湿热郁阻） |

## 二、望涎唾

（一）望涎

涎为脾液。故望涎可诊察脾胃病变。

| 望涎异常 | 意义 |
| --- | --- |
| 口流清涎量多 | 脾胃虚寒（阳虚） |
| 口中时吐黏涎 | 脾胃湿热 |
| 小儿口角流涎（滞颐） | 脾虚不能摄津；胃热虫积 |
| 睡中流涎 | 胃中有热；宿食内停 |

（二）望唾

唾为肾液，关乎于胃。故望唾可诊查胃肾病变。

| 望唾异常 | 意义 |
| --- | --- |
| 时吐唾沫 | 胃中虚冷，肾阳不足，水邪上泛 |
| 多唾 | 胃中宿食，或湿邪留滞 |

## 三、望呕吐物

望呕吐物可了解胃气上逆的原因和病性的寒热虚实。其内容有望呕吐物的色、质、量的改变。

| 望呕吐物异常 | 意义 |
| --- | --- |
| 呕吐物清稀，无酸臭味 | （寒呕）胃寒 |
| 呕吐物秽浊，有酸臭味 | （热呕）胃热 |
| 呕吐不消化食物，味酸腐 | 伤食 |
| 呕吐黄绿苦水 | 肝郁横逆犯胃；肝胆湿热 |
| 呕吐清水痰涎，胃有振水声 | 痰饮 |
| 呕血，夹有食物残渣 | 鲜血：肝火或胃热 |
| | 紫暗有块：胃脘血瘀 |

### 四、望大便

望大便可诊察脾胃肠的病变和肝肾的病变，以及病性的寒热虚实。其内容有望大便的形、色、质、量的改变。

<table>
<tr><th colspan="2">望大便异常</th><th>意义</th></tr>
<tr><td colspan="2">大便清稀如水样</td><td>寒湿泄泻（外感寒湿或饮食生冷）</td></tr>
<tr><td colspan="2">大便黄褐如糜而臭</td><td>湿热或暑湿泄泻（外感或内伤）</td></tr>
<tr><td colspan="2">大便灰白如陶土色</td><td>黄疸（湿热或寒湿）</td></tr>
<tr><td colspan="2">大便清稀，完谷不化或如鸭溏</td><td>脾肾阳虚</td></tr>
<tr><td colspan="2">大便黏冻，夹有脓血</td><td>痢疾（湿热蕴结大肠）；肠癌</td></tr>
<tr><td colspan="2">大便燥结，干如羊屎、排出困难（便秘）</td><td>肠道津亏（热盛伤津、胃火亢盛、阴血亏损）</td></tr>
<tr><td rowspan="2">大便出血（便血）</td><td>血色鲜红（近血）</td><td>痔疮、肛裂</td></tr>
<tr><td>血色暗红或紫黑（远血）</td><td>胃脘血瘀</td></tr>
</table>

### 五、望小便

望小便可诊察肾、膀胱、肺、脾、三焦病变，了解津液盈亏和病性寒热虚实。其内容有望小便的色、质、量的改变。

| 望小便异常 | 意义 |
|---|---|
| 小便清长 | 虚寒 |
| 小便短少 | 实热 |
| 尿中带血（尿血、血淋） | 热伤血络；脾肾不固；湿热蕴结 |
| 尿中砂石（石淋） | 湿热蕴结 |
| 小便浑浊（尿浊、膏淋） | 脾肾亏虚；湿热下注 |

## 第四节　望小儿指纹

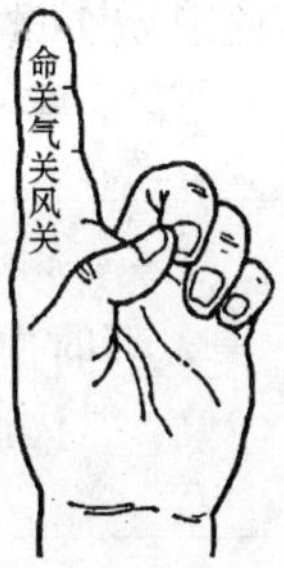


### 一、望小儿指纹方法

（1）部位：三岁以下小儿食指掌侧前缘浅表络脉。

（2）三关：风关、气关、命关。

（3）方法：抱小儿向光，医师用左手握小儿食指，以右手大拇指用力适中从命关向气关、风关直推，推数次，指纹愈推愈明显，便于观察。

## 二、望指纹的临床意义

正常的指纹为浅红微黄，隐现于风关之内，即不明显浮露，也不超出风关。多是斜形、单枝、粗细适中。异常的指纹有纹位、纹态、纹色、纹形的变化。可概括为："三关测轻重，浮沉分表里，红紫辨寒热，淡滞定虚实。"

| | | | |
|---|---|---|---|
| 纹位 | 三关测轻重 | 在风关 | 邪轻病浅 |
| | | 达气关 | 邪深病重 |
| | | 达命关 | 病情危重 |
| | | 透关射甲 | 病情凶险，预后不良 |
| 纹态 | 浮沉分表里 | 浮显 | 表证 |
| | | 沉隐 | 里证 |
| 纹色 | 红紫辨寒热 | 鲜红 | 外感风寒表证 |
| | | 紫红 | 里实热证 |
| | | 青色 | 疼痛、惊风 |
| | | 淡白 | 脾虚；疳积 |
| | | 紫黑 | 血脉郁闭，属病危 |
| 纹形 | 淡滞定虚实 | 色深暗滞而增粗 | 实证（气血壅滞） |
| | | 色淡不泽而纤细 | 虚证（气血不足） |

# 练习题

## 一、填空题

1. 精亏神衰而失神的表现为精神__________，两目__________，面色__________，动作__________。

2. 假神提示脏腑精气极度衰竭，正气欲脱，__________，__________，阴阳即将离决，属病危。

3. 正常面色的特点是________，________；病色的特点是__________，__________。

4. 病人面色苍白，多属__________或__________。久病重病面色苍白，却时而泛红如妆、游移不定者，属__________。

5. 体胖食少，肉松皮缓，神疲乏力者，多属__________，是________、__________的表现，易患__________、__________等病。

6. 根据五轮学说，瞳仁属__________，称为__________轮；黑睛属__________，称为__________轮。

7. 一般来说，凡动静姿态表现为____________、____________、____________、____________，多属阳证、热证、实证；凡动静姿态表现为____________、____________、____________、____________，多属阴证、寒证、虚证。

8. 瞳孔缩小，多为____________，亦可见于____________；瞳孔散大，多属____________。

9. 耳轮淡白，多为____________；耳轮干枯焦黑，多为____________。

10. 望神时尤应重点观察____________、____________、____________和____________四个方面。

11. 失神的呼吸表现为____________或____________。

12. 面部的颜色属____________，属____________；面部光泽属____________，属____________。

13. 面部的皮肤颜色可反映疾病的不同____________和不同____________的疾病。

14. 面色可分为____________色和____________色两大类。

15. 常色可分为____________色和____________色；病色可分为____________色和____________色。

16. 人的____________色、____________色一生基本不变者称为主色。

17. 面部色白，常见主病有____________、____________、____________、____________。

18. 面部色黄，常见主病有____________、____________。

19. 面部色赤，常见主病有____________，亦可见于____________证。

20. 面部色青，常见主病有____________、____________、____________、____________和惊风。

21. 面部色黑，常见主病有____________、____________、____________、____________。

22. 面色黄而晦暗烟熏者属____________，为____________所致。

23. 面色黄而鲜明如橘皮色者属____________，为____________所致。

24. 体质强壮的表现为____________，____________，____________，____________，____________。

25. 望排出物包括望____________、望____________、望____________和望____________等。

26. 大便清稀如水样，多属____________泄泻，为外感寒湿或____________所致。

## 二、名词解释

1. 常色 2. 主色 3. 客色 4. 善色 5. 恶色

## 三、单项选择题

1. 下列不是得神的表现的是（ ）。

A. 目光精彩 B. 神志清楚 C. 颧赤如妆
D. 形丰色荣 E. 呼吸调匀

2. “望色十法”中的“抟”是指（ ）。

A. 面色沉隐 B. 面色浊暗 C. 面色壅滞
D. 面色浅淡 E. 面色枯槁

3. 小儿耳背有红络，耳根发凉，多属（ ）。

A. 气血亏虚 B. 肾精亏损 C. 出麻疹先兆
D. 肾气不足 E. 肝胆湿热

4. 血瘀病人唇色多属（ ）。

A. 淡白 B. 樱桃红 C. 深红
D. 青紫 E. 青黑

5. 头发色黄干枯，稀疏易落，多属（ ）。

A. 精血不足 B. 血虚受风 C. 疳积病
D. 肾虚或血热 E. 因禀赋不足所致

6. 痰白滑量多，易于咯出者，多属（ ）。

A. 寒痰 B. 热痰 C. 湿痰
D. 燥痰 E. 肺痈

7. 呕吐清水痰涎者，多属（ ）。

A. 寒呕 B. 热呕 C. 伤食
D. 痰饮 E. 肝胆湿热

8. 望小儿指纹诊法始见于（ ）。

A. 钱乙的《小儿药证直诀》 B. 王超的《水镜图诀》
C. 陈复正的《幼幼集成》 D. 汪宏的《望诊遵纪》
E. 林之翰的《四诊抉微》

9. 小儿指纹透于气关，多属（ ）。

A. 正常表现 B. 邪气入络邪浅病轻 C. 邪气入经邪深病重
D. 邪气深入脏腑病情严重 E. 病情凶险预后不良

10. 小儿指纹色鲜红浮露者，多属（ ）。

A. 外感表证 B. 外感表热 C. 里实热证
D. 血络闭郁 E. 脾虚疳积

11. 小儿指纹色深暗滞者，多属（　）。

A. 表证　B. 里证　C. 虚证

D. 实证　E. 寒证

12. 瘀血证时，面部颜色可见（　）。

A. 青色、赤色　B. 黑色、青色　C. 赤色、白色

D. 赤色、黑色　E. 黄色、黑色

13. 水湿内停时，面部颜色可见（　）。

A. 青色、赤色　B. 黑色、青色　C. 赤色、白色

D. 赤色、黑色　E. 黄色、黑色

14. 疼痛时，面部颜色可见（　）。

A. 青色、赤色　B. 黑色、青色　C. 赤色、白色

D. 赤色、黑色　E. 黄色、黑色

15. 痰结于肢体多见于（　）。

A. 梅核气　B. 瘿瘤　C. 发颐

D. 痰核　E. 瘰疬

16. 痰气交阻于咽喉多见于（　）。

A. 梅核气　B. 瘿瘤　C. 发颐

D. 痰核　E. 瘰疬

17. 面色淡白而瘦弱是（　）。

A. 阳气不足　B. 营血亏虚　C. 阳气暴脱

D. 脾胃气虚　E. 虚阳上越

18. 面色淡白而虚浮是（　）。

A. 阳气不足　B. 营血亏虚　C. 阳气暴脱

D. 脾胃气虚　E. 虚阳上越

19. 面色苍白是（　）。

A. 阳气不足　B. 营血亏虚　C. 阳气暴脱

D. 脾胃气虚　E. 虚阳上越

20. 肝风内动可见（　）。

A. 横目斜视　B. 目睛微定　C. 双睑下垂

D. 瞳仁散大　E. 昏睡露睛

21. 小儿慢脾风可见（　）。

A. 横目斜视　B. 目睛微定　C. 双睑下垂

D. 瞳仁散大　E. 昏睡露睛

22. 脏腑精气衰竭，病危笃可见（　）。
A. 横目斜视　B. 目睛微定　C. 双睑下垂
D. 瞳仁散大　E. 昏睡露睛
23. 假神可见（　）。
A. 精神突然好转　B. 除中　C. 二者均可
D. 二者均不可
24. 下列哪项不是失神的表现（　）。
A. 目无神采　B. 形羸色败　C. 呼吸微弱
D. 神志不清　E. 壮热面赤
25. 失神的病人，本不能食，突然能食，此为（　）。
A. 神志异常　B. 无神　C. 少神
D. 假神　E. 得神
26. 下列属于神气不足的表现的是（　）。
A. 精神不振　B. 两目晦暗　C. 面色无华
D. 形体羸瘦　E. 动作迟缓
27. 下列不是邪盛神乱的失神表现的是（　）。
A. 壮热烦躁　B. 神昏谵语　C. 呼吸气微
D. 两手握固　E. 牙关紧闭
28. 假神最主要的病理机制是（　）。
A. 气血不足，精津亏损　B. 机体阴阳失调　C. 脏腑虚衰，功能低下
D. 精气衰竭，阴不敛阳，虚阳外越　E. 阴盛于内，格阳于外
29. 病人表情淡漠痴呆，喃喃自语，哭笑无常，其病机是（　）。
A. 气郁化火，痰火扰心　B. 阳明热盛，扰乱神明　C. 肝风挟痰，蒙蔽清窍
D. 痰气郁结，蒙蔽心神　E. 温病热入心包
30. 病人突然昏倒，口吐涎沫，四肢抽搐，醒后如常，可见于（　）。
A. 狂病　B. 痫病　C. 癫病
D. 脏躁　E. 以上都不是
31. 在《灵枢·五色》中，“藩”是指（　）。
A. 前额　B. 眉间　C. 下颏
D. 耳门　E. 颊侧
32. 脾胃气虚病人多见（　）。
A. 面色萎黄　B. 面黄虚浮　C. 面目一身俱黄
D. 面色青黄　E. 以上都不是

33. 病人但坐不得卧，卧则气逆，多属（　）。

A. 气血大虚　　B. 肺虚少气　　C. 脱血夺气

D. 肾不纳气　　E. 以上都不是

34. 两目白睛是五轮学说之（　）。

A. 水轮　　B. 风轮　　C. 气轮

D. 肉轮　　E. 血轮

35. 牙龈红肿而痛，多属（　）。

A. 阴虚火旺　　B. 肝火上炎　　C. 肺经有热

D. 脾经火热　　E. 胃火上攻

36. 阴囊肿而不痒不痛，是（　）。

A. 阴肿　　B. 山疝　　C. 狐疝

D. 阴挺　　E. 阴疝

37. 白痦的出现，是因（　）。

A. 气分热盛　　B. 湿热郁表汗出不彻　　C. 风湿热邪留于肌表

D. 湿热火毒内蕴　　E. 风热之毒郁于肌肤

38. 疮疡漫肿无头，部位较深，皮色不变，不热少疼者为（　）。

A. 痈　　B. 疔　　C. 疽

D. 疖　　E. 风疹

39. 小儿囟门突起，多属（　）。

A. 温病火邪上攻，脑脊水有病　　B. 吐泻伤津，或气血不足

C. 肾气不足，发育不良　　D. 肾阴不足，虚火上炎

E. 以上都不是

40. 小儿囟门迟闭，多属（　）。

A. 温热之邪上攻　　B. 吐泻伤津　　C. 气血不足

D. 肾气不足，发育不良　E. 肾阴不足，虚火上炎

41. 眼窝凹陷，多属（　）。

A. 水肿病　　B. 伤津液或气血不足　　C. 肝胆火炽

D. 脾胃虚衰　　E. 肾精耗竭

42. 颈侧颌下肿块如豆，累累如串珠，称（　）。

A. 瘰疬　　B. 瘿瘤　　C. 痰核

D. 发颐　　E. 梅核气

43. 在《灵枢·五色》中，鼻柱候是（　）。

A. 肺　　B. 心　　C. 脾

D. 肝　　E. 肾

44. 在《素问·刺热篇》中，右颊候是（　）。
A. 心　B. 肝　C. 肺
D. 脾　E. 肾

45. 阳气暴脱病人多见（　）。
A. 面色淡白无华　B. 面色㿠白　C. 面白虚浮
D. 面色苍白　E. 面色青黑

46. 以下不是面色发黑所属病证的是（　）。
A. 水饮　B. 痰湿　C. 肾虚
D. 寒证　E. 血瘀

47. 以下不是面色发青所属病证的是（　）。
A. 痛证　B. 寒证　C. 惊风
D. 血瘀　E. 痰饮

48. 午后颧红属于（　）。
A. 阴虚内热　B. 阳明实热　C. 外感风热
D. 真寒假热　E. 虚阳上越

49. “望色十法”中，面色由夭转泽，说明（　）。
A. 病邪自里出表　B. 病由阴转阳　C. 病由实转虚
D. 病虽久而邪将解　E. 病由重转轻

50. 下列属形盛气虚的表现的是（　）。
A. 体胖能食，肌肉坚实　B. 体胖食少，神疲乏力
C. 形瘦能食，舌红苔黄　D. 形瘦颧红，皮肤干焦
E. 卧床不起，骨瘦如柴

51. 患者手足软弱无力，行动不灵而无痛是（　）。
A. 痹证　B. 痿证　C. 中风后遗症
D. 瘫痪　E. 痫证

52. 失神可见（　）。
A. 精神突然好转　B. 除中　C. 二者均可
D. 二者均不可

53. 面色黄的主病是（　）。
A. 虚证湿证　B. 里证热证　C. 二者均是
D. 二者均非

54. 成年人突然大片脱发的原因是（　）。
A. 血虚受风　B. 血分热甚　C. 二者均是
D. 二者均非

55. 青壮年头发稀疏易落的原因是（　）。

A. 血虚受风　　B. 血分热甚　　C. 二者均是

D. 二者均非

56. 肾不纳气时可见（　）。

A. 桶状胸　　B. 鸡胸　　C. 二者均是

D. 二者均非

57. 痰饮久停胸肺可见（　）。

A. 桶状胸　　B. 鸡胸　　C. 二者均是

D. 二者均非

58. 五色分属五脏，则黑色属（　）。

A. 肝　　B. 脾　　C. 肾

D. 肺　　E. 心

59. 望神重点观察内容不包括（　）。

A. 两目　　B. 神情　　C. 呼吸

D. 气色　　E. 体态

60. 下列为假神的表现的是（　）。

A. 语言失伦　　B. 两颧潮红　　C. 反应迟钝

D. 表情淡漠　　E. 突然能食

61. 面色随四季时令不同而微有变化，夏天的面色相应为（　）。

A. 稍白　　B. 稍赤　　C. 稍青

D. 稍黄　　E. 稍黑

62. 下列面色变化错误的是（　）。

A. 春季可稍青　　B. 长夏可稍黄　　C. 秋季可稍白

D. 热可稍赤　　E. 天寒可稍黑

63. 面色㿠白虚浮，多属于（　）。

A. 气虚　　B. 血虚　　C. 肺胃虚寒

D. 阳虚水泛　　E. 阳气暴脱

64. 面色通红者多属于（　）。

A. 邪热亢盛　　B. 虚阳上越　　C. 真寒假热

D. 阴虚火旺　　E. 阴虚阳亢

65. 面色苍白，泛红如妆是（　）。

A. 湿热证　　B. 实热证　　C. 戴阳证

D. 阳虚证　　E. 阳气暴脱

66. 两颧潮红者多属于（　）。
A. 邪热亢盛　B. 湿温潮热　C. 阴虚火旺
D. 心火亢盛　E. 肝胆火盛

67. 下列不属望衰惫姿态内容的是（　）。
A. 头倾视深　B. 背曲肩垂　C. 转摇不能
D. 坐不得卧　E. 行则偻俯

68. 目部五脏分属中的肉轮是指（　）。
A. 目眦　B. 白睛　C. 黑睛
D. 眼睑　E. 瞳仁

69. 目部五脏分属中的水轮是指（　）。
A. 目眦　B. 白睛　C. 黑睛
D. 眼睑　E. 瞳仁

70. 瞳孔缩小可见于（　）。
A. 颅脑外伤　B. 药物中毒　C. 慢脾风
D. 五风内障　E. 中风病

71. 患部形小而圆，红肿热痛不甚，出脓即愈，症状轻微者为（　）。
A. 痈　B. 疽　C. 疔
D. 疖　E. 痔

72. 下列何项与痈无关（　）。
A. 红肿高大　B. 根盘紧束　C. 皮肤焮热
D. 剧烈疼痛　E. 脓成难溃

73. 小儿指纹鲜红主（　）。
A. 里热　B. 惊风　C. 疼痛
D. 表证　E. 虚证

**四、多项选择题**

1. 望神的主要内容有（　）。
A. 精神意识　B. 面色眼神　C. 语言呼吸
D. 舌象脉象　E. 形体动态

2. 赤色的主病包括（　）。
A. 虚寒证　B. 实热证　C. 戴阳证
D. 实寒证　E. 虚热证

3. 黄色的主病包括（　）。
A. 夺气　B. 阳虚　C. 脾虚
D. 湿蕴　E. 阴虚

4. 面呈青色的病证有（ ）。

A. 真心痛　　B. 阴寒腹痛　　C. 寒湿带下

D. 虚热证　　E. 小儿惊风

5. 黑色的主病包括（ ）。

A. 寒证　　B. 肾虚　　C. 水饮

D. 脾虚　　E. 血瘀

6. 影响面部色泽的因素有（ ）。

A. 运动　　B. 水土　　C. 情绪

D. 气候　　E. 昼夜

7. 望动静姿态的要点有（ ）。

A. 动静　　B. 强弱　　C. 俯仰

D. 屈伸　　E. 坐卧

8. 分泌物包括（ ）。

A. 泪　　B. 涕　　C. 唾

D. 涎　　E. 便

9. 吐血鲜红或紫暗有块，夹有食物残渣者，多属（ ）。

A. 胃有积热　　B. 寒邪犯胃　　C. 肝火犯胃

D. 胃腑血瘀　　E. 胃阳不足

10. 便血多见于（ ）。

A. 肠风下血　　B. 脱肛　　C. 痢疾

D. 痔疮　　E. 肛裂

11. 身体强壮的特征是（ ）。

A. 骨骼粗壮　　B. 胸廓宽厚　　C. 面赤颧红

D. 皮肤润泽　　E. 肌肉充实

12. 病人面现黄色，多由于（ ）。

A. 脾虚　　B. 气血不足　　C. 阳虚水寒

D. 湿邪内蕴　　E. 气滞血瘀

13. 眼眶周围色黑是因为（ ）。

A. 瘀血　　B. 肾虚　　C. 水饮

D. 痛证　　E. 寒湿带下

14. 囟陷多因（ ）。

A. 气血虚衰　　B. 外感湿热　　C. 吐泻伤津

D. 外感风热　　E. 温病火邪

15. 小儿指纹色青主病是（　）。

A. 外感表证　B. 惊风　C. 血络闭阻

D. 疼痛　E. 里热

16. 少神患者可见（　）。

A. 倦怠乏力　B. 动作迟缓　C. 精神萎靡

D. 健忘嗜睡　E. 神识不清

17. 胬肉攀睛的病机是（　）。

A. 心肺风热　B. 脾胃湿热　C. 阴虚火旺

D. 血虚受风　E. 肝胆湿热

18. 小儿惊风的面色表现是（　）。

A. 鼻柱色青　B. 口周色青　C. 额头色青

D. 右颊色青　E. 印堂色青

19. 神乱的临床表现有（　）。

A. 焦虑恐惧　B. 淡漠痴呆　C. 猝然昏倒

D. 狂躁不安　E. 撮空理线

**五、判断题**

1. 精气充足时，即使有病亦多轻浅薄。（　）
2. 得神仅见于正常人。（　）
3. 失神可见于邪实患者。（　）
4. 回光返照常用来比喻失神。（　）
5. 对于判断病情轻重和预后，气与色相比较而言，色更为重要。（　）
6. 面部颜色只能反映疾病的不同性质。（　）
7. 黄种人的正常面色是红黄隐隐，明润含蓄。（　）
8. 常人面色可因体质禀赋、季节、气候不同而有差异。（　）
9. 面色随情绪变化、激烈运动等而发生变化，不属病色。（　）
10. 排泄物包括大便、小便、月经、痰液等。（　）

**六、问答题**

1. 神气不足与精亏神衰所致失神有何不同？
2. 邪盛神乱所致失神的主要表现有哪些？
3. 何谓“神形合参”？
4. 阴脏人、阳脏人的表现和临床特点如何？
5. 试述“口形六态”的六种表现及其临床意义。

# 第三章　舌　诊

【学习要点】

1. 掌握舌诊的方法、正常舌象的表现、异常舌象的表现及其一般临床意义。能够识别临床常见舌象。

2. 熟悉舌的结构、舌诊原理。

3. 了解舌诊的研究进展。

【基本概念】

舌诊是通过观察病人的舌质和舌苔的变化来诊察疾病的方法，是望诊的重要内容，是中医诊法的特点之一。

## 第一节　舌诊概说

### 一、舌诊的原理

（一）舌的组织结构与舌象形成的联系

舌是由横纹肌组成的肌性器官，附着于口腔底部、下颌骨、舌骨，上面称舌背，下面称舌底。

舌面覆盖一层半透明的黏膜，黏膜皱折成许多细小乳头状突起，称为舌乳头。根据乳头形态不同，分为丝状乳头、蕈状乳头、轮廓乳头和叶状乳头四种。丝状乳头和蕈状乳头与舌象形成有着密切联系。轮廓乳头和叶状乳头与味觉有关。

丝状乳头形如圆锥状乳白色的软刺，高约 0.5 ~ 2.5mm，呈角化树状。脱落细胞、食物残渣、细菌、黏液等填充其间隙，形成白色苔状物，称为舌苔。蕈状乳头数目较少，多见于舌尖，散在于丝状乳头之间，其固有膜中血管丰富，故乳头呈红色，肉眼呈红色小点。蕈状乳头的形态及色泽改变是舌质变化的主要因素。

中医认为，舌苔乃胃气熏蒸所形成。

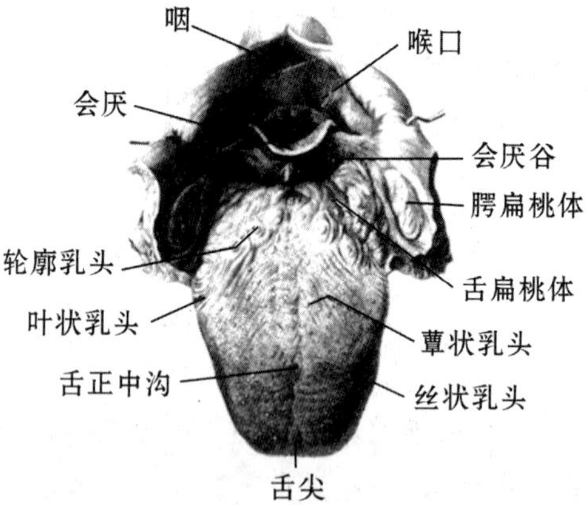


（二）脏腑经络与舌象形成的关系

1. 舌与脏腑经络有着密切的联系

| | | |
|---|---|---|
| 心 | 舌为心之苗 | 舌色反映“心主血脉”功能 |
| | 手少阴心经之别系于舌本 | 舌体运动、语言、味觉反映“心藏神”功能 |
| 脾 | 舌为脾之外候 | 舌苔有赖胃气上潮 |
| | 足太阴脾经连舌本，散舌下 | 舌体有赖气血充养 |
| 肾 | 藏精，足少阴肾经挟舌本 | |
| 肝 | 藏血主筋，足厥阴肝经络于舌本 | |
| 肺 | 手太阴肺经上达咽喉，与舌根相连 | |

舌象与脏腑关系密切，故一旦脏腑发生病变，舌象也会出现相应的变化，所以观察舌象的变化，可以测知内在脏腑的病变。舌质候五脏病变为主，侧重于血分；舌苔候六腑病变为主，侧重于气分。

2. 舌诊脏腑部位分属（见右图）

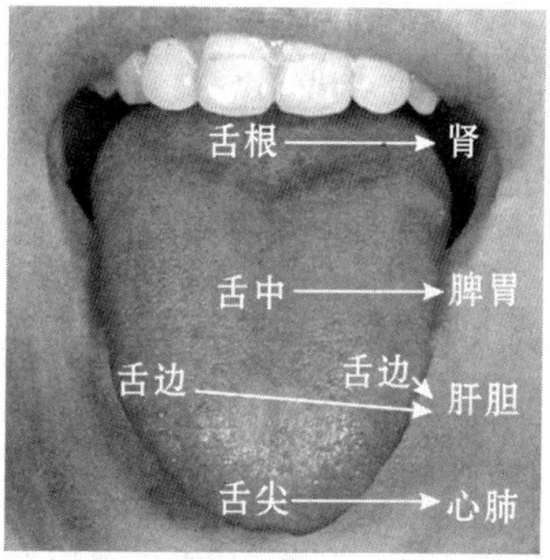


舌尖：上焦心肺

舌中：中焦脾胃

舌根：下焦肾

舌边：肝胆

（三）舌象与气血津液关系密切

舌为血脉丰富的肌性组织，有赖于气血的濡养和津液的滋润。舌质、舌色与气血盈亏及运动有关；舌苔、舌体润燥与津液多少有关。所以通过观察舌体的色泽、润燥，可判断气血和津液的盈亏及病邪性质的寒热。

## 二、舌诊的方法和注意事项

（一）舌的体位和伸舌姿态

一般要求患者取正坐姿势，要尽量张开口，自然舒展地将舌伸出口外，充分暴露。

（二）诊舌方法

（1）先舌尖再舌中、舌边，后舌根。

（2）先看舌体的色质，再看舌苔。

（3）其他诊察方法：①刮舌验苔；②对味觉及语言（舌体运动）的观察。

（三）诊舌的注意事项

（1）注意光线影响。白天充足柔和的自然光线为佳。避免在有色光下诊舌。

（2）注意饮食或药物形成染苔的影响。若有染苔亦先漱口后再诊舌。

（3）注意口腔对舌象的影响。比如缺牙（苔厚）、镶牙（齿痕）、张口呼吸（苔厚、苔干）等。

（4）注意季节与时间的影响。正常舌象，往往随不同季节和不同时间而稍有变化。如夏季暑湿盛时，舌苔多厚，或有淡黄色；秋季燥气当令时，苔多薄而干；冬季严寒，舌常湿润。再如晨起舌苔多厚，白天进食后则舌苔变薄；刚刚起床，舌色可见暗滞，活动之后，往往变得红活。

## 三、舌诊的内容和正常舌象

（一）舌诊的内容

（1）舌质：指舌的本体，又称舌体，是舌的肌肉和脉络组织。

（2）舌苔：指舌面上苔状物，由脾胃之气蒸化胃中食浊产生。

| | |
|---|---|
| 舌质<br>（舌色、舌形、舌态、舌下络脉） | 判断脏腑虚实、气血盛衰，以候正气为主 |
| 舌苔<br>（苔质、苔色） | 反映邪气的性质、深浅、邪正消长，及胃气的有无 |

（二）正常舌象

| | | | | |
|---|---|---|---|---|
| 正常舌体 | 颜色 | 淡红鲜明 | 淡红舌 | 意义：<br>脏腑功能正常；<br>气血津液充盈；<br>胃气旺盛 |
| | 形质 | 润泽、大小适中 | | |
| | 动态 | 柔弱、活动灵活 | | |
| 正常舌苔 | 颜色 | 白 | 薄白苔 | |
| | 质地 | 薄，颗粒均匀，干湿适中 | | |

（三）舌象的生理变异

正常舌象受内外环境的影响可以产生生理性变异。其中尤与年龄因素、体质禀赋、性别、气候因素等有密切关系。

## 第二节　望舌体

### 一、舌色

正常舌色：淡红而润泽

（一）淡红舌

（1）特征：舌色淡红润泽、白中透红。

（2）意义：为气血调和之象，常见于正常人。病中见之多属病轻（外感病初起，病情轻浅；或内伤杂病而病轻）。

（二）淡白舌

（1）特征：①淡白舌——舌色浅淡，白色偏多，红色偏少；
②枯白舌——舌色白，全无血色。

（2）意义：淡白舌主气血两虚、阳虚。枯白舌主脱血夺气。

①气血两虚——淡白舌，舌质消瘦；

②阳虚证——淡白舌，舌质娇嫩；

③脱血夺气——枯白舌，无华。

（三）红舌

（1）特征：红舌——舌色较正常舌色红，甚至呈鲜红色。

（2）意义：主热证——实热、阴虚（虚热）。

①舌稍红或舌边尖红——外感表热证初起；

②舌尖红赤破碎——心火上炎；

③舌边红赤——肝经热盛；

④舌体小，鲜红少苔，或有裂纹，或光红无苔——虚热证。

（四）绛舌

（1）特征：绛舌——舌体较红舌更深，或略带暗红色。

（2）意义：主里热亢盛、阴虚火旺。

①舌红绛有苔——实热；

②舌红绛少苔或无苔——虚热（阴虚火旺，或热病耗阴）；

③舌上有出血点——邪热迫血妄行。

（五）青紫舌

（1）特征：全舌青色或紫色，或局部出现青紫斑点。

①淡紫舌——舌淡泛青紫；

②紫红、紫绛舌——红绛舌泛青紫；

③瘀斑（点）舌——舌上青紫，伴瘀斑瘀点。

（2）意义：主血行不畅（阴寒内盛、热毒炽盛、气滞或气虚以及暴力外伤）。

①全舌青紫——全身血瘀；

②舌面紫色斑点——瘀阻局部；

③淡红泛青紫舌——肺气瘀滞、肝郁血瘀，或气虚血瘀，或者先天性心脏病（心阳虚脱）、食（药）物中毒；

④淡白泛青紫或紫暗而湿润——阳虚阴盛、气血运行不畅；

⑤舌紫红或绛红，舌苔少而干——热毒炽盛、营阴受灼、气血不畅。

## 二、舌体的形质（舌形）

| 正常舌形：润泽、大小适中、无点刺、齿痕、裂纹 |
|---|

（一）荣、枯舌

（1）特征：

①荣舌——舌质滋润，红活鲜明；

②枯舌——舌质干枯，色泽晦暗。

（2）意义：判断正气盛衰。

①荣舌——津足、有神、正气充盈，病情较轻，预后较好；

②枯舌——津亏、无神、正气衰败，病情较重，预后较差。

（二）老、嫩舌

（1）特征：

①老舌——舌体苍老，纹理粗糙皱缩，舌色较暗；

②嫩舌——舌体娇嫩，纹理细腻，舌色浅淡。

（2）意义：判断疾病虚实。

①老舌——实证（正邪交蒸，壅滞于舌面）；

②嫩舌——虚证（气血不足；阳气亏虚；寒湿内生）。

（三）胖、瘦舌

（1）特征：

①胖大舌——舌体比正常人大而厚，伸舌满口；

②肿胀舌——舌体肿大满嘴，甚至不能闭口，不能缩回；

③瘦薄舌——舌体比正常人瘦小而薄。

（2）意义：

①胖大舌——多属津液输布失常，主水湿内停、痰湿热毒上泛。

A. 舌体胖大，舌色淡白——气虚、阳虚（脾肾阳虚、津液不布）；

B. 舌体胖大，而色红——里热（脾胃湿热、痰热内蕴）；

C. 舌肿胀，色红绛——心脾热盛，外感湿热；

D. 舌体不胖，伴齿痕，舌质娇嫩——气血两虚。

②瘦薄舌——多属舌失濡润，主气血两虚，阴虚火旺。

A. 瘦薄舌，伴舌色淡白——久病，气血两虚；

B. 瘦薄舌，伴舌色红绛，舌干少苔或无苔——阴虚火旺。

（四）点、刺舌

（1）特征：蕈状乳头肿胀或高突（舌面有高出的红点）。

①点——突出于舌面的红色或紫红色星点；

②点刺——舌乳头（蕈状乳头）突起如刺，摸之棘手的红色或黄黑色点刺。

（2）意义：主脏腑阳热亢盛，或血分热盛。

①脏腑阳热亢盛：

A. 舌尖生点刺——心火亢盛；

B. 舌中生点刺——胃肠热盛。

②血分热盛：

A. 点刺鲜红——血热；

B. 点刺绛紫——热盛气血壅滞。

（五）裂纹舌

（1）特征：舌面上出现裂纹、裂沟，沟裂中并无舌苔覆盖。

①无苔——病理；

②有苔——生理。

（2）意义：主热盛、阴虚（阴血、阴津不足）、脾虚湿浸。

①舌红绛而裂——热盛伤津，阴津耗损，阴虚；

②舌淡白而裂——血虚；

③舌淡白胖嫩，有齿痕而裂——脾虚湿侵。

（3）注意：若生来舌面上就有较浅的裂沟、裂纹，裂纹中一般有苔覆盖，且无不适感觉，称先天性舌裂，不属病态。应该与病理性的无苔裂纹舌加以鉴别。

（六）齿痕舌

（1）特征：舌体边缘有牙齿压迫的痕迹（多与胖大舌同见）。

（2）意义：主脾虚、水湿内盛证。

①舌淡胖而润，边有齿痕——寒湿壅盛、阳虚水停；

②舌淡红，边有齿痕——脾虚、气虚；

③舌红肿胀满口，舌有齿痕——湿热痰浊壅滞。

（3）注意：舌淡红娇嫩，舌体不大而边有轻微齿痕者，可为先天性齿痕舌，病中见之示病情较轻，多见于小儿或气血不足者。另外，镶牙或缺齿者亦可见齿痕舌，不属病态。

## 三、舌体的动态（舌态）

| 正常舌态：舌体柔软，活动灵活，收缩自如 |
|---|

（一）痿软

（1）特征：舌体软弱无力，不能随便收缩自如，言语困难。

（2）意义：多见于伤阴、气血两虚。

①舌痿软，舌色红绛少苔——伤阴（热病伤阴；阴虚火旺）；

②舌痿软，舌色枯白无华——气血两虚；

③舌红干而渐痿者——肝肾阴虚。

（二）强硬

（1）特征：舌体失其柔和，活动不灵，语言蹇涩。

（2）意义：多热入心包；高热伤津；风痰阻络。

①舌强硬，舌红绛少津，苔黄——热盛；

②舌强硬，舌苔厚腻——风痰阻络；

③舌强硬，伴语言蹇涩，偏瘫眩晕——中风。

（三）歪斜

（1）特征：舌体偏向一侧，或左或右。常前半部歪斜明显。

（2）意义：多见于中风、喑痱，或中风先兆。

①多肝风夹痰，或痰瘀阻络之中风；

②喑痱："舌喑不能言，足废不能用"，为中风后遗症之一；

③中风先兆。

（四）颤动

（1）特征：舌体不自主震颤、抖动。

（2）意义：为肝风内动（动风）征象。可因热盛、阳亢、阴虚、血虚等所致。

①舌淡白而颤动——血虚动风；
②舌绛紫而颤动——热盛动风；
③舌红少津、少苔而颤动——阴虚动风、肝阳化风；
④酒毒内蕴亦可见舌体颤动。
（五）吐弄
（1）特征：
①吐舌——舌伸于口外，慢慢收回。
②弄舌——伸舌即回缩，如舌舐，或反复舐口唇四周，掉动不宁。
（2）意义：一般都属于心脾有热，亦见于先天愚型儿。
①吐舌——心脾有热（疫毒攻心）；心气已绝（病危）。
②弄舌——热盛动风先兆。
（六）短缩
（1）特征：舌体卷缩、紧缩，不能伸长，严重者舌不抵齿。多与痿软舌并见。
（2）意义：多为病情危重征象。
①舌短缩，色淡或青紫而润——寒凝筋脉，气血虚衰；
②舌短缩，色红绛而干——热病伤津太甚；
③舌短而胖大——风痰阻络。
（3）注意：先天性舌系带过短，亦可出现舌短缩，无重病之象，不属病态。应与短缩舌鉴别。

## 四、舌下络脉

（1）正常：舌系带两侧纵行大络脉，管径 $<2.7$mm，长度不超过舌下肉埠至舌尖的五分之三，络脉颜色为淡紫色。
（2）异常：
①舌下络脉细而短，色淡红——气血不足；
②舌下络脉怒张，可见瘀斑瘀点——血瘀。
（3）注意：舌下络脉变化有时早于舌色变化，因此，舌下络脉是分析气血运行的重要依据。

# 第三节　望舌苔

## 一、苔质

正常苔质：薄，颗粒均匀，干湿适中

（一）薄苔、厚苔

（1）特征：

①薄苔——透过舌苔能隐隐见到舌体（见底苔）。

②厚苔——透过舌苔不能见到舌体（不见底苔）。

（2）意义：反映邪正盛衰及邪气深浅。

①薄苔——表证初起，病情轻浅，或内伤病轻未伤胃气。

②厚苔——里证（内有宿食、痰浊），病情较重。

（3）转化意义：

①由薄渐转厚——邪气由浅入深，由轻到重，病进。

②由厚渐转薄——正气胜邪，病退。

③由薄突然增厚——邪气极盛，迅速入里。

④由厚骤然消退——正不胜邪，或胃气暴绝。

（二）润苔、燥苔

（1）特征：

①润苔——舌苔干湿适中，不滑不燥。

②滑苔——舌面水分过多，伸舌欲滴，扪之湿而滑。

③燥苔——舌苔干燥，扪之无津，甚则舌苔干裂。

④糙苔——苔质粗糙，扪之碍手。

（2）意义：主要反映体内津液盈亏和输布情况。

①润苔——正常；或有病而津液未伤（如风寒、湿浊、食积、瘀血等）。

②滑苔——水湿内聚，主痰饮、寒湿（或阳虚寒湿、痰饮内生）。

③燥苔——主津液已伤（如高热、大汗、吐泻后，或过服温燥药物）；或津液不能上承（如痰饮、瘀血阻遏阳气）。

④糙苔——（燥苔进一步发展而来）热盛伤津之重证。

（3）转化意义：

①由润变燥——热盛津伤，或津失输布。

②由燥变润——热退津复，或饮邪始化。

（三）腻苔、腐苔

（1）特征：

①腻苔——苔质颗粒细腻致密，揩之不去，刮之不易脱落。

②腐苔——苔质颗粒较粗大，根底松浮，揩之易去，或成片脱落，舌底光滑。

（2）意义：主要测知阳气与湿浊的消长。皆主痰浊、食积。

①腻苔——主湿浊、痰饮、食积，阳气被遏。（痰饮、湿浊、寒湿见白腻而滑苔；痰热、湿热、暑湿见黄腻而厚苔。脾胃湿热见舌苔黏腻而厚；食积或脾虚湿困见薄腻苔。）

②腐苔——主食积胃肠，或痰浊内蕴（阳热有余，胃浊上犯）。脓腐苔见内痈或邪毒内结。

（四）剥（落）苔

（1）特征：

①剥苔——舌苔全部或部分剥落，剥落处舌面光滑无苔。

②类剥苔——舌苔剥落处，舌面不光滑，仍有新生舌苔颗粒或乳头可见。

（2）意义：主虚证——胃气匮乏、胃阴枯涸或气阴两虚。

①舌红苔剥——阴虚。

②舌淡苔剥，类剥苔——血虚；气血两虚。

③镜面舌（舌面光洁如镜，光滑无苔），舌红——胃阴枯涸。

④镜面舌，舌色㿠白如镜——营血大亏，阳气将脱（病危）。

⑤地图舌（舌苔不规则地大片脱落，边缘厚苔界限清楚，形似地图）——胃气阴不足。

⑥苔部分剥脱，伴腻、滑苔——正气已虚，湿浊之邪未化。

（3）舌苔有无、消长、剥落转化意义：

①从全到剥——胃气阴不足，正气渐衰。

②剥后复生薄白苔——邪去正盛，胃气渐复。

（4）注意：先天性剥苔是生来就有的剥苔，其部位常在中央人字沟之前，呈菱形，多因先天发育不良所致。应与病理性剥苔鉴别。

（五）偏苔、全苔

（1）特点：

①全苔——舌苔遍布舌面。

②偏苔——舌苔仅布于某一局部。

（2）意义：

①全苔主邪气弥散，多为湿痰阻滞。

②偏苔为邪气积聚于某一脏腑。

A. 偏外苔（舌尖为外），是邪气入里未深，而胃气却先伤。

B. 偏内苔（舌根为内），是表邪虽减，胃滞依然。

C. 若中根部少苔，是胃阳不能上蒸，肾阴不能上濡，阴精气血皆伤。

D. 若只中根部有苔，也见于素有痰饮，或胃肠积滞。

E. 舌苔偏于左右一侧，为邪在半表半里，或肝胆湿热等。

（六）真苔、假苔

（1）特点：

①真苔——舌苔紧贴舌面，不易刮去。（有根苔）

②假苔——舌苔不紧贴舌面，苔易刮脱，刮苔后无垢，见舌质光洁。（无根苔）

（2）意义：辨别疾病的轻重、预后。

①真苔——有胃气：

A. 病之初中期，见真苔且厚——胃气壅实，病深较重。

B. 久病见真苔——胃气尚存。

②假苔——胃气匮乏：

A. 新病见假苔——邪气渐聚，病情较轻。

B. 久病见假苔——胃气匮乏，病情危重。

（3）注意：

①清晨舌苔满布，饮食后苔即退去，虽属假苔，并非无根，此为无病。若退后苔少或无苔，则是里虚。

②有苔有色，刮之则去，病轻浅；若揩之即去，病更轻浅。

③厚苔一片而无根，其下不能续生新苔，是原有胃气，其后胃气虚乏，不能上潮。多由过服凉药伤阳，或过服热药伤阴所致。

## 二、苔色

| 正常苔色：（薄）白 |
| --- |

（一）白苔

（1）特征：

①薄白苔——苔白色而薄，透过舌苔可见到舌体。（表寒）

②厚白苔——苔乳白、粉白色，舌体被舌苔遮盖。（里寒）

（2）意义：可为正常舌苔。病多主表证、寒证、湿证，亦可见热证。

| 苔白 | | 意义 |
|---|---|---|
| 薄 | 薄白而润 | 正常舌象；外感风寒表证初起；里证病轻；阳虚内寒 |
| | 薄白而干 | 外感风热表证 |
| | 薄白而滑 | 外感寒湿；脾肾阳虚，水湿内停 |
| 厚 | 白厚腻苔 | 湿浊、痰饮、食积 |
| | 白厚腻干苔 | 湿浊中阻，津不上承 |
| | 白如积粉苔 | 外感温热病，秽浊湿邪与热毒相结（瘟疫） |
| | 白而糙裂苔 | 燥热伤津，阴液亏损 |

（二）黄苔

（1）特征：

①淡黄苔——薄白苔上见浅黄色（微黄苔）（热轻）。

②深黄苔——苔黄而略深厚（正黄苔）（热重）。

③焦黄苔——正黄色中夹灰褐色苔（老黄苔）（热极）。

（2）意义：主热证、里证。

| 苔黄 | | 意义 |
|---|---|---|
| 舌质红或绛 | 苔黄 | 里热证：上焦热（舌尖黄）；胃肠热（舌中黄）；下焦热（舌根黄）；肝胆热（舌边黄） |
| | 薄黄苔 | 风热表证，或风寒化热入里 |
| | 黄白相兼 | 表里相兼 |
| | 苔黄腻 | （湿浊、痰饮、食积）化热 |
| | 苔黄黏腻 | 痰浊与邪热胶结 |
| | 苔黄干燥（黄糙苔） | 邪热伤津，燥结腑实 |
| | 苔黄干涩（黄瓣苔） | |
| | 苔焦黄 | |
| 舌质淡或白 | 苔淡黄而润滑多津（黄滑苔） | 阳虚寒湿，痰饮聚久化热 |
| | | 气血亏虚，感受湿热 |

（三）灰黑苔

（1）特征：灰黑苔——由白苔或黄苔转化而来。

（2）意义：主里热或里寒的重证（里热炽盛或阴寒内盛）。

白苔 → 灰苔而润滑——寒湿内停，湿浊内蕴
↓
白苔 → 黑苔而润滑——阳虚寒盛，痰饮深伏

黄苔 → 灰苔而干燥——燥热伤津
↓
黄苔 → 黑苔而干燥——热极津涸

（3）注意：苔质的润燥是辨别灰黑苔寒热属性的重要指征。

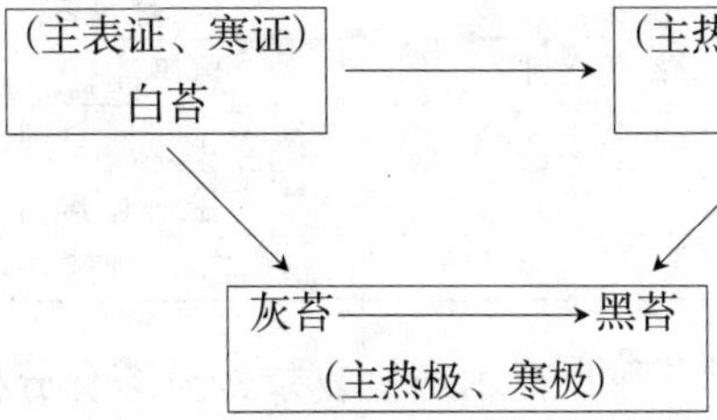


## 第四节　舌象分析要点及舌诊意义

### 一、舌象分析的要点

（一）察舌的神气和胃气

（1）神气（有神）：（舌色、舌体运动）

①舌色红活鲜明，舌质滋润，舌体活动自如——有神。

②舌色晦暗枯涩，活动不灵便——无神。

③注意："红活"与否是辨证要点——"色者，神之旗也"。

（2）胃气（有胃、有根）：

①有根苔——有胃气。

②无根苔——无胃气（胃气衰败）。

（3）意义：

①有神、有胃、有根——正气未衰，病情较轻；或病情虽重，预后良好。

②无神、无胃、无根——正气已衰，病情较重；或不易恢复，预后较差。

（二）舌体和舌苔的综合分析

（1）舌苔和舌体单方面异常：提示病情单纯。

| 舌象单方面变化 | | 意义 |
|---|---|---|
| 淡红舌 | 苔质：干、厚、腻、滑、剥等变化 | 病邪性质、病程长短、病位浅深、病邪盛衰和消长，而正气未伤 |
| | 苔色：黄、灰、黑 | |
| 薄白苔 | 舌质：老嫩、胖瘦 | 脏腑功能强弱，或气血津液盈亏及运行畅滞，病邪损及营血程度 |
| | 舌色：红绛、淡白、青紫 | |

（2）舌苔和舌体变化一致：提示病机相同，所主病证一致，说明病情比较单纯。

| 舌质 | 舌苔 | 意义 |
|---|---|---|
| 舌红 | 苔黄而干燥 | 实热证 |
| 舌红绛 | 苔焦黄干燥 | 热极津伤 |
| 舌红瘦 | 少苔或无苔 | 阴虚证（虚热证） |
| 舌淡嫩 | 苔白润 | 虚寒证（阳虚证） |
| 舌青紫 | 苔白腻 | 气血瘀阻，痰湿内停 |

（3）舌苔和舌体变化不一致：提示病机复杂，应综合分析。

| 舌质 | 舌苔 | 意义 |
|---|---|---|
| 淡白舌 | 黄腻苔 | 平素脾胃虚寒，复感受湿热 |
| 舌红绛 | 苔白滑腻 | 外感热病，营分有热，而气分有湿 |
| | | 平素阴虚火旺，复感寒湿、痰浊、食积 |

（三）舌象的动态分析

舌象的动态变化反映疾病的变化，可以帮助了解疾病的进退、顺逆等病势。

| 舌象动态变化 | | 意义 |
|---|---|---|
| 外感 | 舌苔由薄变厚 | 邪气由表入里 |
| | 舌苔由白转黄 | 病邪化热 |
| | 舌色由淡红变红绛，舌苔由润变干燥 | 邪热充斥，气营两燔 |
| | 有苔到剥落，舌质红绛 | 热入营血，气阴两伤 |
| 内伤如中风 | 舌色淡红，苔薄白 | 病情较轻，预后较好 |
| | 舌色由淡红转红，转暗红、红绛、紫暗，舌苔黄腻或焦黑，或舌下络脉怒张 | 风痰化热，瘀血阻滞 |
| | 舌色由暗红、紫暗转淡红，舌苔渐化 | 病情趋于稳定 |

## 二、舌诊的临床意义

（一）判断正气的盛衰

| | | |
|---|---|---|
| 舌质：反映脏腑气血盛衰 | 色 | 红润——气血旺盛 |
| | | 淡白——气血不足 |
| | 形质 | 胖嫩——脾肾阳虚 |
| | | 瘦薄——阴血不足 |
| 舌苔：反映胃气的存亡 | 苔薄白而润——胃气旺盛 | |
| | 舌光而无苔——胃气不足，胃阴亏虚 | |

（二）区别病邪性质

| | |
|---|---|
| 舌质 | 紫暗有瘀斑瘀点——瘀血 |
| | 胖大——可见痰湿内停 |
| 舌苔 | 黄——热 |
| | 白——寒 |
| | 腐腻——多为痰饮、湿浊、食积 |

（三）辨别病位浅深

| | |
|---|---|
| 舌质 | 红舌（气分） |
| | 绛紫（血分） |
| 舌苔 | 薄苔（表） |
| | 厚苔（里） |
| | 薄白（表） |
| | 黄（里） |
| | 灰黑（极里） |

（四）推断病势进退

| | |
|---|---|
| 苔白——黄——灰黑：病邪由表入里，由寒化热 | 病进 |
| 苔润——燥：邪热加重，津液渐伤 | |
| 苔干——润：津液渐复 | 病退 |
| 苔厚腻——薄 | |

（五）估计病情预后

| | |
|---|---|
| 舌色红活（有神），舌面薄苔（有胃、有根），舌态正常 | 邪气未盛，正气未伤，预后良好 |
| 舌色晦暗（无神），舌苔剥落（无胃、无根），舌态异常 | 正气亏损，胃气衰败，预后不良 |

# 练习题

**一、填空题**

1．我国现存第一部舌诊专著是__________。

2．舌为__________之苗，又为__________之外候，而舌苔乃__________之所熏蒸。

3. 舌上有出血点，在外感病多为__________，行将吐血、发斑；在内伤病往往是__________。

4. 常见的病理舌态有舌体__________、__________、__________、__________、__________、__________等异常变化。

5. 舌诊以望诊为主，还可结合__________、__________和__________等方法进行全面观察。

6. 舌体红绛而有裂纹，舌苔焦黄干燥，多主__________。

7. 揩刮舌法可用于鉴别__________以及__________。

8. 小儿舌象多__________；老年人舌象多__________。

9. 舌诊的临床意义有__________、__________、__________、__________和__________。

10. 辨别胃气的存亡，主要依据舌苔__________。察舌的神气，尤以舌色__________为辨别要点。

**二、名词解释**

1. 荣枯舌 2. 嫩舌 3. 腻苔 4. 腐苔 5. 镜面舌

**三、单项选择题**

1. 舌诊脏腑分部，一般认为舌根属于（ ）。

A. 肝胆　B. 肾　C. 脾胃　D. 三焦　E. 心肺

2. 络于舌本的经脉是（ ）。

A. 手少阴经　B. 手太阴经　C. 足太阴经　D. 足少阴经　E. 足厥阴经

3. 观察舌苔以辨别病邪深浅，主要依据是（ ）。

A. 舌苔的有无　B. 舌苔的厚薄　C. 苔色的黄白　D. 舌苔的真假　E. 舌苔的润燥

4. 温病病人热入营血时，舌色应为（ ）。

A. 红舌　B. 绛舌　C. 紫舌　D. 青舌　E. 淡红舌

5. 腻苔的特征是（ ）。

A. 苔质疏松粗大而厚　B. 舌苔水滑　C. 苔质细腻致密　D. 苔质颗粒不清　E. 以上都不是

6. 舌绛少苔而津枯，属于（ ）。

A. 湿遏热伏　B. 邪热入营　C. 燥热内结　D. 瘀血内停　E. 阴虚火旺

7. 以下不属于病理舌态的是（ ）。

A. 肿胀　B. 痿软　C. 短缩

D. 歪斜　E. 强硬

8. 舌胖短缩，苔腻的主病是（ ）。

A. 痰湿内阻　B. 寒滞经脉　C. 水湿不化

D. 邪热亢盛　E. 肝风内动

9. 胃在舌分属部位是（ ）。

A. 舌尖　B. 舌中　C. 舌边

D. 舌底　E. 舌根

10. 胆在舌分属部位是（ ）。

A. 舌尖　B. 舌中　C. 舌边

D. 舌底　E. 舌根

11. 判断心肺的病变，可以观察（ ）。

A. 舌面　B. 舌尖　C. 舌边

D. 舌中　E. 舌根

12. 肾脏在舌上的分属部位是（ ）。

A. 舌面　B. 舌尖　C. 舌边

D. 舌中　E. 舌根

13. 下列不会染成灰黑苔的是（ ）。

A. 食酸梅　B. 食橄榄　C. 食豆浆

D. 长期吸烟　E. 长期服用抗生素

14. 下列不属于舌象的生理变异因素的是（ ）。

A. 情志　B. 年龄　C. 性别

D. 气候　E. 体质

15. 下列是观察舌体的内容的是（ ）。

A. 胖瘦　B. 厚薄　C. 腻腐

D. 有根　E. 苔色

16. 下述不属于舌体的形质的是（ ）。

A. 荣枯　B. 老嫩　C. 点刺

D. 裂纹　E. 强硬

17. 下述不是淡白舌的主病的是（ ）。

A. 血虚　B. 阳虚　C. 寒证

D. 阴虚　E. 气血两虚

18. 舌色较红，舌根深略带暗红色的为（　）。

A. 绛舌　B. 嫩红舌　C. 紫舌

D. 鲜红舌　E. 青舌

19. 舌色淡白可见于（　）。

A. 表寒证　B. 外感表证　C. 阴虚

D. 心火上炎　E. 阳虚

20. 下列不属于形成青紫舌的原因的是（　）。

A. 阴寒内盛　B. 痰饮内停　C. 肺失宣肃

D. 肝失疏泄　E. 气虚无力运血

21. 舌色红绛少苔而舌体痿软多属（　）。

A. 实热　B. 虚热　C. 里热

D. 湿热　E. 胃热

22. 下列是观察苔质的内容的是（　）。

A. 剥脱　B. 强硬　C. 短缩

D. 胖大　E. 嫩舌

23. 邪气渐盛的舌苔变化多为（　）。

A. 由厚变薄　B. 由润变燥　C. 由薄变厚

D. 由燥变润　E. 骤然减退

24. 外感秽浊不正之气，热毒内盛的舌象是（　）。

A. 白腻苔　B. 黄腻苔　C. 积粉苔

D. 腐苔　E. 灰黑苔

25. 舌体肿胀，青紫晦暗者是（　）。

A. 气血壅滞，将要发斑　B. 心脾有热　C. 邪热挟酒毒上攻

D. 中毒　E. 脾胃湿热与痰浊相搏

26. 紫舌的主病是（　）。

A. 气滞　B. 血瘀　C. 痰凝

D. 津亏　E. 中毒

27. 下列不属于望舌形内容的是（　）。

A. 荣枯　B. 老嫩　C. 裂纹

D. 齿痕　E. 歪斜

28. 以下舌象可见于正常人的是（　）。

A. 舌有芒刺　B. 舌体胖大娇嫩　C. 舌面光滑无苔

D. 舌有裂纹　E. 舌边齿痕，苔垢

29. 胃之气阴大伤者为（ ）。

A. 舌苔由白转黄　B. 舌苔由厚转薄　C. 舌苔由润转燥

D. 舌苔由薄转厚　E. 舌苔脱光

30. 邪气渐进者为（ ）。

A. 舌苔由白转黄　B. 舌苔由厚转薄　C. 舌苔由润转燥

D. 舌苔由薄转厚　E. 舌苔脱光

31. 正气渐复者为（ ）。

A. 舌苔由白转黄　B. 舌苔由厚转薄　C. 舌苔由润转燥

D. 舌苔由薄转厚　E. 舌苔脱光

32. 下列不属于望苔质的内容的是（ ）。

A. 厚苔　B. 薄苔　C. 黄苔

D. 润苔　E. 燥苔

33. 提示热盛已极津耗液损的舌象是（ ）。

A. 苔由润变燥　B. 苔由白变黄　C. 苔由燥变润

D. 苔黑而燥裂　E. 舌光红而无苔

34. 腻苔上罩一层白色或透明的稠厚黏液者为（ ）。

A. 腻苔　B. 滑腻苔　C. 黏腻苔

D. 燥腻苔　E. 垢腻苔

35. 镜面舌色红者多为（ ）。

A. 阴虚　B. 营血大亏　C. 气虚

D. 胃阴干涸　E. 血虚

36. 舌淡苔剥多为（ ）。

A. 阴虚　B. 血虚　C. 阳虚

D. 气滞　E. 寒证

37. 深黄苔又称（ ）。

A. 焦黄苔　B. 老黄苔　C. 正黄苔

D. 微黄苔　E. 淡黄苔

38. 下述可见于健康人的是（ ）。

A. 荣枯　B. 老嫩　C. 胖瘦

D. 点刺　E. 裂纹

39. 下列属于望舌态的内容的是（ ）。

A. 点刺　B. 红绛　C. 腻腐

D. 痿软　E. 胖大

## 四、多项选择题

1. 舌质淡白常见于（　）。
A. 虚寒证　B. 血虚证　C. 阴虚证
D. 阳虚证　E. 里热证

2. 无神舌象的表现是（　）。
A. 舌色淡白　B. 舌上少苔　C. 舌苔花剥
D. 舌干枯死板　E. 舌无光泽

3. 腻苔主病是（　）。
A. 湿浊　B. 痰饮　C. 食积
D. 湿热　E. 顽痰

4. 裂纹舌形成的病机是（　）。
A. 阴血亏虚　B. 热盛伤阴　C. 脾虚湿侵
D. 血虚不荣　E. 湿邪困阻

5. 红舌多见于（　）。
A. 阴虚证　B. 血热证　C. 阳虚证
D. 气虚证　E. 邪热亢盛证

6. 形成红绛舌的主要因素有（　）。
A. 邪热亢盛　B. 热入营血　C. 耗伤营阴
D. 阴虚水涸　E. 气血沸涌

7. 舌苔薄白而润，可见于（　）。
A. 正常舌象　B. 表证初起　C. 脾阳不振
D. 外感寒湿　E. 里证病轻

8. 里热证的舌苔多为（　）。
A. 灰苔　B. 黑苔　C. 黄苔
D. 淡黄苔　E. 微黄苔

9. 青紫舌尚可见于（　）。
A. 先天性心脏病　B. 药物中毒　C. 食物中毒
D. 长期吸烟　E. 体虚

10. 下述属于望舌动态的内容有（　）。
A. 裂纹舌　B. 胖大舌　C. 强硬舌
D. 颤动舌　E. 短缩舌

11. 痿软舌的主病是（　）。
A. 心脾热盛　B. 脾虚湿困　C. 气血两虚
D. 热灼津伤　E. 阴亏至极

12. 既主寒证又主热证的舌苔是（　）。

A. 白苔　B. 黄苔　C. 灰苔

D. 黑苔　E. 滑苔

13. 望舌的注意事项包括（　）。

A. 光线　B. 饮食　C. 药品

D. 年龄　E. 体征

14. 下述属于舌象的生理变异的有（　）。

A. 年龄　B. 药品　C. 体质

D. 性别　E. 情志

15. 下述属于正常舌象的是（　）。

A. 舌色淡红润泽　B. 舌苔细腻　C. 舌体大小适中

D. 苔面黏腻　E. 舌苔均匀薄白

16. 下述属于淡白舌的主病的有（　）。

A. 气虚　B. 血虚　C. 气血两虚

D. 阴虚　E. 实寒证

17. 形成红绛舌的主要因素有（　）。

A. 邪热亢盛，气血沸涌　B. 热入营血，耗伤营阴

C. 阴虚水涸，虚火上炎　D. 阴寒内盛，阳气受遏

E. 食物中毒

**五、判断题**

1. 在临床上观察舌象，一般先望舌尖，再望舌根，最后望舌中、舌边。（　）

2. 望舌体包括舌的颜色、形质和动态，以候脏腑虚实，气血盛衰。（　）

3. 较正常舌色红，呈鲜红色者，称为红舌。（　）

4. 舌体胖大多为气虚，舌胖大而色红者多为里热，舌体不胖而有齿痕，舌质嫩者多为阳虚。（　）

5. 全舌呈均匀青色或紫色，或在舌色中泛青紫色，均称为青舌。（　）

6. 老舌即枯舌。（　）

7. 舌体瘦薄，舌色淡白者，多见于久病气血两虚。（　）

8. 剥苔的范围大小，往往与气阴或气血亏损的程度有关，剥落部位有时与舌面脏腑分部相应。（　）

9. 舌色的变化主要有白苔、黄苔、黑苔三类。（　）

10. 淡黄苔为热轻，深黄苔为热极，焦黄苔为热重。（　）

11. 深黄苔又称老黄苔。（　）

六、问答题

1. 试述红绛舌的临床意义。
2. 青紫舌的临床意义及产生机理如何？
3. 舌苔厚薄变化的临床意义如何？
4. 举例说明白厚苔常见的四种类型及其临床意义。

# 第四章　闻　诊

**【学习要点】**

1. 掌握咳嗽、哮、喘、呃逆、嗳气、喷嚏、谵语等变化及其一般临床意义。

2. 熟悉呼吸、语言、呕吐等声音的高低、强弱、清浊等变化的一般临床意义；口气、汗、痰、二便、带下以及病室气味及其临床意义。

**【基本概念】**

闻诊是通过听声音和嗅气味来诊断疾病的方法。

## 第一节　听声音

听声音指通过辨病人的言语气息的高低、强弱、清浊、缓急变化，以及咳嗽、呕吐等脏腑病理变化所发生的异常声响来判断疾病的寒热虚实性质的诊病方法。其原理是“气动则有声”。

| | | |
|---|---|---|
| 肺主气司呼吸 | 若肺肾病变 | 咳嗽、哮喘 |
| 肾主纳气 | | 声音异常 |
| 心主血藏神，言为心声 | 若心病变 | 言语异常 |
| 脾胃为后天之本，气机升降之枢纽 | 若脾胃病变，胃失和降 | 呕吐、呃逆、嗳气、肠鸣 |
| 肝主疏泄，调畅气机 | 若肝疏泄失常，气机失调 | 太息等 |

听声音的意义是听声音变化，可以诊察发音器官病变，推断脏腑和整体变化。

听声音的内容包括声音（发声、音哑与失音、鼻鼾、呻吟、惊呼、喷嚏、呵欠、太息）、语言、呼吸、咳嗽、心音、胃肠异常声音（呕吐、呃逆、嗳气、肠鸣）的变化。

正常声音是发音自然、声调和谐、柔和圆润；语言流畅，应答自如，言与意符。是宗气充沛、气机调畅的表现。

影响正常声音的因素有性别、年龄、禀赋及情志变化。如男性声低而浊；

女性声高而清；儿童声尖利而清脆；老人声深厚而低沉。喜时发声欢悦；怒时发声急厉；悲时发声悲惨而断续等。

## 一、声音

（一）发声

（1）含义：发声指语声的高低清浊。

（2）意义：判断正气的盛衰、邪气性质及病情轻重。

①语声高亢、洪亮、有力，声音连续——阳证、实证、热证；

②语声低微、细弱、懒言，声音断续——阴证、虚证、寒证；

③语声重浊（声重）——外感风寒，或湿浊阻肺、鼻疾。

（二）音哑、失音

（1）含义：音哑——语音嘶哑（病轻）；失音——语而无声（病重）。

（2）意义：

①新病——多实证（风寒、风热、痰浊）（金实不鸣）。

②久病——多虚证（肺肾两虚）（金破不鸣）。

③暴怒呼喊或持续喧讲——气阴耗伤。

④妊娠失音（子喑 yīn）——生理现象，产后自愈。

⑤久病重病突然声音嘶哑——脏气将绝。

（3）注意：失音与失语的区别，失音是神志清楚而声音不能发出，即语而无声；失语为神志不清或欠清，不能言语，多见于中风或脑外伤后遗症。

（三）鼻鼾

（1）含义：鼻鼾是指熟睡或昏迷时鼻喉发出的一种声响。

（2）意义：多见于气道不利。神昏病人鼾声不绝——多属高热神昏或中风入脏之危候。

（四）呻吟

（1）含义：呻吟是指病痛难忍所发出的痛苦哼哼声。

（2）意义：主痛，主胀。

①呻吟声高亢有力——实证、剧痛。

②呻吟声低微无力——久病、虚证。

③呻吟可结合姿态变化判断病痛部位。（护处必痛）

如呻吟护腹——脘痛或腹痛；呻吟护头——头痛等。

（五）惊呼

（1）含义：惊呼是指无外界刺激而突然发出的惊叫声。

（2）意义：多主剧痛、惊恐。

①成人——见于剧痛、惊恐、精神失常等。

②小儿——见于惊风、腹痛、食积、虫积等。

（六）喷嚏

（1）含义：喷嚏是指肺气上逆于鼻而发出的声响。

（2）意义：

①偶发——不属于病态。

②新病喷嚏频作，兼有恶寒发热、流涕等——外感表证。

③阳虚久病之人见喷嚏——阳气回复，病趋好转。

（七）呵欠

（1）含义：呵欠是指张口深舒气，微有声响的表现。

（2）意义：病者呵欠频频——阴盛阳衰，体质虚弱。

（八）太息

（1）含义：太息即叹息，是病人在情志抑郁、胸闷不畅时发出的长吁或短叹声。

（2）意义：情志不遂，肝气郁结所致。

## 二、语言

（1）要点：察语言表达和应答能力及吐字的清晰度。

（2）意义：可反映心神病变。

（3）规律：

①沉默寡言，语声低微，时断时续——多为虚证、寒证。

②烦躁多言，语声高亢有力——多为实证、热证。

（4）辨证依据：

| 语言失常 | 临床表现 | 意义 |
|---|---|---|
| 谵语 | 神识不清，语无伦次，声高有力 | 热扰心神。“实则谵语” |
| 郑声 | 神识不清，语言重复，时断时续，语声低弱、模糊 | 心气大伤，精神涣散。“虚则郑声” |
| 独语 | 自言自语，喃喃不休，见人语止，首尾不续 | 心气不足，神失所养，痰气郁结，阻塞心窍——“阴证” |
| 狂语 | 精神错乱，语无伦次，狂躁妄言 | 痰火扰乱心神——“阳证” |
| 错语 | 语言错乱，语后自知言错 | 心气不足，神失所养；<br>痰湿、瘀血、气滞阻塞心窍 |
| 言謇 | 神志清楚，思维正常而吐字不清 | 习惯不属病态。<br>风痰阻络之中风前兆或后遗症 |
| 呓语 | 睡梦中说话，吐字不清，意思不明 | 心火、胆热或胃气不和（实）；<br>虚呓——神不守舍 |

## 三、呼吸

闻呼吸指诊察病人呼吸的快慢、是否均匀通畅，以及气息的强弱粗细、呼吸音的清浊，有无啰音等情况。

闻呼吸的一般意义及规律为：

①病人呼吸正常——形病气未病。

②病人呼吸异常——形气俱病。

③呼吸气粗，疾出疾入——多热证、实证，见外感病。

④呼吸气微，徐出徐入——多寒证、虚证，见内伤病。

其内容有病态呼吸（喘、哮、短气、少气），听诊呼吸音异常（肺泡音异常、支气管呼吸音异常），啰音（湿性啰音、干性啰音）等。

（一）病态呼吸

1. 喘

（1）症状：气喘。表现为呼吸困难，短促急迫，甚则张口抬肩，鼻翼煽动，不能平卧。

（2）意义：

| | 临床表现 | 意义 |
|---|---|---|
| 实喘 | 发病急骤，喘息气粗，急欲呼出余气（呼多吸少） | 风寒、痰热（肺） |
| 虚喘 | 病势缓慢，喘而气微，唯恐气难相续（呼少吸多） | 肺肾亏虚，气失摄纳（肺肾） |

2. 哮

（1）症状：喘＋哮鸣音。

（2）意义：多因宿痰内伏，复感外邪诱发，或久居寒湿之地，或过食酸咸生冷诱发。

注意：①喘不兼哮，哮必兼喘。

②喘以气息言，哮以声响言。

3. 短气

（1）症状：自觉呼吸短促不相接续，气短不足以息的轻度呼吸困难。表现似喘而不抬肩，气急而无痰声，即只自觉短促，其他征象不明显。

（2）意义：

①虚证（兼形瘦神疲，声低息微）——体质衰弱或元气虚损。

②实证（兼呼吸声粗，或胸部窒闷，或胸腹胀满）——痰饮、胃肠积滞、

气滞或瘀阻。

4. 少气

(1) 症状：呼吸微弱短促而声低，气少不足以息，言语无力。

(2) 意义：主虚证（久病体虚，肺肾气虚）。

(二) 听诊呼吸音异常

1. 肺泡音异常

(1) 特点：肺泡呼吸音一般形容为“微风声”，类似发出的“夫”的声音，吸气时听到的声音较呼气时长而强、音调较高，肺的大部分均能听到。

(2) 意义：

①增强——邪热迫肺，肺失清肃，息粗气高。

②一侧或局部增强——另侧或其他部位病变。

③减弱——肺气亏虚，实热壅肺，痰瘀阻肺，肿瘤压迫，或悬饮、气胸、骨折等使呼吸受限。

2. 支气管呼吸音异常

(1) 特点：支气管呼吸音异常类似将舌抬高后张口呼吸时发出的“哈”音，越靠近气管的区域音响越强。

(2) 意义：肺热炽盛，痰热壅肺，肺部空洞，悬饮或肿瘤。

(三) 啰音

1. 湿性啰音（水泡音）

(1) 特点：湿性啰音又称水泡音，与用小管插入水中吹气时所产生的水泡破裂声相似，是空气通过含有痰饮等分泌物的支气管时所产生的。

(2) 意义：

①粗湿啰音：重度昏迷、中风、空洞等。

②细湿啰音：痰饮阻肺、邪热壅肺咳喘等。

2. 干性啰音

(1) 特点：干性啰音是一种持续时间较长的音乐性呼吸附加音，故有音乐性啰音之称。

(2) 意义：为气道狭窄、痉挛所致，或痰饮黏着气道，或肿瘤、异物压迫气道，或瘀血阻滞气道等有关，多见于肺咳、肺胀、哮病，心肾阳虚之水气泛滥等患者。

**四、咳嗽**

(1) 含义：咳嗽指肺气向上冲击喉间发出的一种“咳——咳”的声音。有声无痰为咳；有痰无声为嗽；有痰有声为咳嗽。

（2）病位：多见于肺，其他脏腑亦见。正如《素问·咳论》言“五脏六腑皆令人咳，非独肺也”。

（3）病机：肺气上逆。

（4）意义：通过咳声和痰的色、量、质的变化，结合时间、发病病史及兼症，可以判定病证的寒热虚实。

①咳声重浊紧闷——实证；

②咳声轻清低微——虚证；

③咳声不扬，痰稠而黄，不易咳出——热证；

④咳有痰声，痰多易咯——痰湿阻肺；

⑤干咳无痰，或痰少难咯，痰中带有血丝——燥邪犯肺，或阴虚肺燥。

注：顿咳和白喉的咳声特征：

①顿咳（百日咳）——咳声短促，呈阵发性、痉挛性，声响连续不断，咳后有鸡啼样回声。多因风邪与痰热搏结所致。常见于小儿。

②白喉——咳声如犬吠，伴语声嘶哑，吸气困难。由肺肾阴虚，疫毒攻喉所致。

## 五、心音

（1）心音增强：多见于气分热盛、阴虚火旺、肝阳上亢，或血虚代偿性增强。

（2）心音减弱：多见于心气虚弱、心阳不足、心脉瘀阻、心阳暴脱、气血亏虚或胸壁水肿、肺肿、悬饮、支饮等。

（3）杂音：是心音以外持续时间较长的声音。多见于心脏病变，或高热、肺胀等。

## 六、胃肠异常声音

（一）呕吐

（1）含义：呕吐指饮食物、痰涎从胃中上涌，由口吐出的症状。有物有声为呕吐；有物无声为吐；有声无物为干呕。

（2）病位：胃。

（3）病机：胃气上逆。

（4）意义：根据呕吐的强弱和吐势的缓急，可判断病证的寒热虚实。

①吐势徐缓，声音微弱，吐物清稀——虚寒证；

②吐势较猛，声音壮厉，吐出黏痰黄水，或酸腐苦水——实热证；

③暴病呕吐——多实证；

④久病呕吐——多虚证；

⑤喷射性呕吐——热扰神明，或因头颅外伤、颅内瘀血、肿瘤等引起颅内压增高所致；

⑥呕吐酸味食糜——食滞胃脘，胃失和降；

⑦共同进餐皆发呕吐——食物中毒；

⑧胃反：朝食暮吐，暮食朝吐——脾胃阳虚；

⑨水逆：口干欲饮，饮后则吐——饮邪停胃，胃气上逆。

（二）呃逆

（1）含义：指胃气上逆，从咽喉发出的一种不自主的冲击声，声短气频，呃呃作响。

（2）病位：胃。

（3）病机：胃气上逆。

（4）意义：根据呃声的高低强弱、间歇时间的长短不同，可以判断病证的寒热虚实。

①呃声频作，高亢而短，其声有力——多实证、热证；

②呃声低沉，声弱无力——多虚证、寒证；

③新病呃逆，其声有力——实证（寒邪或热邪客于胃）；

④久病重病呃逆不止，声低气怯无力——虚证（胃气衰败之危候）；

⑤饮食刺激或偶感风寒而短暂呃逆，不为病态。

（三）嗳气

（1）含义：胃中气体上出咽喉所发出的声响，其声长而缓。古代称为噫气。

（2）病位：胃。

（3）病机：胃气上逆。

（4）意义：根据嗳气声音和气味的不同，可以判断疾病的虚实寒热。

①嗳气酸腐，兼脘腹胀满——宿食积滞（实）；

②嗳气随情志而增减，声响而频——肝气犯胃（实）；

③嗳气低沉断续，无酸腐气味，兼见纳呆少食——胃虚气逆（虚）；

④嗳气频作，无酸腐气味，兼脘痛——寒邪客胃（实）；

⑤嗳气频作，脘腹冷痛——寒邪犯胃或胃阳亏虚。

（四）肠鸣

（1）含义：肠鸣是气体或液体通过肠道而产生的一种气过水声或沸泡音。4~5次/分。

（2）病位：胃肠。

（3）意义：

①肠鸣增多：10 次/分以上——水饮留聚于胃、中气不足、胃肠虚寒，感受风寒湿邪；

②肠鸣稀少：1 次/3 ~5 分——显示肠道传导功能障碍；

③肠鸣消失——肠痹或肠结等，属胃肠气虚、胃肠气滞。

## 第二节　嗅气味

嗅气味是指嗅辨与疾病有关的气味，包括病室、病体、分泌物、排出物。其原理是正常人脏腑功能正常，气血流畅，则无特殊气味；若脏腑、气血、津液病变，则出现异常气味。

嗅气味可以辨疾病的寒热虚实。其规律是：气味酸腐臭秽者，多为实热；气味微有腥臭者，多为虚寒。嗅气味包括嗅病体气味（口气、汗气、痰涕之气、二便之气、经带恶露之气、呕吐物之气）和病室气味等。

### 一、病体气味

（一）口气

意义：

（1）酸臭伴纳少腹胀——胃肠积滞（食积）；

（2）口气臭秽——胃热；

（3）口气腐臭，兼咳吐脓血——溃腐脓疡；

（4）口气臭秽难闻，牙龈腐烂——牙疳。

（二）汗气

意义：

（1）汗味腥膻，汗出黏稠——风湿热邪久蕴皮肤（风温、湿温热病）；

（2）汗出臭秽——瘟疫或暑热火毒炽盛；

（3）汗出臊臭（狐臭）——湿热内蕴。

（三）痰涕之气

意义：

（1）痰。

①咳吐浊痰脓血，腥臭异常——热毒壅盛之肺痈；

②咳痰黄稠味腥——肺热壅盛；

③咳痰清稀味咸——寒证。

（2）涕。
①浊涕腥秽——鼻渊；
②清涕无味——外感风寒。
（四）二便之气
意义：
（1）大便。
①酸臭难闻——肠有郁热；
②溏泄而膻——脾胃虚寒；
③泄下臭如败卵，矢气酸臭——食积。
（2）小便。
①黄赤浑浊臭臊——膀胱湿热；
②尿甜伴苹果味——消渴。
（五）经带恶露之气
意义：
（1）月经：臭秽——热证；腥味——寒证。
（2）带下：黄稠而臭秽——湿热；白稀而腥臭——寒湿。
（3）产后恶露：臭秽——湿热下注。
（六）呕吐物之气
意义：
（1）清稀无臭味——多胃寒；
（2）酸臭秽浊——多胃热；
（3）伴未消化食物——食积；
（4）无酸腐味——多气滞；
（5）吐脓血腥臭——内有溃疡。

## 二、病室气味

意义：病体气味盈满病室——病情重笃。
（1）臭气触人——瘟疫病。
（2）病室血腥味——失血病。
（3）病室腐臭气——溃腐疮疡（脱疽）。
（4）病室尸臭——脏腑衰败。
（5）病室尿臊气——水肿病晚期（尿毒症）。
（6）病室有烂苹果气味——消渴病（危重）。
（7）病室蒜臭气味——有机磷农药中毒。

# 练习题

## 一、填空题

1. 语声正常，是__________、__________的表现。

2. 熟睡鼾声若无其他明显症状，多因__________，或__________所致。

3. 呻吟声高亢有力，多为__________、__________。

4. 喘以__________、__________为主，哮以__________为特征。

5. 《素问·咳论》有“__________皆令人咳，非独__________也”的记载。

6. 汗味__________，是风湿热邪久蕴皮肤，汗出__________，可见于瘟疫或暑热火毒旺盛之证。

## 二、名词解释

1. 郑声　2. 错语　3. 呃逆　4. 呻吟　5. 金实不鸣

## 三、单项选择题

1. 消渴病晚期，病人的病室气味为（　）。

A. 血腥味　B. 尿味　C. 腐臭味
D. 尸臭味　E. 烂苹果味

2. 喘证的临床表现应除哪一项外（　）。

A. 呼吸困难　B. 鼻翼煽动　C. 张口抬肩
D. 难以平卧　E. 喉中痰鸣

3. 外感风寒的咳声特点是（　）。

A. 咳声重浊　B. 咳声清脆　C. 咳声低微
D. 咳声不扬　E. 咳声顿作

4. 郑声的病机为（　）。

A. 热扰心神，神明失司　B. 心气不足，精神散乱　C. 瘀血阻遏心窍
D. 心气大伤，神失所养　E. 痰湿阻滞心窍

5. 与虚喘发作关系密切的脏腑是（　）。

A. 肺脾　B. 肺肾　C. 心肺
D. 脾肾　E. 肝肺

6. 语无伦次而精神错乱、狂躁妄为，属于（　）。

A. 谵语　B. 独语　C. 狂言
D. 错语　E. 郑声

7．语言低微，气短不续，欲言不能复言者，属于（　）。

A．少气　　B．短气　　C．上气

D．夺气　　E．以上都不是

8．以下不是呃逆的常见原因的是（　）。

A．寒邪客胃　　B．热邪客胃　　C．脾失健运

D．胃气衰败　　E．虚证寒证

9．太息的病机是（　）。

A．肝气郁结　　B．脾气虚弱　　C．胃气上逆

D．肝阳上亢　　E．肺气不足

10．病人郑声时，可表现为（　）。

A．语无伦次，笑骂不定　B．语无伦次，神识不清　C．语言重复，声低断续

D．语言错乱，错后自知　E．自言自语，见人则止

11．病人谵语时，可表现为（　）。

A．语无伦次，笑骂不定　B．语无伦次，神识不清　C．语言重复，声低断续

D．语言错乱，错后自知　E．自言自语，见人则止

12．癫证病人，可表现为（　）。

A．语无伦次，笑骂不定　B．语无伦次，神识不清　C．语言重复，声低断续

D．语言错乱，错后自知　E．自言自语，见人则止

13．咳声重浊，证属（　）。

A．热邪犯肺　　B．燥邪犯肺　　C．风热犯肺

D．寒痰阻肺　　E．肺气亏虚

14．咳声短促，咳后有鸡啼样回声，可见于（　）。

A．顿咳　　B．白喉　　C．肺痨

D．肺痿　　E．肺痈

15．胃热呕吐的临床特征是（　）。

A．饮后则呕　　B．食入即吐　　C．朝食暮吐

D．暮食朝吐　　E．呕吐如喷

**四、多项选择题**

1．心气亏虚者，闻诊的特点是（　）。

A．郑声　　B．独语　　C．错语

D．语言蹇涩　　E．狂语

2．错语是指（　）。

A．神识不清　　B．语言颠倒　　C．说后自知

D．笑骂无常　　E．重复断续

3．语声洪亮有力，多属（　）。

A．阳证　B．阴证　C．寒证

D．实证　E．热证

4．语声低弱，多属（　）。

A．阳证　B．阴证　C．寒证

D．实证　E．虚证

5．下列是新病音哑或失音的病因的是（　）。

A．风寒犯肺　B．风热犯肺　C．肺肾阴虚

D．痰湿壅肺　E．气阴耗伤

6．常与壮热并见的有（　）。

A．两颧发红　B．汗出过多　C．烦渴饮冷

D．舌红少苔　E．脉象洪数

**五、判断题**

1．呃逆可不都属于病态。　（　）

2．哮喘包括喘和哮。　（　）

**六、问答题**

1．试述闻呼吸的一般临床意义。

2．病态呼吸包括哪些？

3．如何鉴别实喘和虚喘？

4．试述喘和哮的闻诊特点及二者的联系和区别。

5．试述少气和短气的闻诊特点。

6．如何根据呕吐的声响气味及病程辨别虚实？

7．如何根据病人呃逆的特点分辨虚实寒热？

8．如何根据嗳气和气味来辨别病情？

# 第五章　脉　诊

【学习要点】

1. 掌握寸口脉诊的方法，正常脉象的特征，常见脉象（浮、沉、迟、数、实、洪、细、弦、紧、滑、涩、濡、缓、弱、微、促、结、代）的特征与临床意义，相兼脉的结合与主病规律。能够基本上辨识临床常见脉象（浮、沉、迟、数、洪、细、弦、滑、弱、促、结、代等）。

2. 熟悉脉诊的原理及诊脉的意义，脉象的生理变异，长、短、革、牢、伏、散、动、疾脉的特征和临床意义，诊妇人脉、诊小儿脉的特殊性。

3. 了解遍诊法、三部诊法的诊脉部位，真脏脉特征的临床意义，脉诊的研究进展。

【基本概念】

脉诊是医生用手指切按患者动脉，根据脉动应指的形象来了解健康或病情、辨别病证的诊察方法。

## 第一节　脉象形成的原理

脉象是指脉动应指的形象，或手指感觉脉搏跳动的形象。脉象的产生与心脏搏动、心气盛衰、脉道通利和气血盈亏有直接关系。

### 一、心、脉是形成脉象的主要脏器

（1）心脏搏动是形成脉象的动力，受心气、心血、心阴、心阳的影响，与脉象有直接关系。

（2）脉为气血运行之通道；有约束和推进血流的作用，直接影响脉象。所以脉管的舒缩正常与否，直接影响脉搏的变化。

（3）心阴、心血是心脏生理活动的物质基础；心气、心阳是心脏的功能活动。心阴、心阳的协调，是维持正常脉搏的基本条件。

### 二、气血是形成脉象的物质基础

（1）气：推动和固摄血液运行。

气的推动——血运不息。

气的固摄——助脉壅遏营气。

（2）血：血液为脉象的物质基础。

### 三、其他脏腑与脉象形成的关系

1．肺

主气司呼吸，朝百脉——肺气助心以行血。

2．脾胃

气血生化之源——气血为脉象的物质基础。

统血——统摄血行。

3．肝

贮藏血液、调节血量，主疏泄——调节血量和血行。

4．肾

藏精，为全身阴阳根本——为脉之根本。

精血相生——保证血脉充盈。

总之，人体的血脉贯通全身，内连脏腑，外达肌表，运行气血，周流不休。由于脉搏产生与心脏的搏动、心气的盛衰、脉管的通利和气血的盈亏及各脏腑的协调作用直接相关，因此，脉象能够反映全身脏腑功能、气血、阴阳的综合信息。

## 第二节　诊脉的部位和方法

### 一、诊脉的部位

（一）寸口诊法

1．寸口含义

寸口指桡骨茎突内侧桡动脉搏动处。又称气口或脉口。

2．寸口部位

寸口脉分为寸、关、尺三部。通常以腕后高骨（桡骨茎突）为标记，其内侧的部位关前（腕侧）为寸，关后（肘侧）为尺。两手各有寸、关、尺三部，共六部脉。

3. 寸口诊法

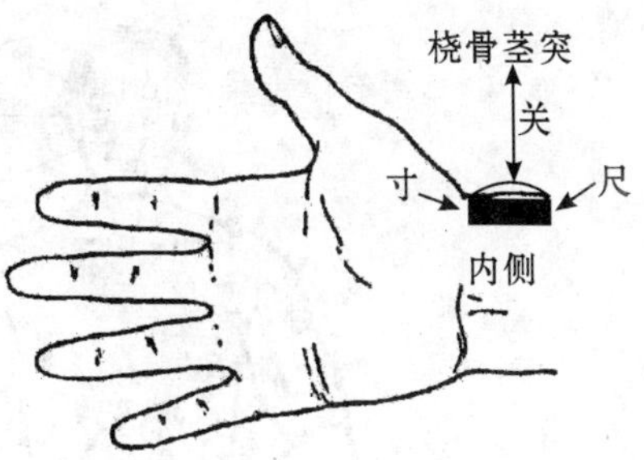


寸口诊法指单独切按桡骨茎突内侧的一段桡动脉的搏动形象，以推测人体生理病理状况的一种诊察方法。

4. “独取寸口”的意义

（1）寸口位于手太阴肺经原穴部位，肺主气朝百脉，是脉之大会——可反映全身脏腑、气血变化。

（2）寸口为肺经所主，肺经起于中焦，与脾胃关系密切——可反映宗气的盛衰、胃气强弱以及气血生化情况。

（3）寸口脉解剖位置固定、浅表，诊脉方便。

5. 寸口分部及候脏腑

| 左手 | | 右手 |
|---|---|---|
| 心 | 寸（统括胸以上及头部） | 肺 |
| 肝（胆） | 关（统括膈以下至脐上） | 脾（胃） |
| 肾 | 尺（统括脐以下至足部） | 肾（命门） |

（二）三部九候诊法（遍诊法）——《素问》

《素问·三部九候论》中的三部九候诊法，即遍诊法。它是遍诊上、中、下三部有关的动脉。上为头部、中为手部、下为足部。在上、中、下三部又各分为天、地、人三侯，三三合而为九，故称为三部九候诊法。如下图所示。

1. 上（头）

天（两颞动脉）——候头额、颞部。

人（耳前动脉）——候目、耳。

地（两颊动脉）——候口、齿。

2. 中（手）

天（手太阴肺经动脉处）——候肺气。

人（手少阴心经动脉处）——候心气。

地（手阳明大肠经动脉处）——候胸中之气。

3. 下（足）

天（足厥阴肝经动脉）——候肝气。

人（足太阴脾经动脉）——候脾、胃之气。

地（足少阴肾经动脉）——候肾气。

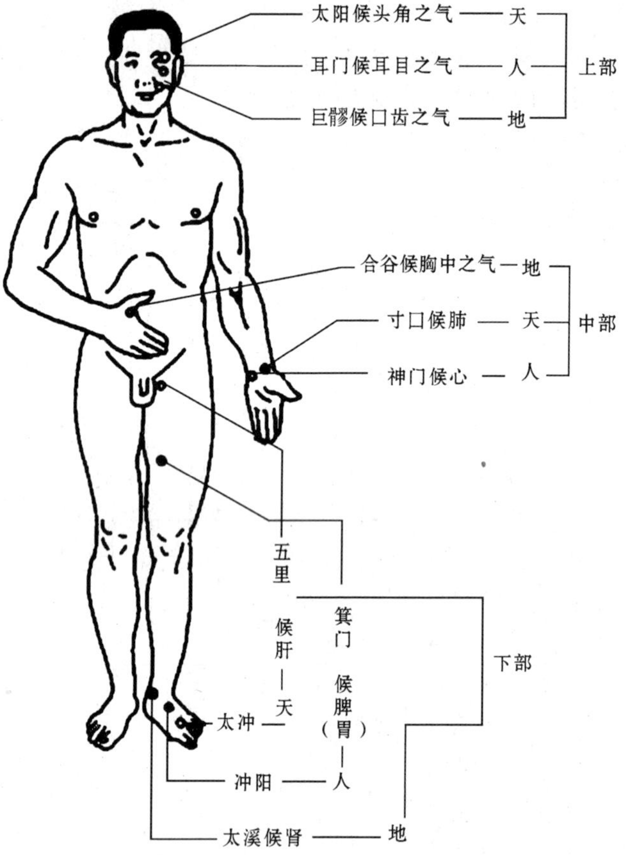


三部九候诊法是一种最古老的诊脉方法，其用义是何处脉象有变化，便可提示相应部位、经络、脏腑发生病变的可能，而不是用一处或几处脉象来测知全身情况。

（三）人迎寸口诊法——《灵枢》

《灵枢·终始》中的人迎寸口诊法是通过诊人迎（颈总动脉）、寸口两部脉象并互相参照而进行分析的一种诊法。

人迎脉——主要反映体表情况；

寸口脉——主要反映内脏情况。

按照《内经》的认识，在正常情况下，春夏季人迎脉稍大于寸口脉；秋冬季寸口脉稍大于人迎脉。如果人迎脉大于寸口脉 1～3 倍时，疾病由表入里，并说明表邪盛为主，如果人迎脉大于寸口脉 4 倍者为“外格”，大多数是危重证候。反之，寸口脉大于人迎脉 1～3 倍时，为寒邪在里，或内脏阳虚，寸口脉 4 倍于人迎脉者为“内关”，大多数为危重征象。

（四）仲景三部诊法——《伤寒杂病论》

张仲景在《伤寒杂病论》中常用寸口、趺阳、太溪三部诊法。

诊寸口脉——候脏腑，

诊趺阳脉——候胃气，

诊太溪脉——候肾气。

现在这种方法多在寸口无脉搏或者观察危重病人时运用。如两手寸口脉象十分微弱，而趺阳脉尚有一定力量时，提示患者的胃气尚存，尚有救治的可能；如趺阳脉难以触及时，提示患者的胃气已绝，难以救治。

## 二、诊脉的方法

（一）指法

（1）三指平齐、中指定关、指目按脉脊、布指疏密适度。

指目——指尖和指腹交界棱起之处（是手指触觉较灵敏的部位）。

（2）常用指法：

①举——手指用较轻的力取脉。（浮取）

②按——手指用较重的力取脉。（沉取）

③寻——寻找、推寻之意。（中取）即手指由轻到重，由重到轻，左右推寻，找寻最明显的脉动部位，调节合适的指力以取脉。

④循——沿脉道的轴向移动，体会脉体长短和脉势虚实。

⑤推——以指目按脉脊，左右内外微微推动。

⑥总按——三指同时用力诊脉，总体辨别脉象。

⑦单诊——用一指分别诊察寸关尺的某一部脉象。

（二）平息和体位

（1）“平息”的含义：医生诊脉时呼吸平静、调匀，以便以息计数，利于医生思想集中。

（2）平息定至：一息四到五至。

（3）体位：正坐或仰卧——使手臂寸口同心脏同一水平，直腕，仰掌。

（三）诊脉时间

（1）“诊法常以平旦”的含义：诊脉时间以清晨（平旦）未起床、未进食时最佳。因该时机体气血平和，内外环境安定，脉象能比较真实地反映生理病理情况。

（2）一般每次诊脉时间每手不少于 1 分钟，两手不少于 3 分钟。

## 第三节　脉象要素及正常脉象

### 一、脉象要素（位、数、形、势）

（一）脉位：脉动的部位和长短

（1）脉位——脉动部位深浅。（浮、沉）

（2）脉长——脉动应指的轴向范围长短。（长、短）

（二）脉数：脉动频率和节律

（1）脉率——脉动频率。（平、数、迟）

（2）脉均匀度——脉动节律及搏动力度大小是否一致。（结、代、促）

（三）脉形：脉动的宽度和紧张度等形态

（1）脉宽——脉动应指的径向范围大小。（洪、大、细）

（2）脉紧张度——脉管的紧急或弛缓程度。（弦、缓、紧）

（四）脉势：脉动的强弱、流畅等趋势

（1）脉力——脉搏来势强弱程度。（虚、实）

（2）脉流利度——脉搏来势的流利通畅程度。（滑、涩）

### 二、正常脉象（平脉、常脉）

（一）正常脉象（平脉）的形象特征

（1）（数）不快不慢，一息四到五至；（数）节律整齐；

（2）（位）不浮不沉，（形）不大不小，（形）从容和缓，（势）流利有力；

（3）（位）寸关尺三部均可触及，（势）沉取不绝。

（二）平脉特点

（1）有胃：反映脾胃运化功能盛衰、营养状况。（脾胃）

其表现为：①脉位居中，不浮不沉；②脉率调匀，不快不慢；③脉力充盈，不强不弱；④脉道适中，不大不小；⑤脉势和缓，从容流利。

（2）有神：反映精气的盈亏，胃气的盛衰。（心、脾胃）

其表现为：①应指有力、柔和；②节律整齐。

（3）有根：反映肾气的盛衰。（肾）

其表现为：尺脉有力，沉取不绝。

## 三、脉象的生理变异

（1）脉象受年龄、性别、形体、生活起居、精神情志、季节、气候、昼夜、地理环境的影响而出现生理变异。

（2）“四季平脉”：指春弦、夏钩（洪）、秋毛（浮）、冬石（沉）的生理变化特点。

（3）桡动脉解剖位置异常出现的脉象变异。

①斜飞脉——寸口不见脉搏，脉象从尺部斜向手背。

②反关脉——脉象出现于寸口背侧。

# 第四节　常见脉象及临床意义①

## 一、脉位分类：（浮沉）

（一）浮脉

（1）特征：轻按即得，重按反减；举之有余，按之不足。见下图。

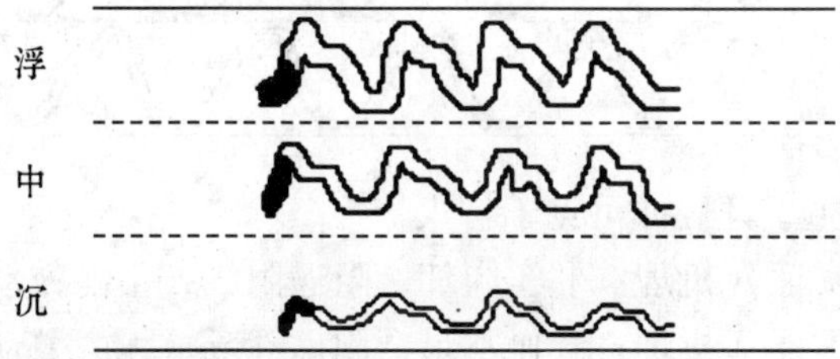


（2）意义：一般主表证，亦见虚阳外越之里证。

①主表证（机理：机体驱邪向外）。

浮而有力——表实证；（外感风寒表证）

浮而无力——表虚证；（外感风邪表证）

浮紧——风寒证；（外感风寒表证）

浮数——风热证；（外感风热表证）

浮缓——外感风邪表证。

②亦见虚阳外越之里证（浮而无根）。

---

① 注：本节所有脉象示意图均来自北京中医药大学中医诊断学网站。

（3）相类脉：

| 相类点 | 相类脉 | 特征 | 意义 |
| --- | --- | --- | --- |
| 脉位浅表，轻按即得 | 1. 浮 | 轻按即得，重按反减；举之有余，按之不足 | 主表证，也主虚阳外越证 |
| | 2. 散 | 浮大无根，应指散漫，按之消失，至数不齐 | 主脱证 |
| | 3. 芤 | 浮大中空而软，如按葱管 | 主亡血、伤津 |
| | 4. 革 | 浮而搏指，中空外坚，如按鼓皮 | 主亡血、失精、半产、漏下等 |
| | 5. 濡 | 浮细无力而软 | 主虚证、湿困 |
| | 6. 洪 | 脉来宽大，来盛去衰 | 主热甚 |

（二）沉脉

（1）特征：轻按不应，重按始得；举之不足，按之有余。见下图。

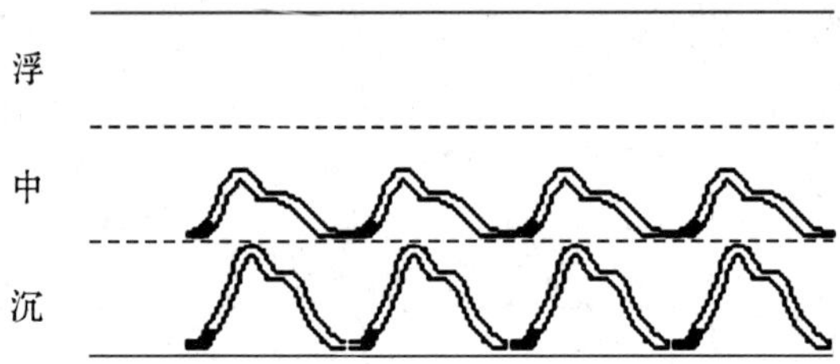


（2）意义：主里证。亦可见于常人。

①有力为里实证（机理：邪实内郁，阻遏阳气，不能鼓动脉搏）；

②无力为里虚证（机理：气血不足，阳虚气乏，无力鼓动脉搏）。

（3）相类脉：

| 相类点 | 相类脉 | 特征 | 意义 |
| --- | --- | --- | --- |
| 脉位深沉，重按始得 | 1. 沉 | 轻按不应，重按始得；举之不足，按之有余 | 主里证 |
| | 2. 伏 | 推筋着骨始得，伏而不显 | 主里证，见于邪闭、厥病、痛极 |
| | 3. 牢 | 沉而实大弦长，轻取中取不应，沉取始得，坚定不移 | 主里证，见于阴寒内盛，疝气癥瘕 |
| | 4. 弱 | 极软而沉细 | 主阳气虚，或气血俱虚（以气虚为主） |

## 二、脉率分类（迟数）

（一）迟脉

（1）特征：脉来迟缓，一息不足四至（<60 次/分）。见下图。

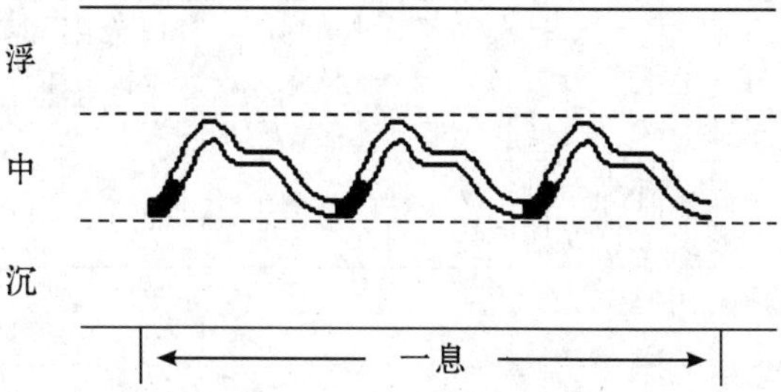


（2）意义：主寒证。亦可见于邪热结聚。亦可见于常人。

①有力为实寒证（机理：寒邪侵袭，困阻阳气，不能鼓动脉搏）；

②无力为虚寒证（机理：阳气亏损，无力鼓动脉搏）；

③可见于邪热结聚（机理：阳明腑实证之邪热与燥屎相搏，腑气壅滞，气血受阻，脉道不利）。

（3）相类脉：

| 相类点 | 相类脉 | 特征 | 意义 |
| --- | --- | --- | --- |
| 脉来迟缓 | 1. 迟 | 脉来迟缓，一息不足四至 | 主寒证。可见于邪热结聚 |
| | 2. 缓 | 脉来和缓，一息四至 | 见于正常人的平脉 |
| | | 脉来纵缓，缓怠无力 | 主脾虚气血不足；湿邪 |
| | 3. 结 | 缓而时止，止无定数 | 有力——主阴盛气结；无力——主虚证 |

（二）数脉

（1）特征：脉来急促，一息五到六至（>90 次/分）。见下图。

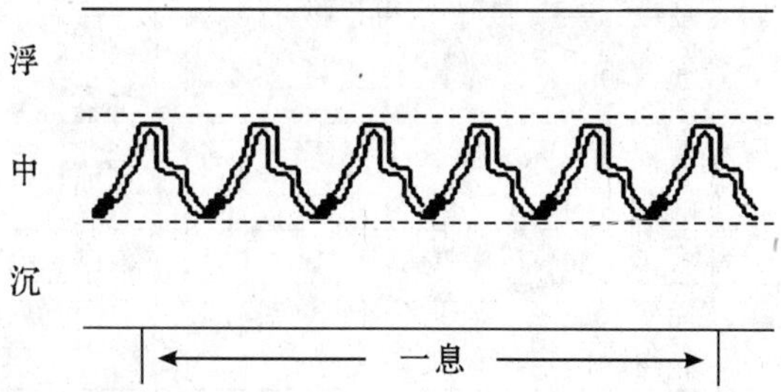


（2）意义：主热证。

①有力为实热证（机理：邪热亢盛，正气不衰，邪热鼓动血液运行加速）；

②无力为虚热证（机理：阴虚不足，虚热内生，亦可鼓动血液运行加速）。

（3）相类脉：

| 相类点 | 相类脉 | 特征 | 意义 |
| --- | --- | --- | --- |
| 脉来急促 | 1. 数 | 一息五六至 | 主热证 |
| | 2. 促 | 一息七至以上。数而时止，止无定数 | 主热证：有力为阳邪盛极；无力为阴液枯竭，虚火至极（心气衰败，心阳虚浮） |
| | 3. 疾 | 脉来急疾，一息七八至 | 多见阳极阴竭，元气欲脱证 |
| | 4. 动 | 脉体短小，滑数有力，应指跳突如豆仅见于关上 | 主惊恐、疼痛 |

### 三、脉宽度分类（洪细）

（一）洪脉

（1）特征：脉来宽大，充实有力，来盛去衰，状若波涛汹涌。见下图。

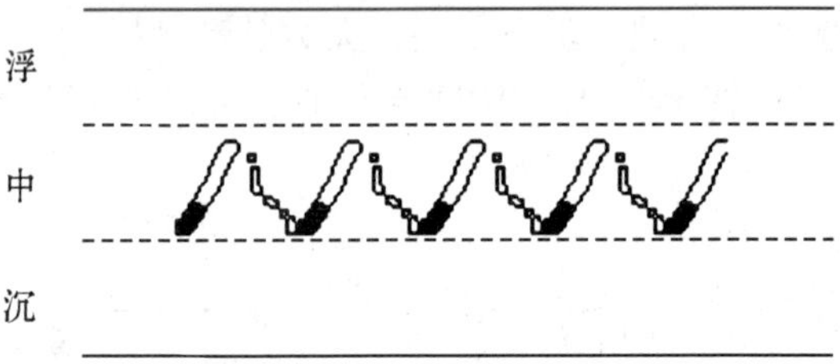


（2）意义：主热甚（机理：邪热亢盛，正气不衰，气盛血涌，脉管扩大）。亦可见于夏季阳气亢盛，气血向外的常人。

（3）相类脉：

| 相类点 | 相类脉 | 特征 | 意义 |
| --- | --- | --- | --- |
| 脉来宽大 | 1. 洪 | 脉来宽大，充实有力，来盛去衰 | 主热甚 |
| | 2. 大 | 脉体宽大，无汹涌之势 | 可见于健康人。疾病加重 |
| | 3. 长 | 首尾端直，超过本位 | 主阳证、热证、实证。可见于平人 |
| | 4. 实 | 来去俱盛，脉大而长，寸关尺三部举按皆有力 | 主实证。可见于平人 |
| | 5. 芤 | 浮大中空而软，如按葱管 | 主亡血、伤津 |
| | 6. 牢 | 沉而实大弦长，轻取中取不应，沉取始得，坚定不移 | 主里证，见于阴寒内盛，疝气癥瘕 |

（二）细脉

（1）特征：脉细如线，应指明显。见下图。

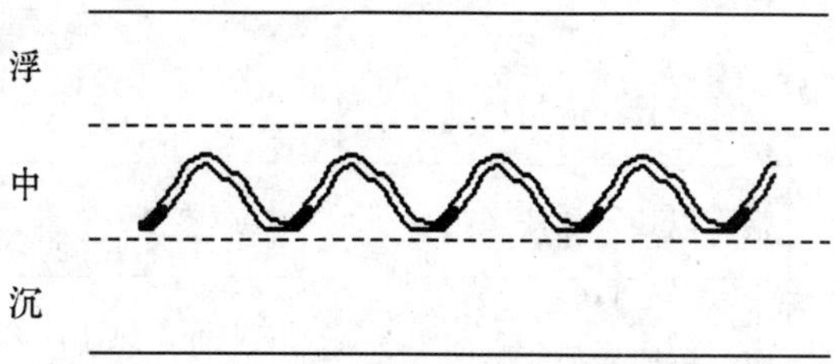


（2）意义：主气血两虚；又主实寒、痛甚及湿证。

①主气血两虚（机理：气虚无力鼓动血脉，阴血虚不能充盈脉道）；

②又主实寒、痛甚及湿证（机理：寒性凝滞，湿性重浊黏滞，均可阻遏脉道，气血运行不利）。

（3）相类脉：

| 相类点 | 相类脉 | 特征 | 意义 |
|---|---|---|---|
| 脉体细小 | 1. 细 | 脉细如线，应指明显 | 主气血两虚、伤寒、痛甚及湿证 |
| | 2. 濡 | 浮细无力而软（如絮浮水） | 主虚证、湿困 |
| | 3. 弱 | 极软而沉细 | 主阳气虚，或气血俱虚（以气虚为主） |
| | 4. 微 | 极细极软，按之无力，若有若无 | 主气血大虚，阳气暴脱 |
| | 5. 短 | 脉体较短，应指不及本位 | 主气病（气虚或气郁） |

## 四、脉长度分类（长短）

（一）长脉

（1）特征：脉体较长，应指超过寸关尺。见下图。

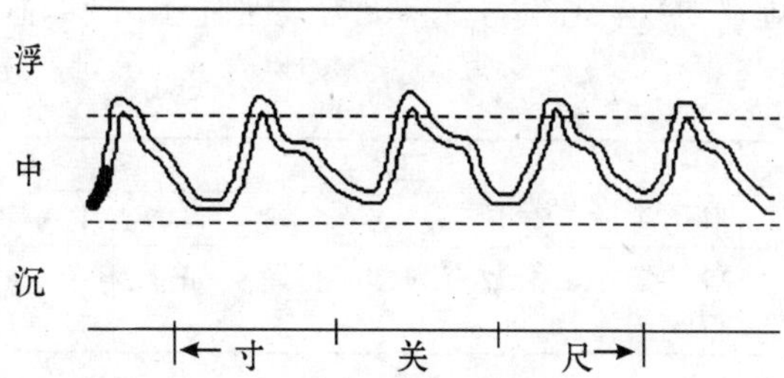


（2）意义：①主阳证、实证、热证（机理：阳热亢盛，正气不衰，气血壅盛，脉管充实）；②可见于常人（机理：气血旺盛，精气充盛，脉气有余，脉体长而柔和）。

（3）相类脉：

| 相类点 | 相类脉 | 特征 | 意义 |
|---|---|---|---|
| 脉体较长 | 1. 长 | 脉体较长，应指超过寸关尺 | 主阳证、实证、热证。可见于正常人 |
| | 2. 弦 | 端直以长，如按琴弦 | 主肝胆病，诸痛证、痰饮等。健康中老年者亦多见 |
| | 3. 牢 | 沉而实大弦长，轻取中取不应，沉取始得，坚定不移 | 主里证，见于阴寒内盛，疝气癥瘕 |
| | 4. 洪 | 脉来宽大，来盛去衰 | 主热甚 |
| | 5. 实 | 来去俱盛，脉大而长，寸关尺三部举按皆有力 | 主实证 |

（二）短脉

（1）特征：脉体较短，应指不及本位（只出现寸关部，尺脉不显）。见下图。

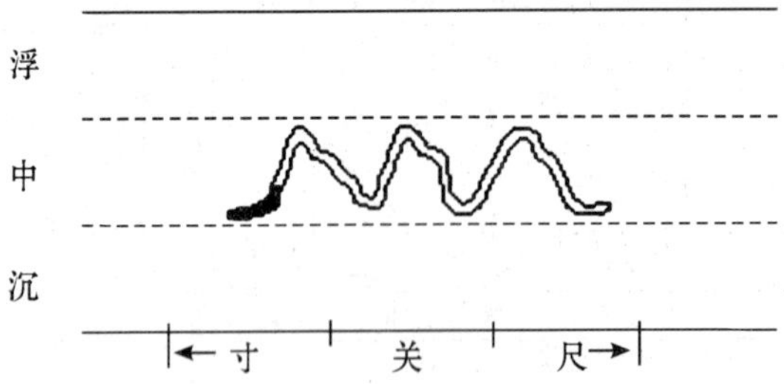


（2）意义：主气病（气郁或气虚）。

①有力为气郁（机理：气滞血瘀或痰凝食积，使气机阻滞，脉气不能伸展）；

②无力为气虚（机理：心气亏虚，无力鼓动血行，使心血无以充盈脉道）。

（3）相类脉：

| 相类点 | 相类脉 | 特征 | 意义 |
|---|---|---|---|
| 脉位短小 | 1. 短 | 脉体较短，应指不及本位 | 主气病（气虚或气郁） |
| | 2. 动 | 脉体短小，滑数有力，应指跳突如豆，仅见于关上 | 主惊恐、疼痛 |

## 五、脉力度分类（虚实）

（一）虚脉（一切无力脉的总称）

（1）特征：举之无力，按之空豁，应指松软。见下图。

（2）意义：主虚证（多为气血两虚）。机理：气虚无力推动血行，血虚不能充盈脉管。

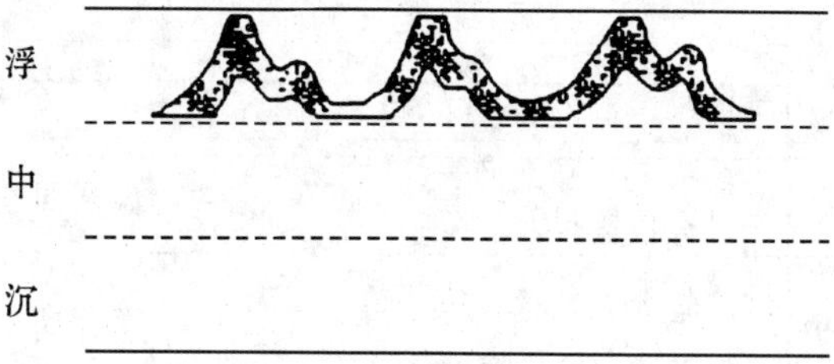


（3）相类脉：

| 相类点 | 相类脉 | 特征 | 意义 |
|---|---|---|---|
| 脉体小，脉力松软无力（应指无力） | 1. 虚 | 举之无力，按之空豁，应指松软 | 主气虚、血虚 |
| | 2. 弱 | 极软而沉细 | 主阳气虚，或气血俱虚（以气虚为主） |
| | 3. 微 | 极细极软，按之无力，若有若无 | 主气血大虚，阳气暴脱 |
| | 4. 濡 | 浮细无力而软（如絮浮水） | 主虚证、湿困 |
| | 5. 散 | 浮大无根，应指散漫，按之消失，至数不齐 | 主脱证 |
| | 6. 芤 | 浮大中空而软，如按葱管 | 主亡血、伤津 |
| | 7. 革 | 浮而搏指，中空外坚，如按鼓皮 | 主亡血、失精、半产、漏下等 |

（二）实脉（一切有力脉象的总称）

（1）特征：脉来充实有力，其势来去俱盛，应指幅幅，脉大而长，寸关尺三部举按皆有力。见下图。

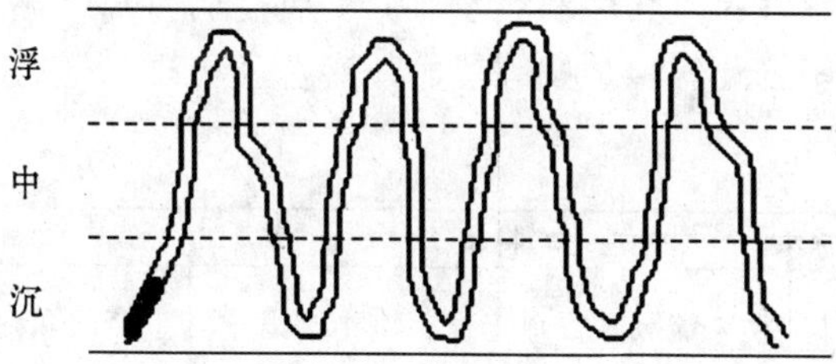


（2）意义：主实证（机理：邪气亢盛，而正气不虚，邪正相搏，气血壅盛）。亦可见于正常气血旺盛之人。

①脉实偏浮数为实热证；

②脉实偏沉迟为寒实证。

（3）相类脉：

| 相类点 | 相类脉 | 特征 | 意义 |
|---|---|---|---|
| 应指有力 | 1. 实 | 来去俱盛，脉大而长，寸关尺三部举按皆有力 | 主实证。可见正常人 |
| | 2. 洪 | 脉来宽大，来盛去衰 | 主热甚 |
| | 3. 长 | 脉体较长，应指超过寸关尺 | 主阳证、实证、热证。可见于正常人 |
| | 4. 弦 | 端直以长，如按琴弦 | 主肝胆病，诸痛证、痰饮等。健康中老年亦多见 |

## 六、脉流利度分类（滑涩）

（一）滑脉

（1）特征：往来流利，如盘走珠，应指圆滑。见下图。

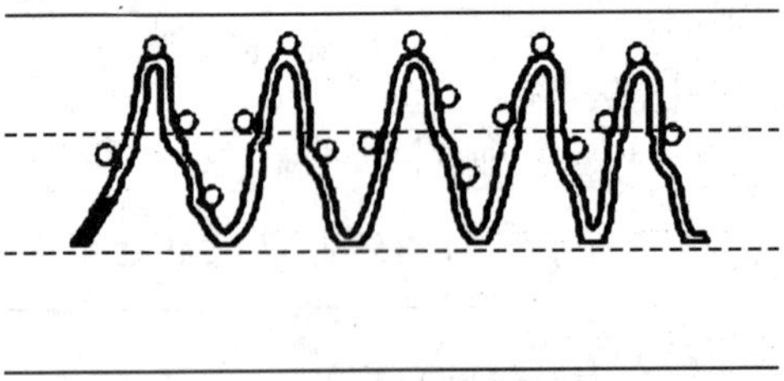


（2）意义：主痰饮、食滞、实热诸证。亦是青壮年的常脉、孕妇的孕脉。

①主痰饮、食滞、实热诸证（机理：痰饮、食滞等阴邪内盛，充盈脉道，气实血壅，鼓动脉气；火热之邪波及血分，血行加速）。

②正常可见于青壮年、孕妇等气血旺盛者（机理：气血旺盛之征象）。

（3）相类脉：

| 相类点 | 相类脉 | 特征 | 意义 |
|---|---|---|---|
| 往来流利圆滑 | 1. 滑 | 往来流利，如盘走珠，应指圆滑 | 主痰饮、食滞、实热诸证 |
| | 2. 动 | 脉体短小，滑数有力，应指跳突如豆，仅见于关上 | 主惊恐、疼痛 |

（二）涩脉

（1）特征：形细而行迟，往来艰涩不畅，脉律与脉力不匀，应指如轻刀刮竹。见下图。

（2）意义：多见于气滞血瘀、痰食内停和精伤、血少。

①主气滞血瘀、痰食内停（机理：邪气内停，脉道受阻，脉气往来艰涩

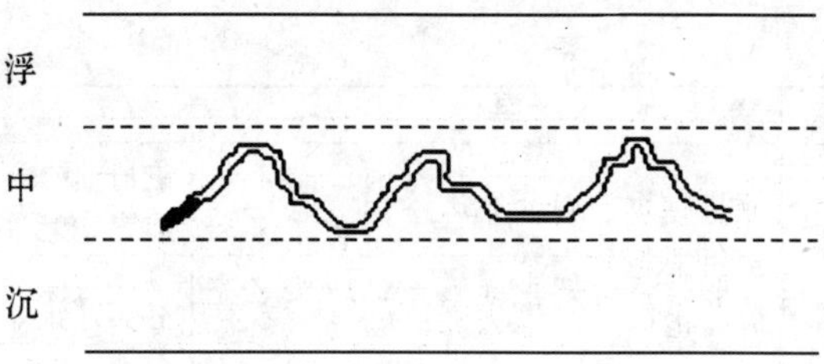


有力)；

②主精伤、血少（机理：精血亏少，脉道失濡，血行不畅，见涩而无力)。

（3）相类脉：

| 相类点 | 相类脉 | 特征 | 意义 |
|---|---|---|---|
| 不流利 | 1. 涩 | 往来艰涩不畅，脉律与脉力不匀，应指如轻刀刮竹 | 有力——主气滞血瘀，痰食内停<br>无力——主精伤、血少 |
| | 2. 结 | 缓而时止（不流利)，止无定数 | 有力——主阴盛气结<br>无力——主虚证 |
| | 3. 代 | 缓而时止（不流利)，止有定数 | 无力——主脏气衰微<br>有力——主痹病疼痛、跌扑损伤、七情过极 |

## 七、脉紧张度分类（弦濡）

（一）弦脉

（1）特征：端直以长，如按琴弦。见下图。

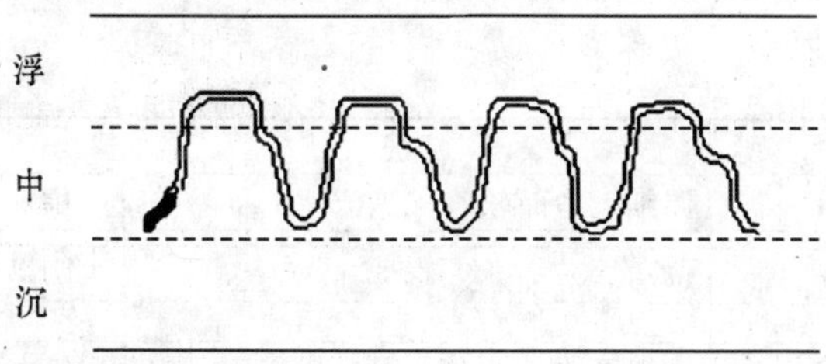


（2）意义：主肝胆病，疼痛、痰饮等，或为胃气衰败。亦见于中老年健康者。

①主肝胆病，疼痛、痰饮等（机理：寒热诸邪、痰饮内停、情志不遂、疼痛等均使肝失疏泄，气机郁滞，血气敛束不伸，脉管失其柔和)；

②亦见于中老年健康者（机理：精血衰减，脉道失濡无弹性)。

（3）相类脉：

| 相类点 | 相类脉 | 特征 | 意义 |
|---|---|---|---|
| 脉象紧急 | 1. 弦 | 端直以长，如按琴弦 | 主肝胆病，疼痛、痰饮等。健康中老年者亦多见 |
| | 2. 紧 | 脉形紧急，如牵绳转索，或按之左右弹指 | 主实寒证、疼痛、宿食内阻 |
| | 3. 革 | 浮而搏指，中空外坚如按鼓皮 | 主亡血、失精、半产、崩漏 |
| | 4. 牢 | 沉而实大弦长，轻取中取不应，沉取始得，坚定不移 | 主里证，见于阴寒内盛，疝气癥瘕 |

（二）濡脉

（1）特征：浮而细软，应指少力，如絮浮水，轻按相得，重按不显。见下图。

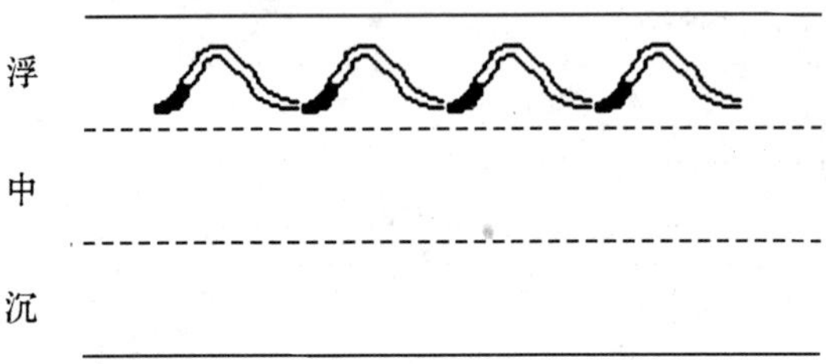


（2）意义：主诸虚、湿困。

①主诸虚（机理：精血阳气亏虚，无力运血）；

②主湿困（机理：湿邪阻遏阳气脉气不振）。

（3）相类脉：

| 相类点 | 相类脉 | 特征 | 意义 |
|---|---|---|---|
| 脉象松软无力（低紧张度） | 1. 濡 | 浮细无力而软（如絮浮水） | 主虚证、湿困 |
| | 2. 弱 | 极软而沉细 | 主阳气虚，或气血俱虚（以气虚为主） |
| | 3. 微 | 极细极软，按之无力，若有若无 | 主气血大虚，阳气暴脱 |
| | 4. 散 | 浮大无根，应指散漫，按之消失，至数不齐 | 主脱证 |
| | 5. 缓 | 一息四至，来去缓怠无力 | 主脾虚气血不足；湿邪 |

## 八、脉均匀度分类（结代促）

见下图。

| 相类点 | 相类脉 | 特征 | 意义 |
|---|---|---|---|
| 节律不齐，有间歇（机理：脉气不相连续） | 1. 结 | 缓而时止，止无定数 | 有力——主阴盛气结、寒痰血瘀<br>无力——主气血亏虚 |
| | 2. 代 | 缓而时止，止有定数 | 无力——主脏气衰微（心的器质性病变）<br>有力——主痹病疼痛、跌扑损伤、七情过极 |
| | 3. 促 | 数而时止，止无定数 | 有力——主阳盛实热、气血痰食阻滞<br>无力——脏器衰败（心气衰败，心阳虚浮） |
| | 4. 散 | 浮大无根，应指散漫，按之消失，至数不齐 | 主脱证 |
| | 5. 涩 | 往来艰涩，脉律与脉力不匀，应指如轻刀刮竹 | 气滞血瘀，痰食内停；主精伤、血少 |

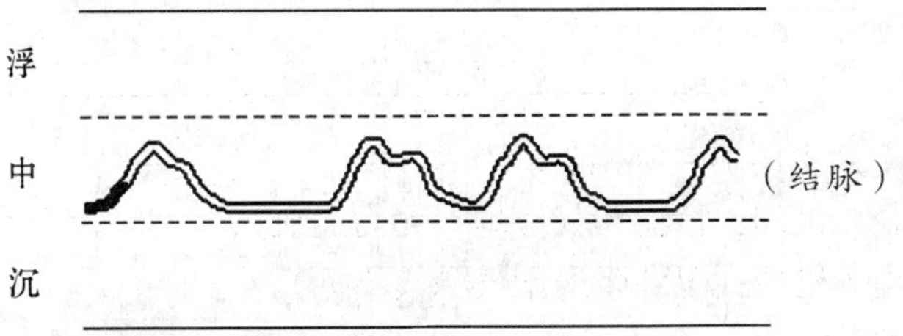


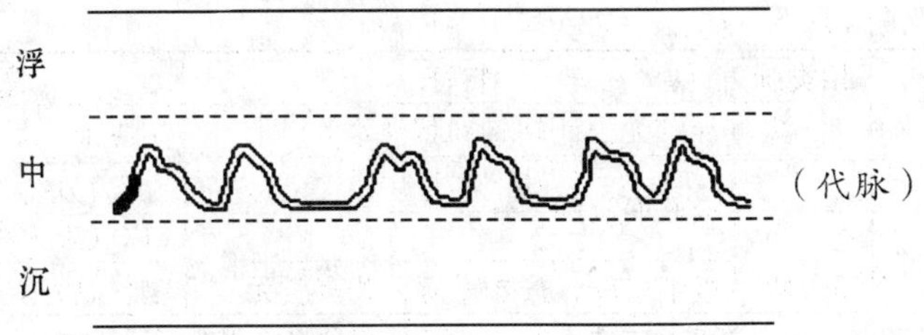


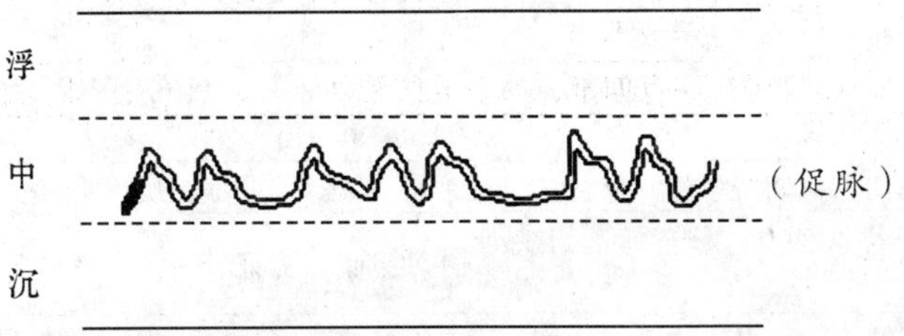

# 第五节　脉象类比、相兼脉及真脏脉

## 一、相类脉比较

| 分类 | 脉名 | 脉象 | 主病 |
|---|---|---|---|
| 浮脉类4 | 浮 | 轻取即得，重按稍减 | 主表证，也见于虚阳浮越证 |
| | 散 | 浮大无根，至数不齐 | 主脱证（元气离散、气血耗损、脏气衰竭） |
| | 芤 | 浮大中空而软，如按葱管 | 主亡血、伤津 |
| | 革 | 浮弦中空，如按鼓皮 | 主亡血、失精、半产、崩漏 |
| 沉脉类3 | 沉 | 轻取不应，重按始得 | 主里证 |
| | 伏 | 脉位更深，重按推筋着骨始得 | 主里证，见于邪闭、厥病、痛极 |
| | 牢 | 沉按实大弦长 | 主里证，见于阴寒内盛，疝气癥瘕 |
| 数脉类4 | 数 | 脉率加快，一息五至以上，不足七至 | 主热证，有力为实热，无力为虚热 |
| | 疾 | 脉来急疾，一息七八至 | 有力主阳邪盛极，无力主阴液枯竭，虚火至极 |
| | 动 | 脉形如豆，滑数有力 | 主惊恐、疼痛 |
| | 促 | 数而时止，止无定数 | 有力主阳热亢盛实证，无力主阴血不足 |
| 迟脉类4 | 迟 | 一息不足四至 | 主寒证，有力实寒，无力虚寒；亦见邪热结聚 |
| | 缓 | 一息四至，来去怠缓 | 主脾虚、湿困；亦见平人 |
| | 结 | 缓而时止，止无定数 | 有力主阴寒气结，无力主气血虚衰 |
| | 代 | 缓而时止，止有定数 | 主脏气衰微，或痹病疼痛、跌扑损伤、七情过极 |
| 虚脉类7 | 虚 | 轻按无力，重按空虚 | 主虚证（气虚、血虚） |
| | 濡 | 浮细而软 | 主诸虚（气血亏虚）湿困 |
| | 细 | 细小如丝线，应指明显 | 主诸虚劳损，气血两虚，又主伤寒、痛甚及湿证 |
| | 弱 | 极软而沉细 | 主阳气虚或气虚俱虚 |
| | 微 | 极细极软，按之欲绝，若有若无 | 主气血大虚，阳气暴脱 |
| | 涩 | 迟小而短，往来艰涩，如轻刀刮竹，似止非止 | 有力主痰食内停、气滞血瘀；无力主伤精、血少 |
| | 短 | 首尾俱短，应指不及本部 | 主气病，有力为气郁，无力为气损 |
| 实脉类7 | 实 | 来去俱盛，脉大而长，寸关尺三部举按皆有力 | 主实证。亦见于平人 |
| | 滑 | 应指圆滑，往来流利，如珠走盘 | 主痰饮、食滞、实热诸证。亦可见青壮年、孕妇 |
| | 洪 | 指下极大，来盛去衰 | 主邪热亢盛 |
| | 大 | 形体宽大，轻按即得，应指满大，无汹涌之势 | 有力主实证，邪热亢盛；无力主虚证，阴血虚衰。亦可见于气血旺盛之人 |
| | 弦 | 端直而长，如按琴弦 | 主肝胆病，诸痛证、痰饮等。亦见于健康中老年 |
| | 紧 | 脉来劲急有力，左右弹指如绞绳转索 | 主实寒证、痛证、宿食内停 |
| | 长 | 首尾端直，超出本位 | 主有余之证（阳证、实证、热证）。可见于平人 |

附：可见于正常人的脉象：

| | 可见于下列正常人 |
|---|---|
| 浮脉 | 瘦人肌薄者，或夏秋季正常人（浮为秋令平脉） |
| 沉脉 | 肥人厚脂者，或六脉皆沉而无症状者，或冬季正常人（沉为冬令平脉） |
| 迟脉 | 运动员，或经过体力锻炼者，以及正常人入睡后 |
| 缓脉 | 脉来和缓，为常脉特征 |
| 实脉 | 实脉和缓，且无病症表现者；或六脉均实大为气血旺盛之象 |
| 洪脉 | 夏季阳气亢盛，气血向外的正常人（洪为夏令平脉） |
| 大脉 | 寸口三部脉皆大而和缓、从容者，为体魄健壮征象 |
| 长脉 | 正常人气血旺盛，精气充盛，脉气有余者，可见柔和长脉，为强壮征象 |
| 滑脉 | 滑而和缓，为气血冲和之青壮年，以及孕妇（伴有停经） |
| 弦脉 | 健康中老年者，脉管生理性退化，多弦脉（弦亦为春季平脉） |
| 结、促脉 | 正常人偶因情绪激动、过劳、酗酒、饮用浓茶时可见结脉或促脉 |

## 二、相兼脉主病

相兼脉，即复合脉，指两种或两种以上单因素脉同时出现复合构成的脉象。其形成是因为疾病的正气多有盛衰，病因多相兼，病位病性多变化而成。它的构成原则为只要不是性质相反的脉都可构成相兼脉。其主病规律为：相兼脉主病等于该相兼的各单一脉象主病相合。如：浮为表，数为热，合而为表热；浮为表，迟为寒，合而为表寒；浮数而无力为表虚热，沉迟而有力为实寒。

常见相兼脉的主病有：

| 常见相兼脉 | | 主病意义 |
|---|---|---|
| 浮脉类 | 浮紧脉 | 主外感寒邪之表寒证，或风寒痹病疼痛 |
| | 浮缓脉 | 主风邪伤卫，营卫不和的太阳中风证 |
| | 浮数脉 | 主风热袭表的表热证 |
| 沉脉类 | 沉迟脉 | 主里寒证 |
| | 沉弦脉 | 主肝郁气滞，或水饮内停 |
| | 沉涩脉 | 主血瘀，尤常见于阳虚而寒凝血瘀者 |
| | 沉细数脉 | 主阴虚内热 |
| 弦脉类 | 弦紧脉 | 主寒主痛，常见于寒滞肝脉，或肝郁气滞，两胁作痛等病证 |
| | 弦数脉 | 主肝郁化火或肝胆湿热、肝胆上亢 |
| | 弦滑数脉 | 多见于肝火挟痰，肝胆湿热或肝阳上扰，痰火内蕴等证 |
| | 弦细脉 | 主肝肾阴虚或血虚肝郁，或肝郁脾虚等证 |
| 数脉类 | 滑数脉 | 主痰热、湿热或食积内热 |
| | 洪数脉 | 主气分热盛，多见于外感热病 |

### 三、真脏脉

真脏脉是在疾病危重期出现的无胃、无神、无根之脉。它的临床意义是真脏脉为病邪深重、元气衰竭、胃气亡败、病情危重的征象，又称败脉、绝脉、死脉、怪脉。

真脏脉的内容有：

（1）无胃脉：无冲和之意，应指坚搏为特征。如偃刀脉、转豆脉、弹石脉。

（2）无神脉：脉率无序，脉形散乱为特征。如雀啄脉、屋漏脉、解索脉、麻促脉。

（3）无根脉：虚大无根或微弱不应指为特征。如釜沸脉、鱼翔脉、虾游脉。

## 第六节　诊妇人脉与小儿脉

### 一、诊妇人脉

（一）诊月经脉

（1）月经：妇人左关、尺脉忽洪大于右手，口不苦，身不热，腹不胀，是月经将至。寸关脉调和而尺脉弱或细涩者，月经多不利。

（2）闭经：妇人闭经，尺脉虚细涩者，多为精血亏少的虚闭；尺脉弦涩者，多为气滞血瘀的实闭；脉象弦滑者，多为痰湿阻于胞宫。

（二）诊妊娠脉

（1）已婚妇女平时月经正常，而突然停经，脉来滑数冲和，兼有饮食偏嗜等症状者，是妊娠的表现。妊娠脉象的特点是少阴脉（神门及尺部）脉动加强，此为血聚养胎、胎气鼓动肾气所致。

（2）如果受孕后因母体气血亏损或胎元不固，或经产妇亦可见脉细软，或不滑利，应当引起重视。

（3）凡孕妇之脉沉而涩，多提示精血不足，胎元已受影响；涩而无力是阳气虚衰、胞中死胎或为痞块。

（三）诊临产脉

（1）孕妇即将分娩的脉象特点，历代医家亦有不同的阐述。

（2）《诸病源候论》说："孕妇诊其尺脉，急转如切绳转珠者，即产也。"

（3）《医存》说："妇人两中指顶节之两旁，非正产时则无脉，不可临盆，若此处脉跳，腹连腰痛，一阵紧一阵，乃正产时也。”这种中指指节两旁动脉的明显搏动亦称临产离经脉。

## 二、诊小儿脉

（一）诊小儿脉的主要方法：一指定三关

一指定三关的操作方法是：用左手握住小儿的手，对3岁以下的小儿，可用右手大拇指按于小儿掌后高骨部脉上，不分三部，以定至数为主。亦有用食指直压三关，或用食指拦度脉上而辗转以诊之。对3～5岁的小儿，则以高骨中线为关，以一指向两侧滚转寻察三部；6～8岁小儿，则可挪动拇指诊三部；9～10岁，可以次第下指，依寸、关、尺三部诊脉；10岁以上，可按成人三部脉法进行辨析。

（二）诊小儿脉意义

（1）小儿脉象一般只诊浮沉、迟数、强弱、缓紧，以辨别阴阳、表里、寒热和邪正盛衰，不详求二十八脉。

（2）2～3岁的小儿，一息6～7至为平脉；5～6岁小儿，一息6至为平脉，7至以上为数脉，4～5至为迟脉。

（三）常见小儿病脉

| | | | |
|---|---|---|---|
| 浮 | 有力——表实证 | 沉 | 有力——里实证 |
| | 无力——表虚证 | | 无力——里虚证 |
| 迟 | 有力——里寒证 | 数 | 浮数——表热证 |
| | 无力——里虚寒证 | | 沉数——里热证 |
| 滑 | 痰热、食积 | | 有力——实热证 |
| 结代 | 心气、心阳不足 | | 无力——虚热证 |
| 濡 | 湿证 | | |

# 第七节　脉症顺逆与从舍

## 一、含义

脉症顺逆，是指从脉症的相应、不相应来判断疾病的顺逆。

| 症 | 脉 | 意义 | 顺逆 |
|---|---|---|---|
| 有余实证 | 脉洪、数、实 | 邪实正盛，正能抗邪 | 顺 |
| | 脉细、微、弱 | 邪盛正虚，易致邪陷 | 逆 |
| 暴病新病 | 脉浮、洪、数、实 | 正气充盛能抗邪 | 顺 |
| | 脉沉、细、微、弱 | 正气已衰 | 逆 |
| 久病 | 脉沉、微、细、弱 | 有邪衰正复之机 | 顺 |
| | 脉浮、洪、数、实 | 正衰而邪不退 | 逆 |

注意：①脉症相应者为顺，不相应者为逆；②既然有脉与症不相应的情况，其中必有一真一假，或为症真脉假，或为症假脉真，所以临证时必须辨明脉症的真假以决定取舍，或舍脉从症，或舍症从脉。

### 二、脉症从舍类型

（一）舍脉从症

在症真脉假的情况下，必须舍脉从症。

例如，症见腹胀满，疼痛拒按，大便燥结，舌红苔黄厚焦躁，而脉迟细者，则症所反映的是实热内结胃肠，是真；脉所反映的是因热结于里，阻滞血脉流行，故出现迟细脉，是假象，此时当舍脉从症。

（二）舍症从脉

在症假脉真的情况下，必须舍症从脉。

例如，伤寒，热闭于里，症见四肢厥冷，而脉滑数，脉所反映的是真热；症所反映的是由于热邪内伏、格阴于外而出现四肢厥冷，是假寒，此时当舍症从脉。

注意：脉有从舍，说明脉象只是疾病临床表现的一个方面，因而不能把它作为疾病诊断的唯一依据，只有全面运用四诊，四诊合参，才能从舍得宜而获得正确的诊断。

## 第八节　脉诊意义

### 一、辨别病证的部位

如浮主表，沉主里；左手寸口分属心、肝胆、肾，右手寸口分属肺、脾胃、肾。

## 二、判断病证的性质

如八纲脉见浮沉迟数大小滑涩，分候表里寒热虚实。

## 三、分辨邪正的盛衰

如有力脉多为邪气亢盛、正气不衰的实证；无力脉多为气血不足、精亏、阳气衰微之虚证。

## 四、推断病证的进退

（1）外感病：脉象由浮转沉，病邪由表入里；由沉转浮，病邪由里出表。

（2）久病：脉象和缓，或脉力渐增，提示胃气渐复，疾病向愈；久病脉虚大，提示邪盛正衰，病情加重。

（3）热病：多滑数，若汗出热退，脉转缓和，为好转之象；若大汗热退身凉而脉来急促、烦躁为病进，有亡阳的可能。

# 练习题

## 一、填空题

1. 西晋王叔和所著的__________记载了__________脉，是我国现存最早的脉学专著。

2. 《景岳全书·脉神章》载有正脉__________部。

3. 李时珍的《濒湖脉学》载__________脉。

4. 遍诊法上部天指__________，上部人指__________，上部地指__________；中部天指__________，中部人指__________，中部地指__________。

5. 张仲景在《伤寒杂病论》中常用__________、__________、__________三部诊法。

6. 构成脉象的八个要素是__________、__________、__________、__________、__________、__________、__________、__________。

7. 脉象是__________的形象，脉象的产生有赖于__________。

8. 平脉的特点是__________、__________、__________。

9. 儿童脉象多__________，青年脉象多__________，老人脉象多__________，妇人脉象多__________，肥胖者脉多__________，消瘦者脉多__________。

10. 平脉春季微__________，夏季微__________，秋季微__________，冬季微__________。

11. 浮脉主__________，亦见于__________。

12. 迟脉为__________的主脉，亦可见于__________。

13. 缓脉有两种意义：一是__________，是__________的表现；二是__________。

14. 长脉主__________、__________、__________。亦见于正常人，为强壮之象，是__________、气机条畅的反映。

15. 短脉主__________，短而有力为__________，短而无力为__________。

16. __________是形成脉象的主要脏器，__________是形成脉象的物质基础。

17. 动脉具有__________、__________、__________三种脉象的特征，多见于__________、__________。

18. 濡脉主__________、__________。

19. 脉位较浮的脉有__________、__________、__________、__________、__________、__________。

20. 脉力较强的脉有__________、__________、__________、__________、__________、__________、__________。

21. 节律不一致的脉有__________、__________、__________、__________、__________。

22. 脉诊的意义包括__________、__________、__________、__________。

23. 脉象的至数与心脏搏动的__________、__________相应。

24. 正常人在__________或__________时脉率加速。

25. 脉贵有根的特征是__________、__________。

26. 《素问·三部九候论》有__________诊法；《灵枢·终始》有__________诊法。

27. 寸口脉分__________三部，每一部又分__________三候。

28. 脉神的特征主要是__________与__________两个方面。

29. 肥胖者脉多__________，消瘦者脉多__________。

30. 运动、饱食、酒后脉多__________，饥饿时脉率多__________。

31. 迟脉的脉象特征是脉来__________，一息脉动__________至。

32. 弦脉的脉象特征为__________，__________。

33. 细脉的脉象特征为__________，__________。

34. 常人平缓脉的脉象特征为__________，__________。

## 二、名词解释

1. 真脏脉 2. 相兼脉 3. 平息定至 4. 总按 5. 六阴脉 6. 反关脉

## 三、单项选择题

1. 脉象有神是指（ ）。

A. 从容和缓　B. 节律一致　C. 柔和有力
D. 沉取有力　E. 不浮不沉

2. 有根之脉象是指（ ）。

A. 不浮不沉　B. 节律一致　C. 不快不慢
D. 和缓有力　E. 沉取尺部应指有力

3. 由于气候对脉象的影响，平脉在秋天可以稍（ ）。

A. 弦　B. 洪　C. 濡
D. 浮　E. 沉

4. 用不轻不重指力持脉，按到肌肉者叫做（ ）。

A. 浮取　B. 总按　C. 沉取
D. 单按　E. 中取

5. 按脉时需重按推筋着骨始得为（ ）。

A. 伏脉　B. 沉脉　C. 牢脉
D. 弱脉　E. 革脉

6. 虚脉的形象是（ ）。

A. 三部脉举之无力，按之空虚　B. 沉细而软，应指无力
C. 极细极软，似有似无　D. 脉体如线，软弱无力
E. 浮而细软，应指无力

7. 以下不是重按始得的脉象的是（ ）。

A. 沉脉　B. 伏脉　C. 牢脉
D. 革脉　E. 弱脉

8. 气滞血瘀的病证可见（ ）。

A. 革脉　B. 虚脉　C. 涩脉
D. 疾脉　E. 实脉

9. 弱脉与濡脉的主要区别在于（ ）。

A. 脉势　B. 脉态　C. 脉位
D. 节律　E. 至数

10. 以下不是一息五至以上的脉象的是（ ）。

A. 动脉　B. 促脉　C. 数脉
D. 结脉　E. 疾脉

11. 脉沉细而应指无力为（　）。
A. 濡脉　B. 微脉　C. 细脉
D. 弱脉　E. 虚脉

12. 浮紧的脉象主病常为（　）。
A. 表虚证　B. 表寒证　C. 表热证
D. 表湿证　E. 表证挟痰

13. 举之脉形浮大，稍用重力按之则无，称为（　）。
A. 濡脉　B. 芤脉　C. 革脉
D. 散脉　E. 洪脉

14. 以下不是轻取即得的脉象的是（　）。
A. 浮脉　B. 濡脉　C. 洪脉
D. 牢脉　E. 芤脉

15. 实热证可以见（　）。
A. 濡脉　B. 革脉　C. 迟脉
D. 芤脉　E. 紧脉

16. 脉来极细而软，按之欲绝，若有若无，称为（　）。
A. 弱脉　B. 虚脉　C. 涩脉
D. 微脉　E. 濡脉

17. 脉在皮肤，浮数之极，至数不清，称之为（　）。
A. 鱼翔脉　B. 虾游脉　C. 釜沸脉
D. 屋漏脉　E. 雀啄脉

18. 结脉、代脉、促脉，其脉象的共同点是（　）。
A. 脉来较数　B. 脉来时止　C. 止无定数
D. 脉来缓慢　E. 止有定数

19. 结脉的脉象是（　）。
A. 数而一止，止无定数　B. 数而一止，止有定数　C. 缓而时止，止无定数
D. 缓而时止，止有定数　E. 止有定数，良久方来

20. 沉按实大弦长称之为（　）。
A. 长脉　B. 弦脉　C. 伏脉
D. 牢脉　E. 紧脉

21. 濡脉的脉象是（　）。
A. 软而沉细　B. 浮而细软　C. 来去怠缓

D. 浮大无力　　E. 脉细如线

22. 牢脉的脉象是（　）。

A. 轻取不应，重按始得　B. 三部举按均有力　C. 脉长而弦硬

D. 沉按实大弦长　E. 推筋着骨始得

23. 弦脉的脉象是（　）。

A. 端直而长　B. 脉来绷急　C. 浮而搏指

D. 沉按实大　E. 状如波涛

24. 滑脉的脉象是（　）。

A. 轻取即得　B. 往来流利　C. 三部举按均有力

D. 来盛去衰　E. 厥厥动摇

25. 下列诸脉，除哪一项外，脉位皆表浅（　）。

A. 浮脉　B. 芤脉　C. 濡脉

D. 散脉　E. 弱脉

26. 下列诸脉，除哪一项外，皆主虚证（　）。

A. 弱脉　B. 迟脉　C. 微脉

D. 细脉　E. 濡脉

27. 下列诸脉，除哪一项外，皆主痛证（　）。

A. 弦脉　B. 紧脉　C. 滑脉

D. 伏脉　E. 动脉

28. 下列诸脉，除哪一项外，皆主痰饮证（　）。

A. 滑脉　B. 弦脉　C. 促脉

D. 结脉　E. 濡脉

29. 暴病见下列诸脉，除哪一项外，均为脉症相应（　）。

A. 浮脉　B. 沉脉　C. 洪脉

D. 数脉　E. 实脉

30. 脉来急数而时一止，止无定数，指的是（　）。

A. 疾脉　B. 促脉　C. 结脉

D. 动脉　E. 代脉

31. 脉形浮大无力，按之中空，属于（　）。

A. 散脉　B. 虚脉　C. 芤脉

D. 革脉　E. 濡脉

32. 脉症相应为顺，下列何项为逆（　）。

A. 表证见浮脉　B. 里证见沉脉　C. 久病见浮脉

D. 暴病见浮脉　E. 有余之证见实脉

33. 脉来如线，软弱无力，应指明显，称为（　）。
A. 弱脉　B. 濡脉　C. 细脉
D. 微脉　E. 散脉
34. 肝胆病、痛证、痰饮证常见的脉象为（　）。
A. 紧脉　B. 结脉　C. 滑脉
D. 弦脉　E. 促脉
35. 二十八脉中，具备沉弦长实大之脉象特点的脉是（　）。
A. 芤脉　B. 伏脉　C. 紧脉
D. 革脉　E. 牢脉
36. 弱脉与濡脉的共同特征是（　）。
A. 脉细如线　B. 细而无力　C. 浮而无力
D. 沉而无力　E. 脉来无力
37. 浮而细软的脉象是（　）。
A. 虚脉　B. 细脉　C. 濡脉
D. 微脉　E. 弱脉
38. 三部脉举之无力，按之空虚的是（　）。
A. 浮脉　B. 虚脉　C. 散脉
D. 牢脉　E. 伏脉
39. 表证有痰饮常见的脉象是（　）。
A. 浮脉　B. 浮缓脉　C. 浮数脉
D. 浮紧脉　E. 浮滑脉
40. 下列不是涩脉的主病的是（　）。
A. 气滞　B. 血少　C. 血瘀
D. 精伤　E. 湿阻
41. 气滞血瘀、精伤血少之证往往见（　）。
A. 涩脉　B. 实脉　C. 革脉
D. 弦脉　E. 促脉
42. 关于相反的两种脉象，下列错误的是（　）。
A. 迟脉与数脉　B. 浮脉与沉脉　C. 洪脉与弦脉
D. 滑脉与涩脉　E. 紧脉与缓脉
43. 浮滑脉的主病多为（　）。
A. 痰热互结　B. 饮食停滞　C. 湿热内蕴
D. 风痰　E. 风热袭表
44. 脉来去俱盛，三部举按均有力的是（　）。

A. 洪脉　　B. 滑脉　　C. 紧脉
D. 实脉　　E. 弦脉

45. 弦细脉的主病为（　）。
A. 肝郁气滞　　B. 阴虚有热　　C. 寒滞肝脉
D. 血虚肝郁　　E. 肾精不足

46. 沉涩脉的出现常为（　）。
A. 肝郁气滞　　B. 水饮内结　　C. 寒凝血瘀
D. 脾肾阳虚　　E. 血虚肝郁

47. 脉率迟缓，时见一止，止无定数的脉象是（　）。
A. 代脉　　B. 促脉　　C. 涩脉
D. 结脉　　E. 紧脉

48. 脉象浮而细软称为（　）。
A. 濡脉　　B. 散脉　　C. 芤脉
D. 弱脉　　E. 缓脉

49. 不可见于正常人的脉象是（　）。
A. 浮脉　　B. 滑脉　　C. 濡脉
D. 沉脉　　E. 疾脉

50.《濒湖脉学》所载病脉有（　）。
A. 24 种　　B. 28 种　　C. 32 种
D. 27 种　　E. 16 种

51. 气血两虚证不易见于下述何种脉象（　）。
A. 濡脉　　B. 弱脉　　C. 涩脉
D. 细脉　　E. 缓脉

52. 脉形如豆，厥厥动摇，滑数有力，属于（　）。
A. 促脉　　B. 动脉　　C. 疾脉
D. 短脉　　E. 紧脉

53. 脉在皮肤，头定而尾摇，似有似无是（　）。
A. 鱼翔脉　　B. 虾游脉　　C. 雀啄脉
D. 转豆脉　　E. 弹石脉

54. 解索脉的表现是（　）。
A. 脉来乍疏乍密　　B. 脉连连数急三五不调　　C. 脉搏极慢，良久一至
D. 脉动短小坚搏　　E. 脉急促而坚硬

55. 以下何脉不主宿食（　）。
A. 紧脉　　B. 促脉　　C. 滑脉

D. 结脉　　E. 涩脉

56. 素体痰盛而感受外邪者的脉象是（　）。

A. 浮数脉　　B. 滑数脉　　C. 浮紧脉

D. 弦滑脉　　E. 以上都不是

57. 脉有胃气最主要的表现为（　）。

A. 不浮不沉　　B. 柔和有力　　C. 不大不小

D. 从容和缓流利　　E. 尺脉有力

58. 四季平脉应是（　）。

A. 春钩夏弦秋毛冬石　　B. 春弦夏毛秋钩冬石　　C. 春弦夏钩秋毛冬石

D. 春弦夏石秋钩冬毛　　E. 春毛夏钩秋弦冬石

59. 下列不属于复合脉的脉象是（　）。

A. 浮脉　　B. 洪脉　　C. 芤脉

D. 牢脉　　E. 弦脉

60. 芤脉的脉象是（　）。

A. 轻按搏指，中空外坚　　B. 浮大无力，按之中空　　C. 脉位浅表，细软无力

D. 浮大无根　　E. 举之无力，按之空虚

61. 芤脉与革脉的相同特点是（　）。

A. 浮而不聚　　B. 浮而无力　　C. 浮而中空

D. 脉位浅表，脉体阔大　　E. 脉位浅表，细软无力

62. 下列不属于真脏脉的是（　）。

A. 怪脉　　B. 败脉　　C. 绝脉

D. 死脉　　E. 六阴脉

63. 脉形短而圆，滑数有力之脉是（　）。

A. 洪脉　　B. 牢脉　　C. 弦脉

D. 疾脉　　E. 动脉

64. 缓脉常见于（　）。

A. 水饮停聚　　B. 湿邪阻滞　　C. 气滞血瘀

D. 阴寒积聚　　E. 痰浊阻滞

65. 下列不是细脉的主病的是（　）。

A. 气虚　　B. 血虚　　C. 气滞血瘀

D. 湿病　　E. 劳损

66. 典型的虚脉特征是（　）。

A. 沉细而软弱无力　　B. 脉细如线，软弱无力　　C. 极细极软，似有似无

D. 举之无力，按之空虚　　E. 浮而细软，按之无力

67. 虚脉与浮脉的主要区别是（　）。

A. 力量的不同　B. 脉位的不同　C. 至数的不同

D. 节律的不同　E. 流利度的不同

68. 下列不属于沉脉类的是（　）。

A. 伏脉　B. 沉脉　C. 微脉

D. 弱脉　E. 牢脉

69. 下列哪一种脉象不见于平人之常脉（　）。

A. 缓脉　B. 洪脉　C. 实脉

D. 大脉　E. 紧脉

70. 痰饮证多见（　）。

A. 濡脉　B. 弦脉　C. 革脉

D. 动脉　E. 短脉

71. 革脉的脉象特征是（　）。

A. 如水漂木　B. 如按葱管　C. 如按琴弦

D. 如按鼓皮　E. 如盘走珠

72. 以下脉率不在一息五至以上的是（　）。

A. 动脉　B. 促脉　C. 洪脉

D. 疾脉　E. 数脉

73. 浮紧脉的主病是（　）。

A. 痰饮内停　B. 太阳伤寒　C. 表证挟痰

D. 太阳中风　E. 阳虚寒凝

74. 下列哪项在脉力上较平脉弱（　）。

A. 紧脉　B. 濡脉　C. 牢脉

D. 滑脉　E. 动脉

**四、多项选择题**

1. 脉有神的特征有（　）。

A. 不浮不沉　B. 柔和有力　C. 不大不小

D. 节律整齐　E. 沉取不绝

2. 滑数脉的主病有（　）。

A. 痰热痰火　B. 肝火挟痰　C. 气分热盛

D. 肝气郁滞　E. 痰盛外感

3. 濡脉的主病有（　）。

A. 气血不足　B. 脾虚　C. 湿邪困脾

D. 瘀血　E. 痰饮

4. 临床上实热证可见（　）。

A. 促脉　　B. 牢脉　　C. 迟脉

D. 动脉　　E. 滑脉

5. 脉有胃气的表现有（　）。

A. 不浮不沉　　B. 不快不慢　　C. 不强不弱

D. 不大不小　　E. 从容和缓流利

6. 阳虚证可见（　）。

A. 沉迟无力脉　　B. 沉细而数脉　　C. 细数无力脉

D. 沉迟而紧脉　　E. 浮而无根脉

7. 滑数脉主（　）。

A. 痰火　　B. 肝郁化火　　C. 内热食积

D. 外感风热　　E. 实热

8. 仲景三部诊法，是指诊（　）。

A. 人迎脉　　B. 神门脉　　C. 寸口脉

D. 合谷脉　　E. 趺阳脉

9. 真脏脉的临床意义是（　）。

A. 多见于疾病后期　　B. 主大实大热之证　　C. 属阴阳离绝之候

D. 表示脏腑精气衰竭　　E. 为胃气败绝之兆

10. 气血亏虚常见（　）。

A. 弱脉　　B. 虚脉　　C. 结脉

D. 短脉　　E. 细脉

11. 寸口脉之三部九候是指（　）。

A. 寸关尺　　B. 天人地　　C. 浮中沉

D. 上中下　　E. 人迎，气口，趺阳

12. 下列哪些属于脉象要素（　）。

A. 脉搏　　B. 脉位　　C. 至数

D. 脉宽　　E. 脉长

13. 实寒证可见（　）。

A. 伏脉　　B. 紧脉　　C. 滑脉

D. 洪脉　　E. 牢脉

14. 弦脉常见于（　）。

A. 瘀血　　B. 湿热　　C. 肝病

D. 痛证　　E. 痰饮

15. 下列哪些情况可见滑脉（　）。
A. 气机郁滞　B. 食积胃肠　C. 湿热内蕴
D. 燥痰结肺　E. 妇女妊娠
16. 脉之有根主要表现为（　）。
A. 不浮不沉　B. 柔和有力　C. 迟脉有力
D. 沉取不绝　E. 从容和缓
17. 痛证常见的脉象有（　）。
A. 滑脉　B. 动脉　C. 弦脉
D. 伏脉　E. 紧脉
18. 节律不齐的脉有（　）。
A. 结脉　B. 代脉　C. 促脉
D. 动脉　E. 散脉
19. 涩脉的主病有（　）。
A. 气滞血瘀　B. 痰食胶固　C. 精伤血少
D. 湿邪阻滞　E. 元气离散
20. 脉象的形成与下列因素有关的是（　）。
A. 心脏的搏动　B. 气血的充盈　C. 肺朝百脉
D. 肝藏血　E. 脾统血
21. 下列属于脉象要素的是（　）。
A. 脉动　B. 脉力　C. 紧张度
D. 流利度　E. 均匀度
22. 至数较缓慢的脉有（　）。
A. 迟脉　B. 动脉　C. 结脉
D. 促脉　E. 缓脉
23. 弦数脉的主病有（　）。
A. 肝郁化火　B. 内热食积　C. 肝胆湿热
D. 水饮内停　E. 肝胆上亢
24. 下列哪些脉有脉动节律的改变（　）。
A. 涩脉　B. 动脉　C. 结脉
D. 代脉　E. 促脉
25. 下列脉象其脉位浮的有（　）。
A. 弱脉　B. 洪脉　C. 细脉
D. 革脉　E. 牢脉

26. 脉位较沉的脉有（　）。

A. 伏脉　　B. 牢脉　　C. 濡脉

D. 弱脉　　E. 散脉

**五、判断题**

1. 肺气对脉率脉形都有影响。（　）。
2. 肝气充盛则脉搏重按不绝，尺脉有力，是谓有根。（　）。
3. 谷气来也，徐而和缓是指脉之有根。（　）。
4. 寸口脉分为寸关尺三部，每部分浮中沉三候。（　）。
5. 只要脉象有胃，有神，有根，均属于平脉范围。（　）。
6. 气血不足可致细脉，故细脉主病可概言为虚。（　）。
7. 浮脉主表证，也主里证。（　）。
8. 迟脉主寒证，也可见于热证。（　）。
9. 重体力劳动者和运动员在静息状态时可见迟脉。（　）。

**六、问答题**

1. 脉有胃气表现在哪些方面？
2. 试述平脉的脉象特征及临床意义。其生理变异与哪些因素有关？
3. 什么叫六阳脉？
4. 阳气亏虚者可以见到哪些脉象？有何共同特征？并简述其病机。
5. 什么叫浮脉？其临床意义是什么？
6. 试举出四种主痛的脉象，并指出其脉象特征。
7. 什么叫缓脉？其临床意义是什么？
8. 简述洪脉的脉象特征及临床意义。
9. 简述细脉的脉象特征及临床意义。
10. 什么叫短脉？临床意义如何？
11. 试举出四种脉力较强的脉象，并指出其脉象特征及临床意义。
12. 简述虚脉的脉象特征及临床意义。
13. 简述涩脉的脉象特征及临床意义。
14. 指出四种紧张度较高的脉象并指出其脉象特征及临床意义。
15. 促脉、结脉、代脉三脉脉象有何异同？
16. 弦紧脉、弦滑数脉、弦细脉的临床意义是什么？
17. 何谓相兼脉？请举例（至少四例）说明相兼脉的临床意义。

# 第六章　按　诊

【学习要点】

1. 掌握按诊的方法，按脘腹的内容及意义。

2. 熟悉按诊的意义，按胸胁、按肌肤、按手足、按腧穴的内容与意义。

3. 了解按诊的研究进展。

【基本概念】

按诊是指医生用手触摸、按压病人的某些部位，以了解局部冷热、润燥、软硬、压痛、肿块或其他异常变化，从而推断病位、病性、病情等的一种诊病方法。

## 第一节　按诊的方法与意义

### 一、按诊的体位

（1）基本体位：坐位或仰、侧卧位。

（2）坐位和仰、侧卧位按诊的操作：

①病人取坐位时，医生面对病人，用左手稍扶病体，右手触摸按压某一局部。

②按胸腹时，病人仰卧，全身放松，医生站在病人右侧，用右手或双手对病人胸腹某些部位进行按诊。

③按腹内肿块或腹肌紧张时，病人屈起双膝，使腹肌松弛或做深呼吸，以便切按。

### 二、按诊的手法：触、摸、按、叩

（一）触法

（1）含义：用手指或手掌轻触或轻柔地进行滑动并触摸病人局部皮肤，以了解其凉热、润燥等（温度、湿度）的方法。

（2）意义：辨外感、内伤，汗出与否，以及阳气阴津盈亏。

（二）摸法

（1）含义：用手指稍用力寻抚局部，以了解局部的感觉、有无疼痛和肿物，以及肿物部位的范围及肿胀程度的方法。

（2）意义：辨病位及疾病虚实。

（三）按法

（1）含义：用重手按压或推寻局部，以了解深层部位有无压痛或肿块，肿块的形态、大小、质地、活动程度等的方法。

（2）意义：辨脏腑虚实和邪气的痼结。

（3）触、摸、按三法的区别：

| 按法 | 顺序 |
|---|---|
| 触法——不用力轻诊皮肤 | 先触摸，后按压 |
| 摸法——稍用力达于肌层 | 由轻而重，由浅入深 |
| 按法——重用力诊筋骨或腹腔深部 | 先远后近，先上后下 |

（四）叩法

（1）含义：用手叩击病体某部，通过震动产生叩击音、波动感或震动感，以定病性和程度的方法。

（2）手法：有直接叩击法和间接叩击法（拳掌叩击法、指指叩击法）两种手法。

（3）意义：辨病性及病情。

### 三、注意事项

（1）根据病位，选择适当的体位和方法。

（2）医生举止稳重大方，态度严肃认真，手法轻巧柔和，忌用力过重或冷手按诊。

（3）取得病人配合，让其准确反映病位感觉。

（4）注意边诊边察病人表情变化，以知病痛的准确部位和程度。

（5）注意转移病人的注意力，减少因精神紧张而出现的假象反应。

## 第二节　按诊的内容

### 一、按胸胁

按胸胁是指根据病情的需要，有目的地对前胸和胁肋部进行触摸、按压或叩击，以了解局部及内脏病变的情况的诊断方法。

胸胁部位：①前胸，缺盆（锁骨上窝）至横隔以上；②侧胸部，胁肋、胁部（见下图）。

按胸胁可以诊局部皮肤、经络、骨骼病变，诊察心、肺、肝、胆等脏腑，以及乳房病变。

（一）按胸部

（1）正常情况：

①叩诊音——清音。

②肺下界——锁骨中线第6肋、腋中线第8肋、肩胛线第10肋。

（2）病理意义：

①肺下界下移——肺胀、腹腔脏器下垂等。

②肺下界上移——肺痿、悬饮、鼓胀、腹内肿瘤等。

③前胸高起，叩之膨膨然而音清——肺胀。

④按之胸痛，叩之音实——水结胸膈或痰热壅肺、肺痈、肺内肿瘤等。

⑤局部青紫肿胀拒按——胸部外伤。

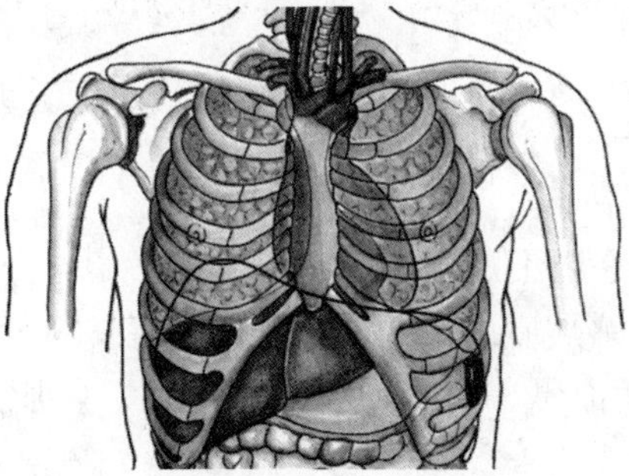

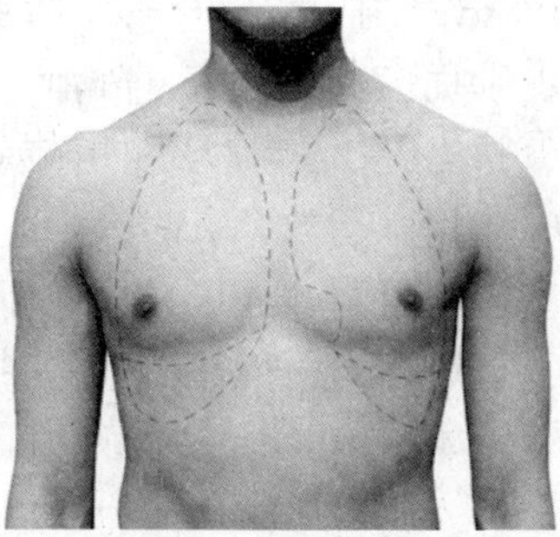

（二）乳房按诊

（1）内容：乳房肿块数目、部位、大小、外形、硬度、压痛、活动度，以及腋窝、锁骨下淋巴结情况。

（2）意义：

①乳癖——肿块大小不一，边界不清，质地不硬，疼痛。

②乳核——肿块硬结，边界清楚，表面光滑，活动度好，不痛。

③乳痨——肿块边界不清，破溃后流夹有豆渣样物的清稀的脓液。

④乳癌——肿块质硬，形状不规则，边界不清，腋窝可扪及肿块。

⑤乳疬——见于女子月经将行的青春发育期，或男子、儿童一侧或两侧乳晕部有扁圆形稍硬的肿块，触之疼痛。

（三）虚里按诊

（1）虚里的部位：左乳下第4、5肋间，即心尖搏动处。

（2）诊虚里方法：诊虚里时，病人坐位或仰卧位，医生站其右侧，用右手平抚虚里处。

（3）正常虚里按诊：虚里搏动不显，按之应手，搏动范围直径约2～2.5cm，动而不紧，缓而不怠，动气聚而不散，节律清晰。

（4）按虚里意义：可测宗气强弱、疾病虚实、预后吉凶。

（5）按虚里内容：有无搏动，搏动部位及范围，搏动强度、节律、频率、聚散等。

（6）虚里搏动移位的原因：

①心脏增大（心痹、先天性心脏病）。

②鼓胀、肿瘤使腹部胀大，心位抬高。

③气胸、悬饮、肿瘤等胸腔疾病。

④胸部畸形，如漏斗胸、脊柱弯曲等。

（7）其他异常的病理意义：

①按之动而微弱——宗气内虚或饮停心包。

②动而应衣——宗气外泄。

③按之弹手，洪大而搏，或绝而不应——心肺气绝，证属危候。

④虚里脉动数急，时有一止——中气不守。

⑤搏动迟弱，或久病体虚而动数——心阳不足。

⑥虚里动高，聚而不散——热甚（外感热盛或小儿食滞、痘疹将发）。

⑦影响虚里脉动改变的非病理因素：惊恐、大怒或剧烈运动后，及肥胖之人。

（四）胁部按诊

（1）诊胁肋的部位：①右侧：肝胆；②左侧：脾脏（见下图）。

（2）方法：病人仰卧或侧卧，医生站在腋下至肋弓部进行按、扣，同时还应从上腹部中线向两侧肋弓轻循，并按至肋弓。

（3）正常两胁按诊：两胁部（包括肋缘下）无脏可触及，无压痛。只有腹壁肌肉松弛者，偶可在右肋弓下缘触及肝脏下缘，质地柔软，无压痛。

（4）胁部按诊内容：注意有无肿块及压痛，肿块的质地、大小、形态等。

（5）病理意义：

①胁痛喜按，胁下按之空虚无力——肝虚。

②胁下肿块，刺痛拒按——气滞血瘀。

③右胁下肿块，按之表面凹凸不平——肝癌疑征。

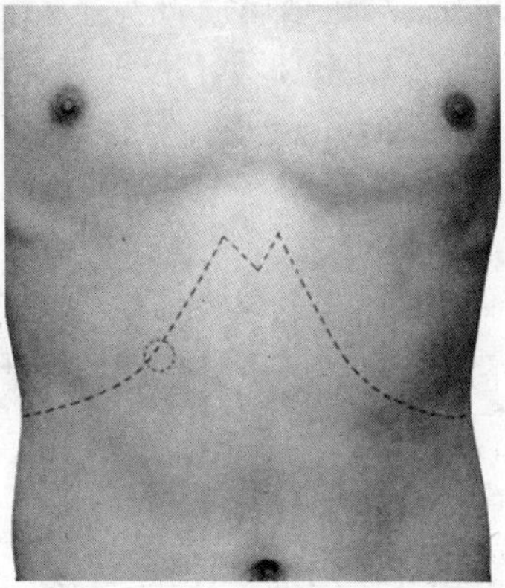

④右腹直肌外缘与肋缘交界处附近触到梨形囊状物，有压痛——胆石、胆胀。

⑤疟疾后胁下痞块，按之硬——疟母。

## 二、按脘腹

（一）脘腹的部位划分（见下图）

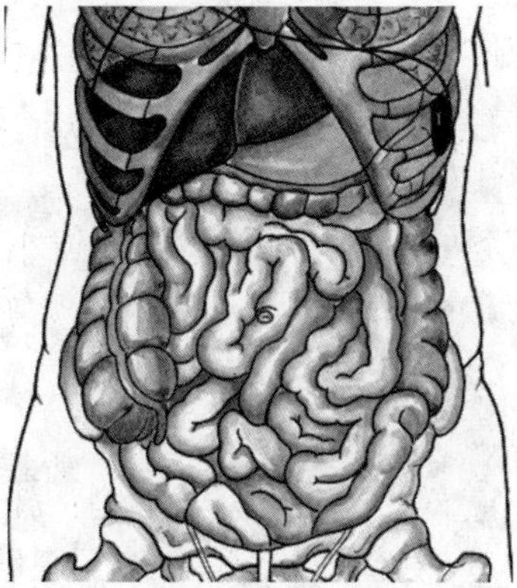

（1）膈以下——腹部（上腹部正中为胃脘）。

（2）脐上——大腹。

（3）脐下至耻骨上缘——小腹。

（4）小腹两侧——少腹。

（二）脘腹按诊的方法

（1）体位。

①坐位：患者坐位，医生站立于患者右手侧。医生左手稍扶病人肩背部，右手第二、三、四、五指自然并拢，用指腹或食指桡侧按腹。

②仰卧位：病人仰卧位，两腿稍屈曲（见下左图），医生四指自然并拢，用指腹或食指桡侧按寻（见下右图）。

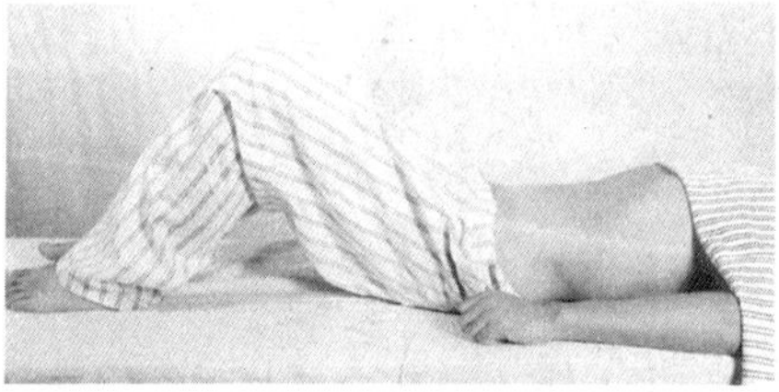

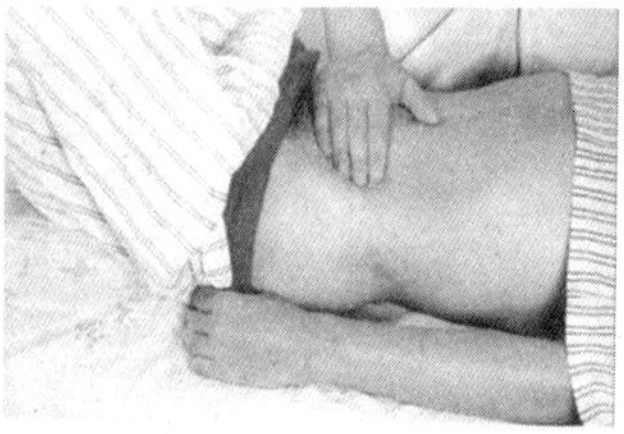

（2）方法。

①从脐水平线处开始逐渐移向上腹部剑突下方，有痞块时，从健康部位逐渐移向病变部位。

②由浅入深，由轻而重，指力适中。

③边按边询问，边观察病人表情。

④注意了解局部手感情况，有无凉热、胀满、痞块、软硬程度、肿块，以及有无压痛、压痛程度等。

（3）肝、脾、肾的按诊。

①肝的按诊。病人仰卧位，两腿屈曲，医生在病人右侧（见下图）。

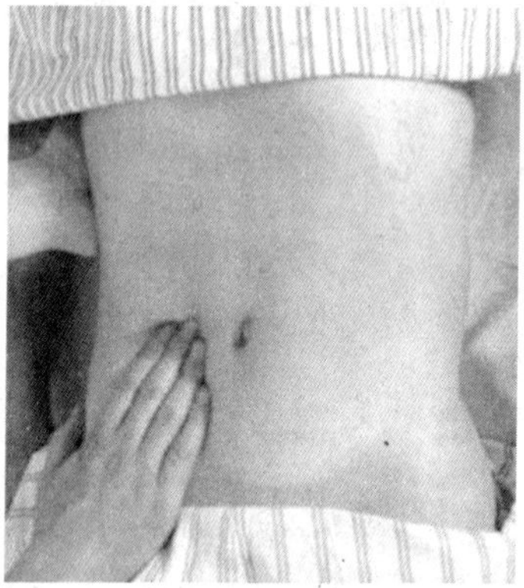

左手掌置于病人腰部并向上托，大拇指固定于右肋下缘，右手平放于脐部右侧，用并拢的四指尖部或食指桡侧对着肋缘，并压向深部。

在病人吸气时，手指向肋缘方向推进，但勿随腹壁抬起，如此，逐渐向肋缘按摩。

②脾的按诊。病人取仰卧或右侧卧位（见下图），两腿稍屈曲，医生左手掌置于病人左胸外侧第 7 ~ 10 肋处，固定胸廓，右手平放于腹部，与肋弓成垂直方向，以稍弯曲的手指末端轻压向腹深部，并随病人腹式呼吸运动逐渐由下

向上接近左肋弓，以寻摸有无肿大的脾脏。

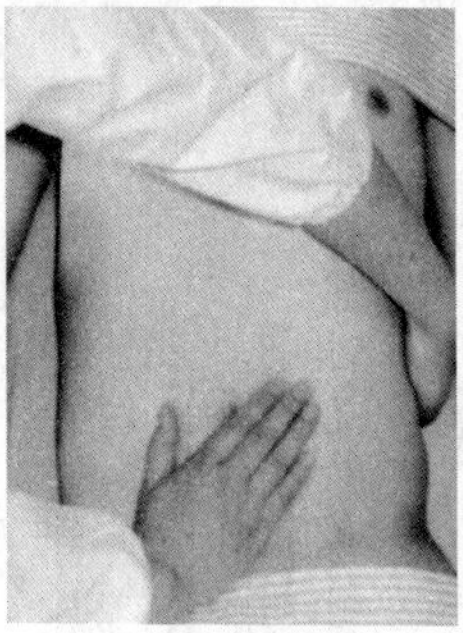

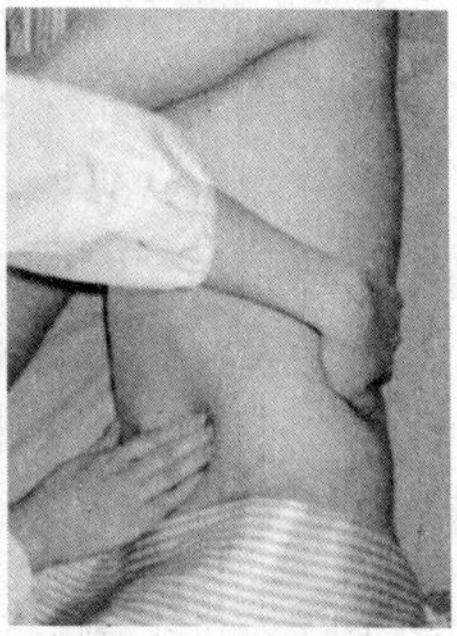

③肾的按诊。仰卧位，右手放在右季肋部，以微曲的指端置于肋缘下方，左手平放于右后腰部肾区，随病人呼吸将右手逐渐压向腹深部，同时以左手将后腹壁推向前方，前后两手相互配合寻按肾脏。(见下图)

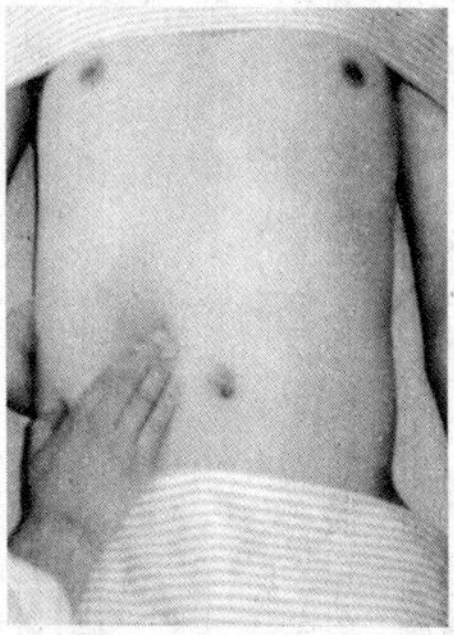

（三）脘腹按诊

按脘腹是通过触按胃脘部及腹部了解其凉热、软硬、胀满、肿块、压痛等情况，以辨别不同脏腑组织的发病及证之寒热虚实的诊断方法。

正常脘腹按诊除大肠（结肠）膀胱（充盈时）按诊可触及，其他脏器一般不能触及。

按脘腹内容主要是按胃脘部及腹部的凉热、软硬、胀满、肿块、压痛以及脏器大小等。从而推断脏腑病位和证候性质（如寒热虚实）。

1. 按脘部

①脘部痞满，按之较硬而疼痛（实）——实邪聚集胃脘；

②按之濡软无痛（虚）——胃虚；

③脘部按之有形而胀痛，推之辘辘有声——水饮停胃。

2. 按腹部

(1) 凉热：

①肤凉喜温——寒证，肤热喜凉——热证；
②腹痛喜按——虚证，腹痛拒按——实证。
（2）胀满：
①腹满有弹性，有压痛——实证；
②腹满无弹性，无压痛——虚证；
③腹胀，按之有波动感，如囊裹水——水臌；
④腹满，按之无波动感，叩之如击鼓——气臌。
（3）肿块（部位、形态、大小、硬度、有无压痛、能否移动）：
①肿块推之不移，痛有定处——癥积（血分病）；
②肿块推之可移，痛无定处——瘕聚（气分病）；
③腹中结块，按之起伏，聚散不定，或如蚯蚓蠕动（虫积）。
（4）压痛（表明该处腹腔内脏器病变）：
①左少腹作痛，按之累累有硬块——肠中有宿粪；
②右少腹作痛，拒按，按之有包块——肠痈。
（5）软硬：
①正常腹壁——柔软、张力适度；
②全腹紧张度降低——精气衰竭，气血亏虚，或老人、经产妇等；
③全腹紧张度消失——腹肌瘫痪；
④全腹高度紧张——脏器破裂；
⑤右下腹紧张——肠痈；
⑥右上腹紧张——胆腑湿热。

### 三、按肌肤

按肌肤指触摸某些部位的肌肤，通过肌肤的寒热、润燥、滑涩、疼痛、肿胀、疮疡等不同情况的反应来分析疾病的寒热虚实及气血阴阳盛衰的诊断方法。

正常肌肤按诊为温润而有光泽，富有弹性，无皮疹、肿胀、疼痛、疮疡、结节等。

按肌肤可以分析疾病寒热虚实及气血阴阳盛衰。其内容有按肌肤的寒热、润燥滑涩、疼痛、肿胀、疮疡等。

（一）诊寒热

诊寒热的意义是了解阴阳盛衰、表里虚实和邪气轻重。

①肌肤寒冷，体温偏低——阳虚；肌肤灼热，体温升高——阳盛实热证。

②肌肤厥冷，冷汗淋漓，面色苍白，脉微欲绝——亡阳证；汗出如油，肌

肤尚温而脉躁疾无力——亡阴证。

③身热肢厥——真热假寒。

④汗出热退身凉——表邪已解；无汗肌肤灼热——热甚。

⑤初按热甚，久按热反轻——热在表；久按其热反甚——热在里。

（二）诊润燥滑涩

诊润燥滑涩的意义是了解汗出与否及气血津液的盈亏。

①皮肤干燥——未出汗；皮肤湿润——已出汗；皮肤干瘪——津液不足。

②肌肤滑润——气血充盛；肌肤枯涩——气血不足；肌肤甲错（皮肤干枯，状如鱼鳞）——血虚，或血瘀。

（三）诊疼痛

诊疼痛的意义是辨虚实。

①肌肤濡软，按之痛减——虚证；肌肤硬，痛拒按——实证。

②轻按即痛——病位表浅；重按方痛——病位深重。

（四）诊肿胀

诊肿胀的意义是辨气肿、水肿。

①按之凹陷，不能即起——水肿。

②按之凹陷，举手即起——气肿。

（五）诊疮疡

诊疮疡的意义是辨证之阴阳寒热。

①肿硬不热——寒证；肿处烙手而压痛——热证。

②根盘平塌漫肿——虚证；根盘收束而隆起——实证。

③患处坚硬——无脓；边硬顶软——脓成。

（六）按尺肤

尺肤部位是指肘部内侧至掌后横纹之间的皮肤。正常尺肤按诊为温润爽滑而有弹性。

诊尺肤内容有寒热、滑涩、缓急（紧张度），从而了解疾病寒热虚实。

①尺肤热，脉洪滑数——热证。

②尺肤凉，脉细——泄泻、少气。

③尺肤滑而淖泽（nào zé）——风水。

④尺肤粗糙如鱼鳞——精血不足，或有瘀血。

## 四、按手足

按手足的内容主要是按手足冷热。正常手足按诊为手足温润。

按手足可以判断疾病寒热虚实及表里内外顺逆。

（1）诊手足寒温。

①手足俱冷——阳虚寒盛（寒证）。

②手足俱热——阳盛热炽（热证）。

③阳热太盛见手足厥冷——热厥。

（2）对比诊法。

①手足背热甚——外感发热；手足心热甚——内伤发热。

②额上热甚于手心热——表热；手心热甚于额上热——里热。

（3）判断疾病顺逆及预后。

①热证见手足温暖——顺证；热证见手足逆冷——逆证。

②阳虚见四肢温暖——预后较好；阳虚见四肢厥冷——预后不良。

（4）诊手足在小儿疾病诊断中的意义。

①指尖冷——惊厥。

②中指独热——外感风寒。

③中指指尖独冷——麻痘将发。

## 五、按腧穴（shù xué）

腧穴是脏腑经络之气转输之处，为内脏病变在体表的反应点。

正常腧穴按诊有酸痛感，无压痛，无结节或条索状物，无异常感觉和反应。

按腧穴是通过按穴位上是否有结节或条索状物，有无压痛或其他敏感反应等来推断内脏病变。压痛点反映内脏疾病。

诊断各脏腑病变的常用腧穴为：

①肺病：中府、肺俞、太渊。

②心病：巨阙、膻中、大陵。

③肝病：期门、肝俞、太冲。

④脾病：章门、太白、脾俞。

⑤肾病：气海、太溪。

⑥大肠病：天枢、大肠俞。

⑦小肠病：关元。

⑧胆病：日月、胆俞。

⑨胃病：胃俞、足三里。

⑩膀胱病：中极。

# 练习题

## 一、填空题

1. 按诊常用的手法是__________、__________、__________、__________。

2. 手心热甚于额上热者为__________；手足背热甚于手足心者为__________。

3. 按诊时患者应采取的体位一般是__________或__________。

4. 肌肤按之凹陷，不能即起者为__________，肌肤按之凹陷，举手即起者为__________。

5. 热证手足热者，属__________候；热证手足逆冷者，属__________候。

6. 身热初按热甚，久按热反转轻者多为__________；久按其热反甚者为__________。

7. 若额上热甚于手心热者为__________，手心热甚于额上热者为__________。

8. 按中府穴有明显压痛，为__________的反应。

9. 外感病汗出热退身凉者为__________；皮肤无汗而灼热者为__________。

## 二、名词解释

1. 虚里　2. 肌肤甲错　3. 积聚　4. 鼓胀　5. 少腹

## 三、单项选择题

1. 按胁部，以下最应注意排除肝癌的是（　）。

A. 左胁下可触及痞块，按之硬　B. 右胁下肿块，按之凹凸不平
C. 胁下肿块，刺痛拒按　D. 胁下肿块，软而不坚
E. 胁痛喜按，按之空虚无力

2. 触按疮疡局部，下列属于虚证的是（　）。

A. 肿而硬板不热　B. 肿处烙手而压痛　C. 根盘平塌漫肿
D. 根盘收束隆起　E. 肿处已软而痛甚

3. 按上巨虚穴有显著压痛者多为（　）。

A. 肺痈　B. 肠痈　C. 胃脘痛
D. 虫积　E. 泄泻

4. 腹部肿块，痛无定处，按之无形，聚散不定者为（　）。

A. 瘕聚　B. 癥积　C. 食积

D. 鼓胀　　E. 痞满

5. 按脘腹不包括下述哪项（　）。

A. 胃脘　　B. 脐腹　　C. 小腹

D. 虚里　　E. 少腹

6. 触按疮疡局部，下列属于热证的是（　）。

A. 肿而硬板不热　　B. 肿处烙手而压痛　　C. 根盘平塌漫肿

D. 根盘收束隆起　　E. 肿处已软而痛甚

7. 叩诊腹大而胀的病人，叩之如鼓者为（　）。

A. 水臌　　B. 气胀　　C. 食积

D. 癥积　　E. 瘕聚

8. 诊腹时，下列哪项不能用到（　）。

A. 望形状　　B. 察色泽　　C. 触包块

D. 问喜恶　　E. 嗅气味

9. 腹部肿块，推之不移，痛有定处者为（　）。

A. 瘕聚　　B. 癥积　　C. 食积

D. 鼓胀　　E. 痞满

10. “诸病有声，鼓之如鼓”是（　）。

A. 触法　　B. 摸法　　C. 按法

D. 叩法　　E. 压法

11. 胸腹部按诊时，病人应采取（　）。

A. 仰卧位　　B. 侧卧位　　C. 俯卧位

D. 截石位　　E. 正坐位

12. 初按不甚热，按久热明显，称为（　）。

A. 骨蒸潮热　　B. 寒热往来　　C. 身热不扬

D. 虚阳浮越　　E. 阴虚发热

13. 按诊时以手指稍用力寻抚局部的诊法，称为（　）。

A. 触法　　B. 叩法　　C. 按法

D. 摸法　　E. 压法

14. 久病体虚而虚里脉动迟者为（　）。

A. 中气不守　　B. 心阳不足　　C. 心血不足

D. 心气不足　　E. 心阴不足

15. 左少腹作痛，按之累累有硬块者为（　）。

A. 肠痈　　B. 痛经　　C. 癥瘕

D. 虫积　　E. 燥屎

16. 腹大如鼓，按之如囊裹水者为（  ）。

A. 气胀　　B. 结胸　　C. 水臌

D. 心下痞　　E. 瘕聚

17. 脘腹各部的划分，脐上部位称为（  ）。

A. 心下　　B. 胃脘　　C. 大腹

D. 小腹　　E. 少腹

18. 按肌腹尚温，并见汗出如油，脉躁疾无力者为（  ）。

A. 亡阳证　　B. 亡阴证　　C. 实热证

D. 表热证　　E. 湿热证

19. 疮疡虚证按诊的特点是（  ）。

A. 肿处烙手压痛　　B. 患处坚硬　　C. 根盘收束隆起

D. 根盘平塌漫肿　　E. 肿而硬板不热

20. 疮疡根盘收束而者属于（  ）。

A. 实证　　B. 虚证　　C. 寒证

D. 热证　　E. 虚寒证

**四、多项选择题**

1. 按胸胁所指的部位有（  ）。

A. 前胸　　B. 肩胛　　C. 脊背

D. 胁肋　　E. 肋缘下

2. 按腧穴诊断胃痛的常用腧穴是（  ）。

A. 胃腧　　B. 膻中　　C. 日月

D. 足三里　　E. 天枢

3. 按诊的内容，临床上常用的有（  ）。

A. 按肌肤　　B. 按手足　　C. 按胸胁

D. 按脘腹　　E. 按腧穴

4. 按胁肋主要可以了解哪些脏腑的病变（  ）。

A. 肝病　　B. 心病　　C. 胆病

D. 胃病　　E. 肾病

5. 肌肤甲错的病因病机为（  ）。

A. 血虚　　B. 气虚　　C. 气滞

D. 瘀血　　E. 血热

6. 按诊时应注意侦察的内容有（  ）。

A. 局部的冷热　　B. 皮肤的润燥　　C. 局部的颜色

D. 是否有肿块　　E. 是否有疼痛

7. 按胸部可了解哪些脏腑的病变（　）。

A. 肝　B. 胆　C. 心

D. 胃　E. 肺

8. 腰部有叩击痛，可排除哪些疾病（　）。

A. 肝胆疾病　B. 肝脾疾病　C. 肾脏疾病

D. 胃肠疾病　E. 局部骨骼疾病

**五、判断题**

1. 腹大如鼓，均属病态。（　）
2. 按胸胁主要是诊察心肺、肝胆的病变。（　）
3. 虚里动高者均属病态。（　）
4. 疟疾后右胁下可以触及痞块，按之硬者为疟母。（　）
5. “诸病有声，鼓之如鼓”的诊病方法，属按法。（　）
6. 手心热与额上热比较，若额上热甚于手心热者为表热。（　）
7. 疑为鼓胀的患者，宜用按法诊察。（　）

**六、问答题**

1. 虚里的正常表现如何？
2. 脘在什么部位？
3. 什么叫腹胀？如何区分腹胀的虚实？
4. 按肌肤润燥滑涩有何临床意义？
5. 什么叫按腧穴？其理论依据是什么？

# 第七章　八纲辨证

**【学习要点】**

1．掌握八纲辨证及各纲证候的概念、一般证候的表现及临床类型。掌握表证与里证、寒证与热证的鉴别要点，虚证与实证各自包括的内容。掌握阴证、阳证的概念与证候情况。

2．熟悉八纲之间的相兼、错杂、真假、转化关系，熟悉八纲辨证的意义，了解八纲辨证的发展情况。

3．初步学会对临床病例进行八纲辨证。

**【基本概念】**

1．八纲：就是表里、寒热、虚实、阴阳八个辨证的纲领。

2．八纲辨证：医生对通过诊法所获得的各种病情资料，运用八纲进行分析综合，从而辨别病变位置的浅深、病情性质的寒热、邪正斗争的盛衰和病证类别的阴阳，以作为辨证纲领的方法，称为八纲辨证。

诊法（望、闻、问、切）收集病情资料 —分析辨别辨证→

- 病位的深浅　（表里）
- 病情性质的寒热　（寒热）
- 邪正斗争的盛衰　（虚实）
- 病证类别的阴阳　（阴阳）

## 第一节　八纲基本证候

### 一、表里辨证（表证、里证、半表半里证）

表里是辨别病位外内浅深的纲领。其划分是相对的。

| | 躯壳与脏腑 | 脏腑 | 经络与脏腑 | 经络 | 皮肤与脏腑 |
|---|---|---|---|---|---|
| 表 | 躯壳 | 腑 | 经络 | 三阳经 | 皮肤 |
| 里 | 脏腑 | 脏 | 脏腑 | 三阴经 | 脏腑 |

表里与病位、病情、病势的关系是：

| | 病位 | 病情 | 病势 |
|---|---|---|---|
| 表 | 外（皮毛、肌腠、经络） | 轻浅 | 表入里，加重 |
| 里 | 内（脏腑、骨髓） | 深重 | 里出表，减轻 |

注：表里辨证对外感病辨证尤为重要。

（一）表证

（1）含义：表证是指六淫、疫疠等外邪，经皮毛、口鼻侵入，正（卫）气抗邪于肌表，以新起恶寒发热为主要表现的轻浅证候的概括。

（2）特点：起病急，病位浅，病程短；有外感因素。

（3）临床表现：

①主证：恶寒发热（或自觉无发热），或恶风；头身疼痛，脉浮，舌淡红，苔薄（白）。

②或有证：鼻塞、流清涕或喷嚏；咽喉痒或痛、微咳。

（4）辨证依据：

①有感受外邪病因，为外感病初起。

②以新起恶寒，或恶寒发热并见，脉浮为必有症状（内部脏腑症状不明显）。

（5）常见证：风寒束表证、风热犯表证、风湿遏表证、燥邪犯表证、暑湿袭表证、风袭表疏证等。

（二）里证

（1）含义：里证是泛指病变部位在内，由脏腑、气血、骨髓等受病所反映的证候。

（2）特点：病变部位深，范围广（非表及半表半里即里），多见于外感病的中后期阶段或内伤疾病之中。

（3）形成途径：表证传里、外邪“直中”、情志饮食劳倦等内伤失调，脏腑、气血功能紊乱。

（4）临床表现：病因复杂，病位广泛，症状繁多。

（5）辨证依据：

①病位已不在表，也不是半表半里，邪已深入于里。

②无恶寒发热症状，以脏腑症状为主要表现，起病可急可缓，病情较重，病程较长。

（6）证型：里寒证、里热证、里实证、里虚证。

（三）半表半里证

（1）概念：指邪气既非在表，也非完全入里。病位处于表里进退变化之中，以寒热往来等为主要表现的证候。

（2）病因：表证转化、里证出表、外邪直达。

（3）病机：外邪由表传里，留居半表半里，或直犯少阳，正气渐虚，正邪纷争少阳枢机不利，形成半表半里证。

（4）临床表现：寒热往来，胸胁苦满为主症。

（四）表里证鉴别要点

| | 症状 | 舌象 | 脉象 |
|---|---|---|---|
| 表证 | 恶寒发热并见，头身疼痛等症常见，内脏证候不明显 | 变化不大 | 多浮 |
| 里证 | 但寒不热或但热不寒，内脏证候为主 | 多有变化 | 常见沉脉及其他多种脉象 |
| 半表半里证 | 寒热往来、胸胁苦满 | 变化不大 | 多弦 |

## 二、寒热辨证（寒证、热证）

寒热是辨别疾病性质（病性）的纲领（也是辨别病因的纲领）。它反映机体阴阳的盛衰。

| | |
|---|---|
| 偏盛 | 阳盛则热——阳热炽盛为实热 |
| | 阴盛则寒——阴寒过盛为实寒 |
| 偏衰 | 阳虚则寒——阳气亏虚失其温煦为虚寒 |
| | 阴虚则热——阴液亏少火热偏盛为虚热 |

恶寒、发热是疾病的现象，寒证、热证是对疾病本质的认识。认识疾病的性质是确定“寒者热之、热者寒之”的治疗原则的依据。

（一）寒证

（1）含义：感受寒邪，或阳虚阴盛，导致机体功能活动衰退的具有冷、凉特点的证候。

（2）病因：外感寒邪、过服生冷寒凉（实寒证）；内伤久病（虚寒证）。

（3）临床表现：恶寒、畏冷、冷痛，喜暖，口淡不渴，肢冷蜷卧，痰、涎、涕清稀，小便清长，大便稀溏，面色白，舌淡苔白而润，脉紧或迟等。

（4）辨证依据：

①阳气不足或阴盛伤阳，是寒证的主要病理机制。

②因为阳气受遏或不足，不能发挥温煦形体的作用，故以恶寒、分泌物清稀、苔白为主症。

（5）证型：实寒证，虚寒证，里寒证，表寒证。

（二）热证

（1）含义：感受热邪，或脏腑阳气亢盛，或阴虚阳亢，导致机体机能活动亢进所表现的具有温、热特点的证候。

（2）病因：外感热邪、寒邪入里化热、七情化火、饮食不节、房劳。

（3）临床表现：发热，恶热喜冷，口渴欲饮，面赤、烦躁不宁，痰、涕黄稠，小便短黄，大便干结，舌红苔黄、干燥少津，脉数。

（4）辨证依据：

①以阳热亢盛或阴虚内热为主要病理机制。

②以发热、恶热、面赤、舌红苔黄、脉数等表现为主症。

③有热伤津液表现。如口渴欲饮、小便短黄、大便干结、舌苔干燥少津等症。

④有火热灼伤血络、迫血妄行的（出血）表现。如见吐血、衄血等。

（5）证型：实热证、虚热证、里热证、表热证。

（三）寒热证鉴别要点

| | 寒证 | 热证 |
|---|---|---|
| 寒热喜恶 | 恶寒喜暖 | 发热或恶热喜冷 |
| 面色 | 白 | 红赤 |
| 四肢 | 冷 | 热 |
| 口渴 | 不渴 | 渴喜冷饮 |
| 二便 | 小便清长，大便稀溏 | 小便短赤，大便干结 |
| 舌象 | 舌淡，苔白润 | 舌红，苔黄而干燥 |
| 脉象 | 迟或紧脉 | 数脉 |

## 三、虚实辨证（实证、虚证）

虚实是辨别邪正盛衰的纲领，它反映人体正气的强弱与邪气的盛衰。“邪气盛则实，精气夺则虚。”

掌握邪正盛衰的辩证关系，为治疗提供依据，实证宜攻，虚证宜补。只有辨证准确才能攻补兼施，避免犯虚虚实实之戒。

（一）实证

（1）含义：实证是对人体感受外邪，或疾病过程中阴阳气血失调，体内病理产物蓄积，以邪气盛、正气不虚为基本病理，表现为有余、亢盛、停聚特征的各种证候。

（2）病因病机：复杂（“邪气盛则实”）。

①风寒暑湿燥火六淫、疫毒、虫毒等侵犯人体，正气抗邪。

②内脏机能失调，气化障碍，导致气机阻滞，已经形成痰、饮、水、湿、

脓、瘀血、宿食等积滞。

（3）实邪内容：风邪、寒邪、暑邪、湿邪、燥邪、热邪、疫毒为病，痰、饮、水、湿、食积、虫积、气滞、血瘀、脓等病理改变，一般都属实证的范畴。

（4）临床表现：实证以邪气充盛、停积为主，但正气尚未虚衰，有充分的抗邪能力，故邪正斗争一般较为剧烈，而表现为有余、亢盛、停聚的特点。

（5）辨证依据：

①实证是邪实、正未虚，正邪剧争所致；

②因病邪性质各异，症状表现多端。主要症状有：正气未虚，有舌苔，脉有力。

（二）虚证

（1）含义：虚证是指人体阴阳、气血、津液、精髓等正气亏虚，而邪气不著，表现为不足、松弛、衰退特征的各种证候。

（2）病因病机：

①病因：先天禀赋不足，后天失调或疾病耗损。

②病机："精气夺则虚。"正气包括阳气、阴液、精、血、津液、营、卫，故虚证的范畴包括阳虚、阴虚、气虚、血虚、津液亏虚、精髓亏虚、营虚、卫气虚等。

（3）对虚证的称呼：不足、亏虚、虚弱、虚衰、亡脱。

（4）临床表现：舌质嫩，少苔或无苔，脉细，弱，无力 + 各脏腑（肝心脾肺肾）阴阳、气血、津液、精髓虚损等。

（5）辨证依据：

①虚证主要是正气不足所致，以机体功能减退为主要病理机制。

②临床常表现为五脏阴阳气血亏虚。

（三）虚实证的鉴别要点

| | 虚证 | 实证 |
|---|---|---|
| 病程 | 长（久病） | 短（新病） |
| 体质 | 多虚弱 | 多壮实 |
| 精神 | 萎靡 | 兴奋 |
| 声息 | 声低息弱 | 声高气粗 |
| 疼痛 | 喜按 | 拒按 |
| 胸腹胀痛 | 按之不痛，胀满时减 | 按之疼痛，胀满不减 |
| 发热 | 五心烦热，午后微热 | 壮热 |
| 恶寒 | 畏寒 | 恶寒 |
| 舌象 | 舌质娇嫩，苔少或无苔 | 舌质苍老，舌苔厚腻 |
| 脉象 | 无力 | 有力 |

## 四、阴阳辨证（阴证、阳证）

阴阳是类证的纲领，是辨证的总纲。“凡诊病施治，必须先审阴阳，乃医道之大纲。”

阴阳有具体的辨证内容，如：阳虚证、阴虚证；阳盛证（实热证）、阴盛证（虚热证）；亡阳证、亡阴证；阳亢证、虚阳浮越证。

（一）阴证

（1）含义：凡是抑制、沉静、晦暗等表现的里证、寒证、虚证，以及症状表现于内的、向下的、不易被发现的，或病邪性质为阴邪致病、病情变化较慢等，均属于阴证范畴。

（2）临床表现：不同疾病（气虚、阳虚），阴证表现不同。

①虚证：面色苍白或黯淡，精神萎靡，身重踡卧，倦怠乏力，语声低怯。

②里寒证：畏冷肢凉，口淡不渴，小便清长或短少，大便溏泄气腥。

③虚寒舌脉证：舌淡胖嫩，脉沉迟、微弱、细。

（3）辨证依据：

①临床表现为：虚证＋里寒证＋虚寒证的舌脉。

②临床上主要指虚寒证。

（二）阳证

（1）含义：凡是兴奋、躁动、亢进、明亮等表现的表证、热证、实证，以及症状表现于外的、向上的、容易发现的，或病邪性质为阳邪致病、病情变化较快等，均属阳证范畴。

（2）临床表现：不同疾病，阳证表现不同。

①表证：恶寒发热。

②热证：面红，肌肤灼热，烦躁不安，口渴欲饮，小便短赤涩痛。

③实证：语声高亢，呼吸气粗，喘促痰鸣，大便秘结。

④热证的舌脉变化：舌红，苔黄黑起刺，脉浮数、洪大、滑实。

（3）辨证依据：

①临床表现为：表证、实证、热证。

②临床上主要指实热证。

（三）阴阳证辨证要点

| | 阳证 | 阴证 |
|---|---|---|
| 六纲 | 表证、热证、实证 | 里证、寒证、虚证 |
| 症状 | 兴奋、躁动、亢进、明亮，以及表现于外的、向上的、容易发现的 | 抑制、沉静、衰退、晦暗，以及表现于内的、向下的、不易发现的 |
| 病邪性质 | 阳邪致病 | 阴邪致病 |
| 病情 | 变化较快等 | 变化较慢等 |

## 第二节　八纲证候间的关系

### 一、证候相兼

（一）广义证候相兼（普遍性）

（1）表里寒热虚实阴阳，各自概括一方面的病理本质。

（2）疾病病理的本质各方面是互相联系的：寒热病性、邪正相争不能离开表里病位而存在，也没有可以离开寒热虚实病性而独立存在的表证和里证。

（二）狭义证候相兼（特殊性）

临床上常见的相兼证候有表实寒证、表实热证、里实寒证、里实热证、里虚寒证、里虚热证等，其临床表现一般是有关纲领证候的相加。

### 二、证候错杂

（一）含义

证候错杂指疾病某一阶段的证候，不仅表现为表里同时受病，而且呈现寒与热、虚与实性质相反的证候在同一时间出现，证候显得相互矛盾、错杂。

（二）四种类型（表里同病、寒热错杂、虚实错杂）

（1）表里同病，而寒热虚实性质并无矛盾，如表里实寒证、表里实热证等。

（2）表里同病，且寒热性质相同，但虚实性质相反的证候，如表实寒里虚寒证、表实热里虚热证。

（3）表里同病，且虚实性质相同，但寒热性质相反的证候，如表实寒里实热证，即“寒包火”证。

（4）表里同病，且寒与热、虚与实的性质均相反的证候，除可有表实寒里虚热证外，其余组合临床极少见到。（注意：表里同病时，疾病的证候一般都是由内在的病理本质所决定的）

（三）具体证型

（1）寒热错杂：上热下寒、下热上寒；表寒里热、表热里寒。

（2）虚实错杂：实证夹虚、虚证夹实、虚实并重。

## 三、证候真假（寒热真假、虚实真假）

证候真假的“真”指与疾病的内在本质相符的证候表现。“假”指疾病表现的某些不符合常规认识的所谓假象，即与病理本质不相符的证候表现。假象实际是疾病的特殊表现。

其辨证原则是“去伪存真”，抓住疾病本质进行辨证。

（一）寒热真假（真热假寒、真寒假热）

寒热真假常出现于寒极或热极时，如真热假寒、真寒假热。

1．真热假寒（阳盛格阴）

（1）含义：真热假寒就是内有真热，外见某些类似寒证所表现的证候，呈现出热极肢厥、热深厥亦深的特点。

（2）病机：邪热炽盛，阳气郁闭而不能外达，即阳盛格阴、热极似寒证。

（3）寒临床表现：

①外（假象）——四肢凉甚至厥冷，恶寒甚或寒战，神昏，面色紫暗，脉沉迟（或细数）等似阴寒证。

②内（本质）——高热，胸腹灼热，口鼻气灼，口臭息粗，口渴引饮，小便短赤，舌红苔黄而干，脉搏有力等实热证。

2．真寒假热（阴盛格阳）

（1）含义：真寒假热就是内有真寒，外见某些类似热证所表现的证候。

（2）病机：阳气虚衰，阴寒内盛，逼迫虚阳浮于上、越于外，即阴盛格阳、虚阳浮越的“戴阳”、“格阳”。

（3）临床表现：

①外（假象）——自觉发热，或欲脱衣揭被，面色浮红如妆，神志躁扰不宁，口渴咽痛，脉浮大或数等似阳热证的表现。

②内（本质）——胸腹无灼热，下肢必厥冷，小便清长（或尿少浮肿），或下利清谷，舌淡等里虚寒的证候。

（4）注意：口虽渴但不欲饮，咽虽痛但不红肿，虽躁扰不宁必疲乏无力，脉虽浮大或数，但按之必无力，面色虽潮红，但并非满面红赤。

3．寒热真假的鉴别要点

（1）一般来说，大队寒证中，有个别热性症状；或大队的热证中，有个别的寒性症状，应该考虑真证候的真假。

（2）需注意以下六点：

①舌质的淡与红，舌的润与燥；

②脉象的有力与无力；

③口渴与不渴，喜冷饮还是热饮；

④小便的清长与黄赤；

⑤胸腹按之是否灼手；

⑥欲得衣被否。

（二）虚实真假（真实假虚、真虚假实）

1. 真实假虚（大实有羸状）

（1）含义：病本质是实证，大实之中反见类似虚羸的现象，称为真实假虚。

（2）病机：实邪内阻，大积大聚，经脉阻滞，气血不畅，外周、脑神等未得到温煦濡养，而见某些类似虚的假象。

（3）临床表现：

①真实（本质）——声高气粗，胸腹硬满拒按，脉搏按之有力。

②假虚（假象）——神情默默，倦怠懒言，身体羸瘦，脉象沉细等。

2. 真虚假实（至虚有盛候）

（1）含义：病本质是虚证，反见实盛之状，称为真虚假实。

（2）病机：脏腑虚衰，气血不足，运化无力，以致阻闭不通、不利，而见某些类似实的假象。

（3）临床表现：

①真虚（本质）——胸腹不坚硬而喜按、气短、舌淡、脉象无力、病久体虚。

②假实（假象）——腹满、气喘、大便闭塞、小便不利等。

3. 虚实真假的鉴别要点

①脉之有力无力、有神无神，尤以沉取为准；

②舌之老嫩；

③整体状况；

④病之新久。

## 四、证候转化（表里出入、寒热转化、虚实转化）

证候转化多指一种证候转化为对立的另一种证候，本质与现象均已变换。

八纲之证候转化与证候错杂、证候真假的区别：①“转化”是八纲中对立证之间的转变，本质与现象均由此变成彼。②“错杂”是指对立的证夹杂在一起，并非由此变彼，无真假之别。③“真假”是指出现某些与疾病本质不相符，即用常规理论难以解释的假象，不是由此变彼，亦非真正的对立证的夹杂于一起。

（一）表里出入（表证入里、里邪出表）

表里出入的意义在于预测疾病的发展与变化规律，用以指导或及时改变治法，如截断、扭转病势或因势利导等。

1. 表证入里

（1）含义：表证入里指先由表证未及时解散，然后出现里证，且表证随之消失，即表证转化为里证。

（2）临床表现：脏腑的证候表现突出，原有之恶寒发热变成但热不寒或但寒不热，鼻塞、喷嚏等症消失，浮脉不是主要脉象等。一般见于外感病过程中，是病情由浅入深、病势发展的反映。

2. 里邪出表

（1）含义：指在里的病邪，有向外透达之势，是邪有出路的好趋势，一般对病情向愈有利。

（2）常见临床表现：原有发热、腹胀胁痛、咳喘等里证，随着汗出，或麻疹透现，或出现斑疹、黄疸等，而发热等里证减轻。

（3）注意：里邪出表、里证出表、里病出表等概念上的差别。

①里证出表的提法欠妥。严格地说，里证出表是原为里证，后变为表证，且里证随之消失，这种情况临床难以证实。

②里邪出表是指邪气有外达之势，不等于里证转化为表证。所谓“深入一层，层层是里，浅出一层，层层是表”，为表里层次的概念，这与表证、里证的概念并不相同。

（二）寒热转化（寒证化热、热证转寒）

1. 寒证化热

（1）含义：原为寒证，后出现热证，而寒证随之消失的病变。

（2）病因病机：感受寒邪，阳气抗邪，郁而化热；寒湿郁结，阳气不衰，久而化热；过用温燥之品而化热。

（3）转化条件：

①寒证郁久；

②治疗不当，过服温燥药物；

③失治，而机体阳气不衰，寒邪从阳化热所致。

（4）举例：表寒转化为里热。

2．热证转寒

（1）含义：原为热证，后出现寒证，而热证随之消失的病变。

（2）转化条件：

①多因失治、误治、损伤阳气；

②或因邪气过盛、耗伤正气，正不胜邪，机能衰退或衰败后所致。

（3）举例：热痢日久转化为虚寒痢；高热病人转化为虚寒证（亡阳）。

3．寒热转化的关键是阳气的盛衰

（1）阳气旺盛：寒证易转化为热证。

（2）阳气衰败：热证易转化为寒证。

（三）虚实转化（实证转虚、虚证转实）

1．实证转虚（临床常见）

（1）含义：实证转虚指病本实证，由于病邪久留，损伤正气，而转化为虚证。

（2）转化条件：

①由于失治误治，邪气损伤正气；

②或者病程迁延，邪气渐却，阳气阴血已伤，渐由实证转化为虚证。

（3）举例：长期肺气壅盛，久则致肺气虚；初期高热，后期阴虚。

2．虚证转实（常为虚实夹杂证）

（1）含义：虚证转实指正气不足，脏腑机能衰退，组织失却濡养，或气机运化迟钝，以致气血阻滞，病理产物蓄积，邪实上升为矛盾的主要方面，而表现以实为主的证候。

（2）本质：正虚为主转化为以邪实为主。实际上是因虚致实。虚证转实并不是真正的虚证转为实证，而常常指的是在虚证的基础上转化为以实证为主要矛盾的虚实夹杂证。

（3）举例：心阳虚导致心血瘀阻；脾肾阳虚导致水肿；血虚导致便秘；脾虚导致腹胀等。

## 第三节　八纲辨证的意义

（1）八纲辨证具有纲领性强、适应面广的特点。

（2）八纲证候若各自孤立起来，则不是一个完整、具体的证。

（3）八纲辨证虽有提纲挈领、执简驭繁、适应面广的特点，但毕竟是“纲”，因此必须结合其他的辨证方法。

（4）八纲之间的辩证关系。

# 练习题

## 一、填空题

1. 八纲是指＿＿＿＿＿八个辨证的纲领。八纲之间的关系有＿＿＿＿＿，＿＿＿＿＿，＿＿＿＿＿，＿＿＿＿＿。

2. 常见的证候真假有＿＿＿＿＿，＿＿＿＿＿，＿＿＿＿＿，＿＿＿＿＿。

3. 真虚假实证常见的假实证候有＿＿＿＿＿，＿＿＿＿＿，＿＿＿＿＿，＿＿＿＿＿。

4. 半表半里证的特征表现是＿＿＿＿＿，＿＿＿＿＿等。

5. 阴阳包括的具体证型有＿＿＿＿＿，＿＿＿＿＿，＿＿＿＿＿，＿＿＿＿＿。

6. 表里是辨别＿＿＿＿＿的纲领，寒热是辨别＿＿＿＿＿的纲领。

7. 《素问·通评虚实论》说：“＿＿＿＿＿则实”，“＿＿＿＿＿则虚”。虚实是辨别＿＿＿＿＿的纲领。

## 二、单项选择题

1. 八纲不含以下哪项（　）。

A. 阴阳　　B. 表里　　C. 标本

D. 寒热　　E. 虚实

2. 表证主要见于（　）。

A. 正气亏虚时　　B. 内伤杂病中　　C. 太阳伤寒证

D. 外感病初起　　E. 皮肤疮疡病

3. 表证最主要的表现是（　）。

A. 脉浮缓口不渴　　B. 鼻塞不嗅香臭　　C. 舌淡红苔薄白

D. 头痛身体疼痛　　E. 新起恶寒发热

4. 表证与里证主要的鉴别要点是（　）。

A. 表证苔薄白，里证苔薄黄　　B. 脉浮为表证，沉为里证

C. 表证寒热并见，里证单见　　D. 表证头身痛，里证无

E. 里证有内脏证，表证无

5. 寒热辨证最主要的意义是（　）。

A. 为辨病因的纲领　　B. 为辨病位的纲领　　C. 为辨标本的纲领

D. 为辨邪正的纲领　　E. 为辨病性的纲领

6. 实证最主要的含义是（　）。

A. 虚邪中人　B. 邪气亢盛　C. 正气强盛

D. 阳气有余　E. 邪胜正衰

7. 下列哪项是虚热证与实热证的鉴别要点（　）。

A. 大便干结　B. 小便短黄　C. 舌红而干

D. 发热口渴　E. 颧红盗汗

8. 对阴虚证最具有诊断意义的表现是（　）。

A. 舌红少苔少津　B. 口渴欲饮冷　C. 脉细数无力

D. 皮肤干燥　E. 发热不甚高

9. 下列最应归于阴证范畴的是（　）。

A. 肾阳虚证　B. 表虚热证　C. 肾阴虚证

D. 里实热证　E. 表虚寒证

10. 里热证最应归于下列哪项（　）。

A. 阴阳相兼证　B. 半阴半阳证　C. 非阴阳证

D. 阳证　E. 阴证

11. 形成虚寒证的首要原因是（　）。

A. 感受寒邪　B. 阳气亏虚　C. 正气不足

D. 汗出过多　E. 气滞血瘀

12. 下列哪项不是判断表证的主要依据（　）。

A. 鼻塞流清涕　B. 头身疼痛　C. 恶寒发热

D. 咳嗽气喘　E. 苔薄脉浮

13. 下列不是形成里证的原因的是（　）。

A. 饮食不慎　B. 外感六淫　C. 表证内传

D. 劳倦所伤　E. 七情刺激

14. 下列哪项最不应归属于阴证（　）。

A. 表实热证　B. 里虚热证　C. 表虚寒证

D. 里虚寒证　E. 里实寒证

15. 真热假寒证最常见、最典型的“寒”象是（　）。

A. 脉象沉迟　B. 四肢厥冷　C. 胸腹不温

D. 大便稀溏　E. 面色青紫

16. 证候真假的所谓“假”，最主要是指（　）。

A. 仅仅是疾病的现象　B. 病情资料了解不真　C. 难用常理解释的症

D. 医生的诊断有错误　E. 临床不常见的证候

17. 寒热证候转化的关键是（　）。
A. 体质的强弱　B. 阳气的盛衰　C. 邪气的性质
D. 阴血的盈亏　E. 治疗的当否
18. 辨别真实假虚的首要依据是（　）。
A. 倦怠懒动，动之觉舒　B. 默默不语，语则声高　C. 体瘦而腹部胀满
D. 脉沉实而按之有力　E. 稀便稍许，气臭不爽
19. 对里邪出表的认识，不正确的是（　）。
A. 即里证出表之义　B. 为里邪向外透达　C. 对病情向愈有利
D. 里证多随之减轻　E. 邪气有外出之路
20. 真热假寒证的下列提法不正确的是（　）。
A. 热极转寒　B. 热极肢厥　C. 热极似寒
D. 阳盛格阴　E. 热深厥深

**三、多项选择题**

1. 下列哪些是表证的典型表现（　）。
A. 头身疼痛　B. 恶心呕吐　C. 鼻塞喉痒
D. 恶寒发热　E. 脉浮苔薄
2. 下列哪些是里证的特点（　）。
A. 内脏的证候明显　B. 病情一般比较重　C. 由表证发展而来
D. 恶寒发热不并见　E. 成因可有多个方面
3. 下列哪些是寒证的特征（　）。
A. 不渴不饮　B. 小便清长　C. 恶心欲吐
D. 经常畏冷　E. 脉象弦滑
4. 实证的含义主要包括哪些（　）。
A. 邪气炽盛　B. 正气不衰　C. 病势亢奋
D. 邪盛正虚　E. 病情多重
5. 对真热假寒的认识，正确的是（　）。
A. 证候本质为阳热炽盛　B. 正气已亏不能与邪争　C. 阳盛于内而格阴于外
D. 实际属于寒热错杂证　E. 阳气郁闭而不能达外
6. 下列“表”与“里”的相对概念，正确的是（　）。
A. 躯壳（表）——内脏（里）　B. 脏（表）——腑（里）
C. 经络（表）——脏腑（里）　D. 三阳经（表）——三阴经（里）
E. 经络（表）——肌腠（里）
7. 寒证转化为热证，说明（　）。
A. 复感热邪　B. 阳气较旺　C. 正能抗邪

D. 阴液受损　　E. 病情严重

8. 常提到的证候真假有（　）。

A. 表里真假　　B. 寒热真假　　C. 虚实真假

D. 阴阳真假　　E. 标本真假

9. 下列提法正确的是（　）。

A. 表证入里　　B. 里证出表　　C. 里证变表

D. 里邪出表　　E. 寒证化热

10. 表里证之间存在着哪些关系（　）。

A. 转化　　B. 真假　　C. 兼夹

D. 同病　　E. 互斥

11. 对于里证的形式，正确的有（　）。

A. 外邪直中　　B. 情志所伤　　C. 六淫外袭

D. 表证传里　　E. 饮食所伤

12. 下述是表证的典型证候的是（　）。

A. 恶寒发热　　B. 脉象多浮　　C. 鼻塞喷嚏

D. 恶心呕吐　　E. 头身疼痛

13. 下列对于虚证的认识，可成立的有（　）。

A. 正气亏虚　　B. 正不胜邪　　C. 邪气不明显

D. 邪正斗争不剧　　E. 正胜邪退

14. 虚寒证的主要特点有（　）。

A. 长期感受邪寒　　B. 病情长期势缓　　C. 常有气虚证候

D. 恶寒发热并见　　E. 脉沉迟或脉伏

15. 下列一般可归属于阳证的范畴的是（　）。

A. 病势向上　　B. 病势向内　　C. 病变较快

D. 阳邪致病　　E. 症难发现

16. 热证转化为寒证，下述认识正确的是（　）。

A. 原为实热证　　B. 原为阴虚内热　　C. 演变成实寒证

D. 转化为虚寒证　　E. 甚至可导致亡阳

17. 下列可视为里邪出表的是（　）。

A. 身热不扬变发热明显　B. 无尿而身现白霜气臊　C. 麻疹外透而热渐退

D. 肝胆湿热而黄疸显现　E. 胃肠出血见呕血便血

**四、判断题**

1. 古人所谓“浅出一层，层层是表”，是指里证转化为表证。　　（　）

2. 病在皮肤皆为表证。　　（　）

3．临床上常见表热里寒证。（　）

4．表证有汗者，不一定是真正的“表虚”证。（　）

5．寒热并见必然是外感病表证。（　）

**五、简答题**

1．阳虚证进一步发展可导致哪些病理变化？

2．试述哪些证、症、病理变化可归属于“阳”的范畴。

3．恶寒、发热与寒证、热证一样吗？二者的关系如何？

4．热证为什么会转化为寒证？

5．何谓“至虚有盛候”，“大实有羸状”？

6．列出六项虚证的具体内容。

7．虚证的邪正关系如何？

8．什么是表寒证？什么是里寒证？

**六、病案分析题**

1．男，54岁，素有胃脘疼痛，畏冷肢凉，头昏疲乏。昨夜起腹痛欲便，阵发痛剧，先呕宿食，后吐清水，大便清稀，恶寒喜暖，苔白滑，脉沉紧。请用八纲分析其病位、病因病性，并解释病机。

2．男，37岁。患双膝关节疼痛反复发作3年，原为冷痛，阴冷天气时为甚，服用“祛风湿”药后好转，改服药酒。近日疼痛又作，局部有灼热感，口干，尿黄，舌质红，苔薄黄，脉弦。用八纲辨别其病性，分析病机。

3．某女，39岁，半年来因工作劳累带下色白量多，腰酸作痛，肢体沉重，纳呆思睡，近半月来带下色黄而腥臭，口微渴，尿黄而频，苔薄黄而腻，脉滑数。要求：写出主诉、病名；用八纲分析病位、病因病性、病情演变、八纲诊断。

# 第八章　病性辨证

**【学习要点】**

1. 掌握六淫辨证概念、各临床表现及辨证要点。掌握阴阳虚损辨证、气血辨证、津液辨证的概念、各临床表现及证候分析。

2. 熟悉情志辨证的临床表现。

3. 了解六淫的常见证名以及各证间的关系。

4. 初步学会对临床病例进行病因分析。

**【基本概念】**

病性辨证，就是在中医理论的指导下，对病人所表现的各种症状、体征进行分析、综合，从而确定疾病当前的证候性质，即辨别病性，判断现阶段病理本质的辨证方法。

## 第一节　六淫辨证

### 一、风淫证

1. 含义

风淫证指风邪侵袭人体肌表、经络，卫外机能失常，表现出符合“风”性特征的证候。

风邪性质和致病特点：风为阳邪，其性开泄，易袭阳位；风性善行而数变；风为百病之长。

2. 临床表现

（1）风邪在表：

①太阳中风：恶风微热，汗出，鼻塞或喷嚏，咳嗽，咽痒或痛。苔薄白，脉浮缓等。（风邪袭表，风邪犯肺）

②风客肌肤：皮肤瘙痒，丘疹、水疱。

（2）风中经络：

①风邪中络轻证（口僻）：颜面麻木不仁，口眼㖞斜。

②风毒窜络重证：颈项拘急，口噤不开，肢体抽搐。

③风痹：肢体关节游走疼痛。

④风水：突然面睑肢体浮肿。

3．辨证依据

（1）有感受外邪（风邪或风毒）病史，为新病突起。

（2）有风邪致病的特点：新起恶风、微热、汗出、脉浮缓，或符合痒、麻、动、抽等特点（如突起风团、瘙痒、麻木、肢体关节游走疼痛、面睑浮肿等），变化多端。

4．外风常见兼证

风热证、风寒证、风火证、风湿证、风痰证、风水证、风毒证。

5．内风证

（1）概念：由于机体内部的病理变化所致，以出现类似风性动摇的症状为主要表现。

（2）病因病机：热盛、阳亢、血虚、阴虚——肝阳上亢。

（3）临床表现：热盛、阳亢、血虚、阴虚证＋动风证——眩晕、瘙痒、麻木、震颤、瘈疭、抽搐等。

## 二、寒淫证

1．含义

寒淫证指感受阴寒（淋雨、下水、衣单、露宿、在冰雪严寒处停留、食生、饮冷等）之邪，阳气被遏，引起以恶寒甚、无汗、头身或胸腹疼痛、苔白、脉弦紧等为主要表现的实寒证候。

寒邪性质和致病特点：寒为阴邪，易伤阳气；寒性凝滞；寒性收引。

2．分类及临床表现

（1）伤寒证：

①含义：寒邪外袭于肌表，阻遏卫阳，阳气抗邪于外所表现的表实寒证。（外寒证、表寒证、寒邪束表证、太阳表实证、太阳伤寒证）

②临床表现：新起恶寒，或虽有发热但感觉以恶寒为主，头身疼痛，无汗鼻塞或流清涕，舌苔白，脉浮紧等。

（2）中寒证：

①含义：寒邪直接内侵脏腑、气血，损伤或遏制阳气，阻滞气机和血液运行表现的里实寒证。（内寒证、里实寒证）

②临床表现：寒邪客于不同脏腑临床表现不同。

| 寒象 | | 脏腑证 |
|---|---|---|
| 感受寒邪、起病急剧<br><br>肢厥、无汗面白或青、苔白、脉沉紧或沉迟有力甚至脉伏等 | + | 寒邪客肺——咳嗽，哮喘、咯白痰<br>寒滞胃肠——脘腹疼痛，呕吐腹泻<br>寒滞肝脉——肢体少腹拘急<br>寒滞心脉——心前区憋闷疼痛<br>寒凝胞宫——少腹拘急疼痛 |

3．辨证依据

（1）新病突起，病势较剧，有感寒原因可查；

（2）表现以寒冷症状（如恶寒甚、无汗、头身或胸腹疼痛，苔白、脉弦紧）为主的证候特点。

4．常见兼证

风寒证、寒湿证、凉燥证、寒痰证、寒饮证；寒凝气滞证、寒凝血瘀证；阳虚证、亡阳证。

### 三、暑淫证

1．含义

暑淫证指夏月炎热之季，感受暑热之邪，耗气伤津，以发热口渴、神疲气短、心烦头晕、汗出、小便短黄、舌红苔黄干等为主要表现的证候。

暑邪性质和致病特点：暑为阳邪，其性炎热；暑性升散，耗气伤津；暑多夹湿。

2．病因病机

（1）病因：感受暑热之邪。（有严格的季节性）

（2）病机：暑性炎热升散，耗气伤津，常兼夹湿邪。

3．临床表现

（1）伤暑：恶热，口渴喜饮，神疲气短，汗出，四肢困倦，尿黄，舌红，苔黄或白，脉虚数等。（感受暑湿，汗出过多，耗气伤津）

（2）中暑：发热，猝然昏倒，汗出不止，口渴气急，甚或昏厥。舌质干燥，脉濡数。（暑热炎蒸，上扰轻窍，内灼神明）

4．辨证依据

（1）夏季，有感受暑邪病史。

（2）有伤暑或中暑的表现。（发热、口渴、汗出、疲乏、尿黄等）

5．常见证型

暑伤津气证，暑湿袭表证，暑闭气机证，暑闭心包（心神）证、暑热动风证等。

## 四、湿淫证

1. 含义

湿淫证指感受湿邪（外界湿邪，或体内水液运化失常而形成湿浊），阻碍气机与清阳，以身体困重、肢体酸痛、腹胀腹泻、纳呆、苔滑脉濡等为主要表现的证候。

湿邪性质和致病特点：湿为阴邪，易阻遏气机，损伤阳气；湿性重浊；湿性黏滞；湿性趋下，易袭阴位。

2. 病因病机

（1）病因：湿邪——指感受的外界湿邪（外湿），或脾失健运，体内水液运化失常而形成的一种呈弥漫性的病理产物（内湿）。

（2）病机：湿邪阻滞气机，困遏阳气。

3. 临床表现

头身困重，胸闷脘痞，口腻不渴，纳呆呕恶，嗜睡，肢体困重酸痛，大便稀溏，小便浑浊，妇女可见带下量多，或为局部渗漏湿液，面色晦垢，舌苔滑腻，脉濡缓等。

（1）外湿——以身体困重、肢体酸痛为主，或见皮肤瘙痒，或恶寒微热。

（2）内湿——以脘腹痞胀、呕恶便溏为主。

注意：①湿邪常内外合邪而为病。证候常涉及内外。②湿为阴邪，易与寒相合而为寒湿；湿又易郁而化热，而成湿热。故临床以寒湿证和湿热证为常见。

4. 辨证依据

（1）有感受湿邪病史，如久居潮湿处，或云障山峦，晴后湿蒸，感受其气。

（2）起病较缓而缠绵。

（3）证候表现均以困重、酸楚、痞闷、腻浊等为特点。

（4）因感受湿邪的部位不同，可有不同的表现。如湿遏卫表证、寒湿凝滞筋骨证、湿困脾阳证、湿热蕴脾证、肝胆湿热证、肠道湿热证、膀胱湿热证、湿热下注证、湿痰犯头证。

5. 常见兼证

寒湿证、湿热证、风湿证、暑湿证、水湿证、痰湿证、湿毒等证。

## 五、燥淫证

1．含义

燥（外燥）证主要是指外界气候干燥，燥邪外袭，耗伤津液，以皮肤、口鼻、咽喉干燥等为主要表现的证候。

燥邪性质和致病特点：①燥性干涩，易伤津液；②燥易伤肺。

2．病因病机

感受燥邪——耗伤人体津液，津液亏少失润。

3．临床表现

干燥不润——皮肤、口唇、鼻孔、咽喉、舌苔干燥不润，口渴饮水；或见干咳少痰，痰黏难咳；小便短黄，大便干燥等。

4．辨证依据

（1）发病多有季节性（秋季）或处于气候干燥的环境中，以干燥不润为证候特点。

（2）凉燥多发于深秋。凉燥有恶寒发热，无汗、头痛、脉浮缓或浮紧等＋干燥症。

（3）温燥多发于初秋。温燥有发热有汗，干咳无痰或痰胶黏＋燥热症（咽干痛、鼻干唇燥、心烦口渴、舌红、脉浮数等）。

5．常见证候

燥邪犯表证、燥邪犯肺证、燥干清窍证等。

6．关于内燥证

因血虚、阴津亏损，致机体失却濡润，而致干燥的证候。

## 六、火热证

1．实热（实火）证含义

实热（实火）证是指外感火热邪毒，或体内阳热亢盛，以发热、口渴、胸腹灼热、面红、便秘尿黄、舌红苔黄而干、脉数或洪等为主要表现的证候。

火热邪性质和致病特点：火热为阳邪，其性炎上；火易耗气伤津；或易生风动血；火易致肿疡；火易扰神明。

火热温的关系："温为热之渐，火为热之极。""热自外感，火由内生。"火证与热证均有温热性质，概念基本相同。

火热证有实热（实火）证和虚热（虚火）证之分。

2．病因病机

（1）病因：外界阳热之邪侵袭、寒湿之邪郁而化热，情志过极化火，脏腑气机过旺等。

（2）病机：阳热之气过盛，阴液未能御制阳热之邪，火热灼伤阴液。

3. 主要临床表现

发热、恶热，烦躁，口渴喜冷饮，汗多，大便干结或便秘，小便短黄，面色赤，舌质红或绛，舌苔黄或灰黑而干燥，脉数有力（洪数、滑数、弦数等）。甚者或见神昏、谵语，惊厥、抽搐，吐血、衄血，痈肿疮疡。

4. 辨证依据

（1）有新病突起，病势较剧的特点。

（2）有阳热亢盛的病证特点。

（3）见热症（发热、面赤、舌红或绛、苔黄干、脉数有力等）+伤津耗气（汗多、口渴、便秘、尿黄等）为主症。

①或伤津耗液甚至亡阴；

②或热极生风（惊厥、抽搐）；

③或迫血妄行（吐血、衄血）；

④或有肿疡（痈肿疮疡）；

⑤或热扰神明证（神昏、谵语）。

5. 表实热证、里实热（火）证的含义

（1）表实热证：是热邪袭表、卫气抗邪于外的证候。又称表热证，外感风热表证、风热证等。

（2）里实热（火）证：是体内阳热有余，以热在脏腑、营血等为主的证候。

6. 常见证候

风热犯表证、肺热炽盛证、心火亢盛证、胃热炽盛证、肝火上炎证、热闭心包证、热入营血证等。

7. 常见兼证

风热证、风火证、湿热证、暑湿证、温燥证、热毒证、火毒证、瘀热证、痰热证、热饮证等。

## 第二节　阴阳虚损辨证

### 一、阳虚证

1. 含义

阳虚证指体内阳气受损，机体失却温养，推动、蒸腾、气化等作用减退，以畏寒肢凉为主要表现的虚寒证候。属虚证、寒证。

2. 病因病机

病程日久，久居寒凉之处，气虚而进一步发展，年高而命门之火不足，过服寒凉之品等——脏腑机能减退，机体失去阳气温煦，寒从中生。

3. 临床表现

以经常畏冷，肢凉，口淡不渴，或喜热饮，可有自汗，小便清长或尿少浮肿，大便溏薄，面白，舌淡胖，苔白滑，脉沉迟无力为常见证候，可兼有气虚证（神疲、乏力、气短）。

4. 辨证依据

(1) 虚证（久病体弱见神疲、乏力、气短）。

(2) +寒证（畏寒肢凉、小便清长、面白）。

(3) +舌淡胖，苔白滑，脉沉迟无力。

5. 证型

心阳虚证、脾阳虚证、胃阳虚证、肾阳虚证、胞宫（精室）虚寒证，以及虚阳浮越证等。

## 二、阴虚证

1. 含义

阴虚证指体内津液精血等阴液亏少而无以制阳，滋润、濡养等作用减退，以咽干、五心烦热、脉细数等为主要表现的虚热证候。属虚证、热证。

2. 病因病机

热病后期，杂病日久，情志过极，房事不节，过服温燥之品等——阴液暗耗，阴不制阳。

3. 临床表现

以形体消瘦，口燥咽干，潮热颧红，五心烦热，盗汗，小便短黄，大便干结，舌红少津少苔，脉细数等为证候特点。

4. 辨证依据

(1) 虚证（病久体弱，消瘦）。

(2) +（虚）热证（口燥咽干，潮热颧红，五心烦热，盗汗，小便短黄，大便干结）。

(3) +舌红少津少苔，脉细数。

5. 证型

肺阴虚证、心阴虚证、胃阴虚证、脾阴虚证、肝阴虚证、肾阴虚证等。

6. 阴虚证、阳虚证的鉴别要点

| | 阴虚证 | 阳虚证 |
|---|---|---|
| 面色 | 两颧发赤 | 面色淡白 |
| 寒热 | 午后潮热、五心烦热 | 形寒肢冷 |
| 口渴 | 咽干口燥 | 口淡不渴 |
| 出汗特点 | 盗汗 | 自汗 |
| 二便 | 小便短黄、大便干结 | 小便清长，大便溏泄 |
| 舌象 | 舌红少苔 | 舌淡苔白 |
| 脉象 | 细数 | 沉迟无力，或脉微 |

## 三、亡阳证

1. 含义

亡阳证指体内阳气极度衰微欲脱，以冷汗、肢厥、面白、脉微等为主要表现的危重证候。

2. 病因病机

阳虚衰至极；阴寒极盛；大汗、失精、大出血；剧毒刺激、严重外伤、瘀痰阻塞心窍——阳气暴脱，失去温煦。

3. 临床表现

（病情危重）以冷汗淋漓、汗质稀淡、神情淡漠、肌肤不温、手足厥冷、呼吸气微、面色苍白、舌淡而润、脉微欲绝等为证候特点。

4. 辨证依据

（1）以大量汗出致阳气暴脱，无以制阴为主要病因病理。

（2）因阳气衰竭，失其温煦推动之功，故可见上述临床表现。（虚寒的危象——冷汗淋漓+虚寒+脉微欲绝）

5. 转归

亡阳主要指心肾阳气虚脱证，阳亡则阴亦随之消亡致阴阳离绝。

## 四、亡阴证

1. 含义

亡阴证指体内阴液严重耗损而欲竭，以身灼烦渴、唇焦面赤、脉数疾、汗出如油为主要表现的危重证候。

2. 病因病机

久病阴虚发展而来；或因高热、大吐、大泻、大汗、严重烧伤等——阴液欲竭，或仍有火热内炽。

3. 临床表现

（病情危重）以汗热味咸而黏、如珠如油、身灼肢温、虚烦躁扰、恶热、口渴欲饮、皮肤皱瘪、小便极少、面色赤、唇舌干燥、脉细数等为证候特点。

4. 辨证依据

（1）以大量出血或吐泻过度导致阴液耗竭、阳失依附为主要病因病理。

（2）因阴竭、虚阳浮越，故以汗热味咸、口渴舌干、身畏热、手足温、虚烦躁扰等表现为主症。（虚热的危象——热汗出 + 虚热 + 脉细数）

5. 转归

常涉及心、肝、肾等多个脏腑，阴亡则阳亦随之消亡致阴阳离绝。

6. 亡阳证、亡阴证鉴别要点

| | 亡阳证 | 亡阴证 |
|---|---|---|
| 汗液 | 汗冷、味淡 | 汗热、味咸 |
| 寒热 | 身冷畏寒 | 身热恶热 |
| 四肢温度 | 发冷 | 温和 |
| 面色 | 苍白 | 面赤颧红 |
| 气息 | 微弱 | 息粗 |
| 口渴 | 不渴或欲饮热 | 口渴饮冷 |
| 舌象 | 唇舌淡白，苔白润 | 唇舌干红 |
| 脉象 | 脉微细欲绝 | 细数疾，按之无力 |

## 第三节　气血辨证

气血辨证就是根据病人所表现的症状、体征，对照气血的生理、病理特点，分析、判断疾病中有无气血亏损或运行障碍的证候存在的一种辨证方法。气血证的分类有：①气血亏虚属虚证，包括气虚、血虚、气脱、血脱、气陷、气不固；②气血运行失常一般属实证，包括气滞、血瘀以及气逆、气闭。血热证、血寒证实际为血分的热证和寒证。

### 一、气虚类证（气虚、气陷、气不固、气脱）

（一）气虚证

（1）含义：气虚证指元气不足，气的推动、温煦、固摄、防御、气化等功能减退，或脏腑组织的机能活动减退，以气短、乏力、神疲、脉虚等为主要表现的虚弱证候。

（2）病因病机：先天不足、后天失养、年老体弱等致元气匮乏；久病、重病、劳累等耗伤元气——元气匮乏或耗伤。

（3）临床表现：气短声低，少气懒言，神疲乏力，舌质淡嫩，脉虚，或有头晕目眩，自汗，活动后诸症加重。

（4）辨证依据：病体虚弱，以神疲、乏力、气短、脉虚为主要表现。

（5）气虚导致的病理变化：血虚、阳虚，生湿、生痰、水停，气滞、血瘀，易致外感、食积、虫积等。

（6）气虚常见兼证：气血两虚、气阴亏虚、阳气亏虚、津气亏虚等。

（二）气陷证

（1）含义：气虚无力升举，清阳下陷，以自觉气坠或内脏下垂为主要表现的虚弱证候。又称脾（中）气下陷证。

（2）临床表现：头晕眼花，气短疲乏，自觉气下坠感，大便稀溏，形体消瘦，或内脏位置下垂、脱肛、阴挺等。

（3）辨证依据：体弱而瘦，以气短、气坠、脏器下垂为主要表现。（脾气虚+下陷症）

（三）气不固证

（1）含义：气不固证是指气虚失其固摄之能，以自汗，或大便、小便、经血、精液、胎元等不固为主要表现的虚弱证候。

（2）临床表现：与肺、脾、肾有密切关系。

①（肺）卫表不固——自汗，易感冒。

②（脾）气不摄血——出血。

③（肾）肾气不固——二便失禁、遗精、滑胎。

（3）辨证依据：病体虚弱，以疲乏、气短、脉虚+自汗或二便、经、精等不固为主要表现。（肺脾肾气虚+滑脱症）

（四）气脱证

（1）含义：元气亏虚已极，急骤外泄，以气息微弱、汗出不止等为主要表现的危重证候。

（2）临床表现：呼吸微弱不规则，汗出不止，口开目合，二便失禁，面白脉微等。

（3）辨证依据：病势危重，以气息微弱、汗出不止、脉微等为主要表现。（元气大虚+气息欲脱症）

（4）气陷、气不固、气脱是气虚的进一步发展。

## 二、血虚类证（血虚、血脱）

（一）血虚证

（1）含义：血虚证是以血液亏少，不能濡养脏腑、经络、组织，以面、睑、唇、舌色白、脉细为主要表现的虚弱证候。

（2）病因病机：

①生成不足——生血不足、瘀血阻塞；

②耗损太过——失血过多、劳神耗血、久病大病。

（3）临床表现：主要表现为心血虚和肝血虚，并可有血虚肠燥证、血虚肤燥生风等。如：面、睑、唇、舌、甲颜色淡白，眩晕、心悸、多梦、肢麻、经少色淡，愆期或经闭，脉细无力。（血虚症 + 心血虚或肝血虚）

（4）辨证依据：病体虚弱，以肌肤黏膜的颜色淡白、脉细为主要表现。

（5）血虚常见兼证：气血两虚证、阴血亏虚证、血虚挟瘀证。

（二）血脱证

（1）含义：血脱证是指因失血而致血液突然大量耗失，或因长期失血、严重血虚进一步发展，血脉空虚所表现的危重证候。

（2）病因：大失血、严重血虚。

（3）临床表现：面色苍白，眩晕、心悸、舌淡、脉微欲绝或芤等。血脱常伴气脱、亡阳。

（4）辨证依据：有血液严重损失的病史，以面色苍白、脉微或芤为主要表现。

（5）气脱证、血脱证、亡阳证、亡阴证的关系：

均为危急重证，且可互相影响而同时存在，临床不易严格区分。诊断时主要是辨别何种亡脱在先。

①气脱、血脱、亡阳均有面色苍白、脉微；

②亡阴、亡阳、气脱均有汗出特点；

③亡阴证有身热烦渴的特征；

④亡阳证以身凉肢厥为特征；

⑤气脱证以气息微弱尤为突出；

⑥血脱证有血液大量耗伤的病史。

## 三、气滞类证（气滞、气逆、气闭）

（一）气滞（气郁、气结）证

（1）含义：气滞证是指人体某一部分或某一脏腑、经络的气机阻滞，运行不畅，以胀闷疼痛为主要表现的证候。又称气郁证或气结证。

（2）病因病机：情志不舒，饮食失调，感受外邪，外伤闪挫，病理物质（如痰饮、瘀血、食积、蛔虫等）阻塞，阳虚、寒凝等——气机阻滞。

（3）临床表现：胀闷疼痛（窜痛、胀痛、攻痛），时轻时重，部位不固定，按之无形。痛胀常随嗳气、肠鸣、矢气后减轻，或随情绪变化而变化。脉多弦，可无明显的舌象变化。（胀闷疼痛）

（4）辨证依据：以胸胁脘腹或损伤部位的胀闷、胀痛、窜痛为主要表现。

（5）常见气滞证：肝气郁结证，胃肠气滞证，肝胃气滞证。

（6）常见病理变化：气滞致血瘀、化热、化火、生痰、生湿、水停。

（7）注意：气滞一般是气逆、气闭的病理基础。

（二）气逆证

（1）含义：气逆证是指气机升降失常，气上冲逆而不降，以咳喘、呃逆、呕吐为主要表现的证候。

（2）临床表现：有肺气上逆、胃气上逆、肝气上逆三类。

①肺气上逆——咳嗽、喘息等。

②胃气上逆——呃逆、嗳气、恶心、呕吐等。

③肝气上逆——头痛眩晕、晕厥、呕血、咯血等。

（3）辨证依据：以咳喘、呕吐、呃逆等为突出表现。

（4）注意：气逆证一般是在气滞基础上的一种表现形式。

（三）气闭证

（1）含义：气闭证指邪气闭阻神机或脏器、管窍，以突发昏厥或绞痛为主要表现的实证类急性重证。

（2）病因病机：

①强烈精神刺激，使神机闭阻；

②或因瘀、石、虫、痰等阻塞脉络、管腔等，导致气机闭塞；

③溺水、电击等意外，致使心肺气闭。

（3）临床表现：突发急重症之神昏、晕厥、肢厥等；或内脏部位绞痛，或二便闭塞、呼吸气粗、声高、脉沉实有力等。

（4）辨证依据：以突发昏厥或绞痛、二便闭塞、息粗、脉实为主要表现。

## 四、血瘀类证

（1）含义：

①瘀血：离经之血未能及时排除或消散而停留某处；或血行受阻而壅积呈现凝滞状态者，称为瘀血。

②血瘀证：由瘀血内阻，血行不畅，以固定刺痛、肿块、出血、瘀血色脉征为主要表现的证候，称为血瘀证。

（2）瘀血形成的原因：

①外伤，气虚血热出血为排出——离经之血。

②气滞，气虚，血热、血寒，湿热、痰浊、砂石——血行受阻，滞郁脉内。

（3）临床表现：

①疼痛——刺痛固定不移，入夜加重。

②肿块——体表包块色青紫；腹内质地坚硬，推之不移。

③出血——血色紫暗，夹有血块，或便黑如柏油状。

④望诊——面色黧黑，唇甲青紫，皮下紫斑，肌肤甲错，腹露青筋、红丝赤缕。

⑤舌脉——舌质紫暗，瘀斑瘀点，舌下络脉曲张；脉细涩或结代等。

（4）辨证依据：以固定刺痛、肿块、出血、瘀血色脉征为主要表现。

## 五、血热证

（1）含义：血热证是指脏腑火热内炽，热迫血分，以身热口渴、斑疹吐衄、烦躁谵语、舌绛、脉数等为主要表现的实热证候，即血分的热证。

（2）临床表现：热症+出血或疮痈脓疡。

①热症——发热、口渴、面赤、心烦、失眠、躁扰不宁，甚至狂乱、神昏谵语，小便短黄，大便干结、舌红绛而干，脉数疾等。

②热迫血妄行——出血色深红（咳血、吐血、衄血、尿血，月经过多、崩漏），或斑疹显露。

③热郁血壅——疮痈脓疡。

（3）辨证依据：以身热口渴、斑疹吐衄、烦躁谵语、舌绛、脉数等为主要表现。

## 六、血寒证

（1）含义：血寒证是指寒邪客于血脉，凝滞气机，血行不畅，以患处冷痛拘急、畏寒、唇舌青紫，妇女月经后期、经色紫黯夹块等为主要表现的实寒证候，即血分的寒证。

（2）临床表现：寒症+寒凝经脉。

①寒症——手足冷痛，肤色紫暗发凉，舌淡白，舌苔白，脉沉迟弦涩等。

②寒凝经脉——少腹拘急疼痛，得温痛减；或月经延期，经色紫黯，夹有

血块等。

（3）辨证依据：以患处冷痛拘急、畏寒，唇舌青紫，妇女月经后期、经色紫黯夹块等为主要表现。

### 七、气血同病证类

（1）含义：气病或者血病发展到一定程度，往往影响到另一方的生理功能而发生病变，从而表现为气血同病的证候。

（2）常见证型：气滞血瘀证、气虚血瘀证、气血两虚证、气不摄血证和气随血脱证。

（3）临床表现：两个基本证候相和。

## 第四节　津液辨证

津液辨证就是根据病人所表现的症状、体征等，对照津液的生理、病理特点，通过分析、辨别疾病中有无津液亏虚和水液停聚的证候存在的一种辨证方法。津液的证候有：①津液生成不足或丧失过多——津液亏虚证；②津液的输布、排泄障碍——痰证、饮证、水停证。

### 一、痰证

（1）含义。

①痰：是由水液内停而凝聚所形成的一种质黏而稠的病理性产物。

②痰证：由痰浊内阻或流窜，以咳吐痰多、胸闷、呕恶、眩晕、体胖，或局部有圆滑包块，苔腻、脉滑等为主要表现的证候。

（2）痰的形成：

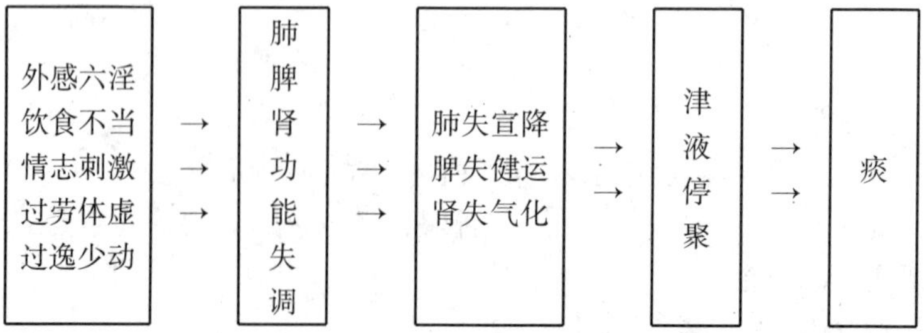


（3）临床表现：痰证变化多端——“百病多因痰作祟”、“怪病多痰”。

| | | |
|---|---|---|
| 痰停于肺 | → | 咳嗽、胸闷、咯痰（肺为贮痰之器） |
| 痰浊中阻 | → | 脘痞、纳呆、泛恶呕痰涎（脾为生痰之源） |
| 痰停局部 | → | 瘰疬（luǒlì）、瘿瘤、乳癖、核块等 |
| 痰流窜全身 + 苔腻、脉滑 | → | 痰蒙清窍——头重眩晕<br>痰浊蒙蔽心神——神昏而痰鸣，或癫狂痴痫<br>痰泛肌肤——形体肥胖 |

（4）辨证依据：以咳吐痰多、胸闷、呕恶、眩晕、体胖，或局部有圆滑包块，苔腻、脉滑等为主要表现。

（5）常见兼证：寒痰、热痰、湿痰、燥痰以及风痰、瘀痰、脓痰等。根据吐痰的性状、兼见症状以及舌脉来判断。

（6）常见痰证：痰蒙心神证、痰热闭神证、痰火扰神证、痰阻心脉证、痰阻胸阳证、痰浊阻肺证、痰热壅肺证、痰热结胸证、痰热腑实证、燥痰结肺证、痰阻胞宫（或精室）证、痰湿内盛证、痰阻经络证、风痰阻络证、痰气郁结证、脓痰蕴肺证、风痰闭神证、瘀痰阻络证等。

## 二、饮证

（1）含义

①饮：是指体内水液停聚而形成的一种较痰清稀、较水浑浊的病理产物。

②饮证：由水饮停聚腔隙或胃肠，以胸闷脘痞、呕吐清水、咳吐清稀痰涎、肋间饱满、苔滑等为主要表现的证候。

（2）饮邪的形成：同痰邪的形成。一般属寒，故多称为寒饮，临床也可见热饮。

（3）临床表现：饮停于局部。

| | | |
|---|---|---|
| 饮停胃肠 | → | （痰饮）脘腹痞胀、水声漉漉、泛吐稀涎或清水 |
| 饮停心包或肺 | → | （支饮）胸闷心悸、咳吐清稀痰涎；或见哮喘 |
| 饮停胸胁 | → | （悬饮）胸胁饱满，支撑胀痛 |
| 饮停肌肤 +<br>眩晕、舌淡嫩、苔白滑、脉弦 | → | （溢饮）身体困重 |

（4）辨证依据：以胸闷脘痞、呕吐清水、咳吐清稀痰涎、肋间饱满、苔滑等为主要表现。

（5）常见饮证：饮停胃肠证（痰饮）、饮停胸胁证（悬饮）、饮停于肺证（支饮）、饮停肌肤证（溢饮）、饮停心包证等。

### 三、水停证

（1）病理性“水”含义：体内水液因为气化失常而停聚并易于泛溢肌肤，为质地清稀、流动性大的病理性产物。

（2）水邪形成：同痰邪形成。多因外邪侵袭，或正气亏虚，肺脾肾气化失司；亦可因血瘀而水停。

（3）主要临床表现：水肿或腹水、水聚而肿的部位可随着体位的改变而变化，小便短少不利，苔滑，脉濡。

（4）辨证依据：以肢体浮肿、小便不利，或腹大痞胀、舌淡胖等为主要表现。

（5）常见水停证型：风水相搏（风袭水停）证、脾虚水泛证、肾虚水泛证、水气凌心证等。有阳水、阴水之分。

注：

（1）湿、水、饮、痰四者的异同：

①同：均为水液不归正化，停聚所形成的病理产物，其形成常与肺脾肾三脏的功能失常有关。

②异：在形质、流动性、证候表现上的区别。

| | 形质 | 流动性 | 证候表现 |
|---|---|---|---|
| 湿 | 无明显形质，可呈“汽态” | 弥漫性大 | 以肢体闷重酸困为主 |
| 水 | 清稀，为液态 | 流动性大 | 以水肿为主 |
| 饮 | 较水浊，较痰稀，为液态 | 停聚于某些腔隙及胃肠 | 以停聚处症状为主（饮停局部） |
| 痰 | 黏稠，呈半凝固乳胶状 | 流动性小 | 无处不到、变化多端 |

（2）由于湿、水、饮、痰本属于一类，难以截然划分，常可互相转化、兼并，故常互相通称。如痰饮、痰湿、水饮、水湿、湿饮、湿痰等。

### 四、津液亏虚证

（1）含义：体内津液不足，脏腑、组织、官窍等失却滋润、濡养、充盈，以口渴、尿少，口、鼻、唇、舌、皮肤、大便干燥等为主要表现的证候。

（2）病因病机：津液生成不足或消耗太过。

①生成不足：脾虚不能运化生成津液；饮水过少。

②耗损或排泄过多：高热、大汗、大吐、大泻、多尿、烧伤；阳气偏亢（燥热、五志化火），津液暗耗。

（3）临床表现：口、鼻、唇、舌、咽喉、皮肤、大便干燥，眼眶凹陷，口渴尿少，舌红、脉细数等。

（4）伤津与耗液的差异：

①伤津（津亏）——较轻，仅仅水分丢失。以干燥症状为主要表现。

②耗液（伤阴、液脱）——较重，水分及某些精微物质均受损。常以皮肤干瘪、眼球深陷为主要表现。

（5）辨证依据：以口渴尿少，口、鼻、唇、舌、皮肤、大便干燥等为主要表现。

（6）常见证型：肺燥津伤证、胃燥津伤证、肠燥津亏证。

（7）常见兼证：津枯血燥、津亏血瘀、气随液脱、津气亏损。

（8）外燥与内燥的区别：

①外燥证（燥淫证）——感受燥邪而出现的耗伤津液的证候。有外感燥邪病因。

②内燥证（津液亏虚证）——因体内津液亏虚出现的干燥证候。属阴虚范畴，气虚、血虚与津液亏虚可互为因果或同病。形成阴液亏虚证、津气亏虚证、津枯血燥证等。

## 第五节　情志辨证

情志辨证就是根据病人所表现的症状、体征等，对照情志致病的特点，通过分析、辨别疾病中当前病理本质中是否有情志证候存在的一种辨证方法。

情志证候的特点有：①情志为病，具有先伤神后伤脏，先伤气后伤形的特点。②情志对内脏的影响：怒伤肝、喜伤心、思伤脾、悲忧伤肺、惊恐伤肾。③情志对气机的影响：怒则气上、喜则气缓、悲则气消、恐则气下、惊则气乱、思则气结。

### 一、喜证

（1）含义：喜证指由于过度喜乐导致神气失常，以喜笑不休、精神涣散等为主要表现的情志证候。

（2）临床表现：喜笑不休，心神不安，精神涣散，思想不集中，甚则语无伦次、举止失常，肢体疲软，脉缓。

（3）辨证依据：有导致喜悦的因素存在，以喜笑不休、精神涣散等为主要表现。

## 二、怒证

（1）含义：怒证指由于暴怒或过于愤怒，导致肝气横逆、阳气上亢，以烦躁多怒、胸胁胀闷、面赤头痛等为主要表现的情志证候。

（2）临床表现：烦躁多怒，胸胁胀闷，头胀头痛，面红目赤，眩晕，或腹胀、泄泻，甚至呕血、发狂、昏厥，舌红苔黄，脉弦劲有力。

（3）辨证依据：有愤怒因素存在，以烦躁易怒、胸胁胀闷、面赤头痛等为主要表现。

## 三、忧思证

（1）含义：忧思证指由于思虑过度，或过分忧愁，导致心、脾等脏腑气机紊乱，以忧愁不乐、失眠多梦等为主要表现的证候。

（2）临床表现：情志抑郁，忧愁不乐，表情淡漠。胸闷胁胀，善太息，失眠多梦，头晕健忘，心悸，倦怠乏力，纳谷不香，腹胀，脉沉弦等。

（3）辨证依据：有忧思因素存在，以忧愁不乐、失眠多梦等为主要表现。

## 四、悲恐证

（1）含义：悲恐证指由于悲伤过度，或经受过度惊骇，使气机消沉，以情绪悲哀或恐惧、胆怯易惊、神疲乏力等为主要表现的情志证候。

（2）临床表现：善悲喜哭，精神萎靡，疲乏少力，面色惨淡；或胆怯易惊，恐惧不安，心悸失眠，常被噩梦惊醒，甚则二便失禁，或为滑精、阳痿等。

（3）辨证依据：有悲恐因素存在，以情绪悲哀或恐惧、胆怯易惊等为主要表现。

# 练习题

## 一、填空题

1．气的虚证包括__________、__________、__________、__________。血的虚证包括__________、__________。

2．气血同病的证候有__________、__________、__________、__________、__________。

3．痰蒙心神的常见证候有__________、__________、__________、

__________、__________。

4. 痰浊为病复杂多端，故前人有________________、________________的说法。

5. 寒常与__________、__________、__________、__________、__________等相兼为病，形成___________、___________、___________、___________、___________等证。

6. 火热炽盛而病重者称__________________或__________________。

7. 胃气上逆的主症是_________、_________、_________、_________；肺气上逆的主症是__________、__________、__________。

8. 临床上极其危重的虚证有___________、___________、___________、__________、__________。

9. 血瘀证的成因有______________、______________、______________、______________、______________。

10. 燥邪的证候常以______________________________等为主要表现。

**二、单项选择题**

1. 辨证风证，最应区分（　）。

A. 虚风与实风　B. 风水与风毒　C. 风湿与风燥

D. 风寒与风热　E. 外风与内风

2. 外风证最常见的表现是（　）。

A. 恶风，微热，汗出　B. 突起水肿，少尿　C. 咳嗽，喉痒，鼻塞

D. 眩晕，麻木，震颤　E. 皮肤瘙痒出疹

3. 对实寒证的认识最正确的是（　）。

A. 常有感寒的病因可询　B. 新起恶寒脉紧为主

C. 阳气亏虚是发病的基础　D. 其转归是必变为阳虚

E. 一般没有发热的表现

4. 对湿证的诊断，下列哪项最有意义（　）。

A. 胸腹痞满　B. 困倦嗜睡　C. 纳谷不香

D. 舌苔滑腻　E. 脉象濡缓

5. 下列何症最能够说明属于实热证（　）。

A. 身发热　B. 口干渴　C. 大便结

D. 小便黄　E. 脉洪数

6. 实热证最常见的病理后果是（　）。

A. 热盛动血　B. 热闭心包　C. 伤津耗液

D. 生疮成脓　E. 热极动风

7．下列不是实寒证的病因病机的是（　）。

A．感受阴寒之邪　B．体内阳气亏虚　C．符合寒邪致病

D．邪盛正气不虚　E．阳气未能制寒

8．下列不是阴虚证的特征表现的是（　）。

A．寐则汗出　B．脉细而数　C．舌红少津

D．发热便秘　E．咽干颧红

9．下列不是亡阳与亡阴的区别点的是（　）。

A．病之新久或缓急　B．汗质热稠或稀冷　C．四肢温和或厥冷

D．舌质红干或白润　E．脉象数疾或微弱

10．下列不是亡阴证的特点的是（　）。

A．汗黏如油　B．脉细数疾　C．皮皱唇焦

D．小便极少　E．身灼肢厥

11．下列属于气的实证的是（　）。

A．气虚　B．气逆　C．气陷

D．气脱　E．气不固

12．下列为气虚证的或见证的是（　）。

A．舌质淡嫩　B．气短脉弱　C．神疲乏力

D．眩晕自汗　E．动则症重

13．头晕神疲、气短乏力，久泻不止，肛门坠胀，时有便意，舌淡嫩，脉虚，属于（　）。

A．气血两虚证　B．阳气亏虚证　C．气虚下陷证

D．心肺气虚证　E．肾气不固证

14．下列不是血虚证的原因的是（　）。

A．脾虚食少，生化无源　B．劳神太过，阴血暗耗　C．气机不畅，升降失司

D．瘀血内阻，新血不生　E．虫积肠道，耗吸营养

15．由情志不舒所致的气滞证，属于（　）。

A．肝胃气滞证　B．胃脘气滞证　C．肠道气滞证

D．肝郁气滞证　E．肝胆气滞证

16．下列最能说明属于“血热证”的是（　）。

A．各种出血　B．疮疥疔痈　C．舌质色绛

D．脉象滑数　E．发热口渴

17．下列不是血瘀证的证候特征的是（　）。

A．刺痛固定　B．色脉改变　C．包块拒按

D．出血成块　E．胸胁胀闷

18. 下列不是血瘀证的疼痛特点的是（　）。

A. 夜间痛甚　B. 闷痛挛痛　C. 拒按有块

D. 痛处固定　E. 刺痛如割

19. 情志过极所致“气闭”的最突出表现为（　）。

A. 胀痛窜痛　B. 胀闷不舒　C. 神情不宁

D. 神昏肢厥　E. 脉弦有力

20. 行经前下水劳作，月经未至，少腹疼痛，喜温拒按，苔白脉沉弦，当诊断为（　）。

A. 血瘀证　B. 伤寒证　C. 中寒证

D. 血寒证　E. 阳虚证

21. 导致水液代谢失常而停聚的脏器最主要者为（　）。

A. 脾胃肠　B. 心肺脾　C. 肾膀胱

D. 脾肺肾　E. 肝脾肾

22. 痰证最常见的基本表现是（　）。

A. 胸闷头晕目眩　B. 神昏或癫狂痴痫　C. 瘰疬、乳癖，瘿瘤

D. 舌苔白腻脉滑　E. 咳痰黏稠量多

23. 皮肤干燥瘙痒、脱屑，头晕眼花，面色萎黄，舌淡少苔，脉细无力，应诊断为（　）。

A. 外燥证　B. 阴虚证　C. 血虚证

D. 液亏证　E. 津亏证

24. 下列病理产物由清稀到稠厚的排列顺序，哪项最正确（　）。

A. 水湿痰饮　B. 痰饮水湿　C. 湿痰水饮

D. 湿水饮痰　E. 湿饮水痰

25. 腹泻两天，口渴心烦，皮肤干瘪，眼球凹陷，舌红苔薄黄，脉弱而数。最宜诊断为（　）。

A. 亡阴证　B. 津亏证　C. 阴虚证

D. 液脱证　E. 内燥证

**三、多项选择题**

1. 外风症的常见症名有（　）。

A. 风邪袭表　B. 风邪犯肺　C. 风中脏腑

D. 风邪中络　E. 风客肌肤

2. 以下不会形成“外湿”证的有（　）。

A. 居处潮湿　B. 脾失健运　C. 过食油腻

D. 淋雨下水　E. 冒受雾露

3. 中医认为出血的原因有（　）。
A. 气虚　B. 血热　C. 血瘀
D. 外伤　E. 血寒
4. 容易与麻疹初期阶段相混淆的病有（　）。
A. 水痘　B. 风湿初期　C. 感冒
D. 瘾疹　E. 风疹
5. 暑症不同于热症之处主要有（　）。
A. 病情更为严重　B. 发病更急更快　C. 不动风闭神
D. 有严格季节性　E. 只外受无内生
6. 下列气滞症临床很少提及的是（　）。
A. 脾气郁滞　B. 肠道气滞　C. 胃脘气滞
D. 肝气郁滞　E. 肺气郁滞
7. 下列对“气脱”的认识，正确的有（　）。
A. 元气亏虚已极　B. 气息奄奄欲脱　C. 病情急剧亢奋
D. 病势向内向上　E. 可为气随血脱
8. 由气滞导致的病理改变，常见（　）。
A. 气郁滞而化火　B. 气滞而致阳虚　C. 气滞而生痰湿
D. 气滞而致血瘀　E. 气滞而致津亏
9. 下列哪些是饮邪常停留的地方（　）。
A. 胃肠　B. 肝胆　C. 膀胱
D. 胸胁　E. 心肺
10. 下列哪些是导致水停的常见原因（　）。
A. 外感风邪　B. 火热内扰　C. 阳气不运
D. 情志所伤　E. 瘀血阻滞
11. 以下哪些不是形成“内湿”的病因病机（　）。
A. 气候过于潮湿　B. 过食油腻之品　C. 嗜酒或喜冷饮
D. 脾胃运化失职　E. 气虚卫表不固
12. 下列哪些是形成痰的常见病机（　）。
A. 脾失健运　B. 肺失宣降　C. 肝气不舒
D. 心阴不足　E. 肾阳不振
13. 血虚常可导致（　）。
A. 血不养神　B. 血虚生风　C. 血虚化热
D. 冲任失充　E. 卫表不固

14．病因与气血津液辨证主要是判断当前证候的（ ）。
A．原因 B．位置 C．机理
D．性质 E．表现
15．饮证的下述名称存在的是（ ）。
A．表饮，里饮 B．寒饮，热饮 C．虚饮，实饮
D．悬饮，支饮 E．水饮，痰饮
16．下述哪些是气滞疼痛的特点（ ）。
A．气行痛减 B．喜揉喜按 C．窜痛
D．胀痛 E．绞痛
17．气逆证的脏腑是（ ）。
A．胃 B．脾 C．肺
D．肝 E．心
18．临床常见的津液亏虚证有（ ）。
A．胃燥津亏证 B．肠燥津亏证 C．肾虚津伤证
D．肺燥津伤证 E．脾虚液亏证
19．下列判断正确的有（ ）。
A．刺痛不移多属瘀 B．头胀而痛属气滞 C．头身困重多有湿
D．发热皆为热所致 E．怪病多由痰作祟

**四、判断题**

1．干燥症状均为津液亏虚所致。（ ）
2．气虚血瘀属本虚标实证。（ ）
3．在辨证学上，火证与热证的概念基本相同。（ ）
4．瘀血和血瘀的概念相同。（ ）

**五、简答题**

1．根据痰的性状不同有哪些分类？
2．饮和水所停积的部位有何不同？
3．气虚证与气陷证有何联系与区别？
4．何谓风淫证？
5．何谓血热证？
6．何谓气滞证？
7．请列出6个脏腑气虚的证名。
8．暑证的常见表现有哪些？
9．血瘀证可见哪些典型的舌象、脉象？
10．临床上极危重的虚证有哪些？

## 六、病案分析题

1．某女，11岁。7月26日初诊。患者步行旅途中突然昏倒，发热，汗出不止。经抢救神识已清，但觉口渴，疲乏，尿黄，舌红，脉虚数。请选择恰当的辨证方法进行辨证分析和证候诊断。

2．某男，10年前曾在有血吸虫钉螺的疫水中劳作，之后长期腹胀腹泻、胁痛，胁下痞块，腹部胀大，青筋显露，肢体消瘦，食少神疲，倦怠乏力，头晕眼花，面色萎黄，舌淡紫，脉弦涩。请分析病因病性，作出证名诊断。

3．某男，34岁，急起呕吐、腹泻3小时，呕、泻十余次，吐泻物如米泔水，皮肤干瘪，眼球深陷，口渴引饮，小腿转筋，神疲气短，小便极少，血压降低，脉微细。请写出主诉、病名、证名，并作分析。

4．某男，48岁，1周前不慎撞伤胸部，现胸部胀闷，活动为剧，左前胸有青紫色斑块一块，拒按，脉弦。请问辨证属于何证？并作病机分析。

# 第九章　脏腑辨证

**【学习要点】**

1．掌握各脏腑的病变范围和病机特点。掌握各脏腑常见证的含义、临床表现和病机。

2．熟悉脏腑辨证的概念、基本方法、意义及运用范围。

3．了解脏腑之间的发病关系。

4．初步学会运用脏腑辨证的知识对临床典型病例进行辨证。

**【基本概念】**

脏腑辨证是在认识脏腑生理病理特点的基础上，将四诊所收集的症状、体征及有关病情资料进行综合分析，从而判断疾病所在的脏腑部位及其病性的一种辨证方法。

## 第一节　心病辨证

1．心的生理病理

| 心 | 主要功能 | 联属功能 | | | | |
|---|---|---|---|---|---|---|
| | | 在志 | 在体 | 其华 | 开窍 | 在液 |
| 生理功能 | 1. 主血脉<br>2. 主神志 | 喜 | 脉 | 面 | 舌 | 汗 |
| 常见病理表现 | 1. 心脏本身病变：<br>心悸、怔忡、心痛<br>2. 神志病变：<br>心烦、失眠、多梦、健忘、神昏、神志错乱 | | 结、代、促 | | 舌痛、舌疮 | |

2. 心病辨证目录

| | | | | |
|---|---|---|---|---|
| 虚证 | 1. 心血虚 | 2. 心阴虚 | 3. 心气虚 | 4. 心阳虚 |
| | 5. 心阳虚脱 | | | |
| 实证或虚实夹杂 | 6. 心火亢盛 | 7. 心脉痹阻 | 8. 痰蒙心神 | 9. 痰火扰神 |
| | 10. 瘀阻脑络 | | | |

3. 常见心病辨证

| | 病因病机 | 辨证要点 | | |
|---|---|---|---|---|
| | | 常见症状 | 舌象 | 脉象 |
| 1. 心血虚 | 病因：<br>耗血太过或生血不足<br>病机：<br>心与心神失于濡养 | 心悸、失眠、多梦<br>+血虚症（头晕眼花、健忘、面色淡白或萎黄，唇舌色淡） | 舌色淡 | 脉细无力 |
| 2. 心阴虚 | 病因：<br>思虑劳神暗耗心阴<br>温热火邪灼伤心阴<br>肝肾阴虚累及心阴<br>病机：心与心神失养<br>虚热内扰 | 心悸、心烦、失眠<br>+阴虚症（五心烦热、潮热盗汗、颧红消瘦） | 舌红少苔乏津 | 脉细数 |

注：

心血虚与心阴虚的异同比较：

①同：均可见心悸、失眠、多梦等症。

②异：心血虚以“色白”为特征而无热象。心阴虚以“色赤”为特征而有明显热象。

| | 病因病机 | 辨证要点 | | |
|---|---|---|---|---|
| | | 常见症状 | 舌象 | 脉象 |
| 3. 心气虚 | 病因：<br>素虚、久病、先天不足、年老体衰<br>病机：<br>心气不足，鼓动无力 | 心悸、胸闷<br>+气虚症（气短神疲、自汗，活动后加重，面色淡白无华） | 舌淡 | 脉虚 |
| 4. 心阳虚 | 病因：<br>心气虚发展而来或他病及心<br>病机：心阳虚衰，鼓动无力，虚寒内生 | 心悸怔忡、心胸憋闷<br>+阳虚症（畏寒肢冷、气短自汗神疲、面色㿠白或面唇青紫） | 舌淡胖或紫黯，苔白 | 脉弱或结代 |

（续上表）

<table>
<tr><th rowspan="2"></th><th rowspan="2">病因病机</th><th colspan="3">辨证要点</th></tr>
<tr><th>常见症状</th><th>舌象</th><th>脉象</th></tr>
<tr><td>5.<br>心阳虚脱</td><td>病因：<br>心阳虚发展而来；寒邪暴伤、痰瘀阻心；失血亡津<br>病机：<br>心阳衰极，阳气欲脱</td><td>心悸胸痛、冷汗、肢厥<br>+心阳虚症</td><td>舌青紫</td><td>脉微欲绝</td></tr>
</table>

注：

心气虚与心阳虚的异同比较：

①同：均可见心悸、胸闷、气短等症。

②异：心阳虚有畏冷肢凉、色晦暗等表现。心气虚证则疲乏等症表现明显。

<table>
<tr><th rowspan="2"></th><th rowspan="2">病因病机</th><th colspan="4">辨证要点</th></tr>
<tr><th colspan="2">常见症状</th><th>舌象</th><th>脉象</th></tr>
<tr><td>6.<br>心火亢盛</td><td>病因：<br>五志化火、火热之邪内侵、过食辛辣等<br>病机：<br>火热内炽、扰乱心神；迫血妄行；上炎口舌；心热移小肠</td><td colspan="2">轻证：发热、失眠、心烦<br>+吐衄<br>+舌赤生疮<br>+尿赤涩灼痛<br>重证：狂躁谵语、神志不清（热扰心神，或热闭心神）</td><td>舌尖红绛</td><td>脉数有力</td></tr>
<tr><td rowspan="4">7.<br>心脉痹阻</td><td rowspan="4">病因：<br>瘀血、痰浊、阴寒、气滞<br>病机：<br>心阳不振，运血无力，而致气滞、瘀血、痰浊、阴寒等邪气痹阻，心脉瘀阻（属本虚标实）</td><td rowspan="4">心悸怔忡<br>心胸憋闷<br>+瘀血症（疼痛，舌色紫黯，有青紫斑点，脉沉滑涩或结代）</td><td>瘀阻心脉：刺痛</td><td>舌暗，有青紫斑点</td><td>脉细涩或结代</td></tr>
<tr><td>痰阻心脉：闷痛<br>+体胖痰多，身重困倦</td><td>苔白腻</td><td>脉细涩或沉涩</td></tr>
<tr><td>寒凝心脉：痛势剧烈，突然发作，得温痛减，<br>+畏寒肢冷</td><td>舌淡苔白</td><td>脉沉迟或沉紧</td></tr>
<tr><td colspan="2">气滞心脉：胀痛、发作与精神有关<br>+胁胀，善太息</td><td>脉弦</td></tr>
</table>

注：

心脉痹阻四证（瘀阻心脉、痰阻心脉、寒凝心脉、气滞心脉）比较：

心脉痹阻四证在临床上由于诱因不同，可分为瘀阻心脉证、痰阻心脉证、寒凝心脉证和气滞心脉证。

①瘀阻心脉证：心痛以刺痛为特点，伴见舌暗，或有青紫色斑点、脉细涩或结代等瘀血内阻的症状。

②痰阻心脉证：心痛以闷痛为特点，多伴体胖痰多、身重困倦、苔白腻、脉沉滑或沉涩等痰浊内盛的症状。

③寒凝心脉证：以心痛痛势剧烈、突然发作、遇寒加剧、得温痛减为特点，伴见畏寒肢冷、舌淡苔白、脉沉迟或沉紧等寒邪内盛的症状。

④气滞心脉证：心痛以胀痛为特点，其发作往往与精神刺激有关，常伴有胁胀、善太息、脉弦等气机郁滞的症状。

| | 病因病机 | 辨证要点 | | |
|---|---|---|---|---|
| | | 常见症状 | 舌象 | 脉象 |
| 8.<br>痰蒙<br>心神 | 病因：<br>湿浊酿痰，阻遏气机<br>情志不遂，气郁生痰<br>痰浊内盛，夹肝风上扰<br>病因：<br>痰浊上蒙，神明失司 | 神志异常（神志抑郁，错乱，痴呆、昏迷）<br>+痰浊症（面色晦滞，胸闷呕恶，舌苔白腻，脉滑） | 舌苔白腻 | 脉滑 |
| 9.<br>痰火<br>扰神 | 病因：<br>气郁化火，炼液成痰<br>热邪煎熬，灼津成痰<br>病因：<br>痰火交结，扰闭心神 | 神志异常（神志狂躁，神昏谵语）<br>+痰火内盛症（吐痰黄稠，喉间痰鸣；胸闷不舒；舌红苔黄腻，脉滑数） | 舌红<br>苔黄腻 | 脉滑数 |
| 10.<br>瘀阻<br>脑络 | 病因：<br>头部外伤，瘀血停积<br>久痛入络，瘀血内停<br>病机：<br>瘀血犯头，阻滞脑络 | 头痛，头昏<br>+瘀血症（刺痛，固定不移；舌色晦暗，舌质紫黯或有斑点，脉细涩） | 舌色晦暗，舌质紫黯或有斑点 | 脉细涩 |

注：

痰蒙心神（神窍）、热闭（扰）心神与痰火扰神异同的比较：

①同：三者均有神志异常的表现，均见神昏。

②异：痰蒙心神（神窍）证病因为痰浊，其症以抑郁、痴呆、错乱为主，无热证表现。热闭（扰）心神证病因为火热，其症以狂躁、谵语、神昏为主，一派火热证候。痰火扰神证则既有痰，又有火，其症为前二者的兼并。

# 第二节　肺病辨证

1. 肺的生理病理

| 肺 | 主要功能 | 联属功能 | | | | |
|---|---|---|---|---|---|---|
| | | 在志 | 在体 | 其华 | 开窍 | 在液 |
| 生理功能 | 1. 主气、司呼吸<br>2. 主宣发、肃降<br>3. 主通调水道<br>4. 朝百脉，主治节 | 悲忧 | 皮 | 毛 | 鼻 | 涕 |
| 常见病理表现 | 1. 呼吸功能失常：咳嗽、气喘<br>2. 宣降功能失常：咳痰、胸痛<br>3. 通调水道输布津液失职：水肿<br>4. 肺气虚，卫外不固：自汗、畏风、易于感冒 | | | | 鼻塞 | 流涕 |

2. 肺病辨证目录

| | | | | |
|---|---|---|---|---|
| 虚证 | 1. 肺气虚 | 2. 肺阴虚 | | |
| 实证或虚实夹杂 | 3. 风寒犯肺 | 4. 风热犯肺 | 5. 燥邪犯肺 | 6. 肺热炽盛 |
| | 7. 痰热壅肺 | 8. 寒痰阻肺 | 9. 饮停胸胁 | 10. 风水相搏 |

3. 常见肺病辨证

| | 病因病机 | 辨证要点 | | |
|---|---|---|---|---|
| | | 常见症状 | 舌象 | 脉象 |
| 1. 肺气虚 | 病因：<br>久病咳喘，耗伤肺气<br>脾虚失运，肺失所养<br>病机：<br>肺气虚弱，呼吸减弱<br>宣降失常，卫外不固 | 咳嗽无力、气短而喘、自汗<br>+气虚症 | 舌淡苔白 | 脉弱 |

第九章　脏腑辨证

（续上表）

| | 病因病机 | 辨证要点 | | |
|---|---|---|---|---|
| | | 常见症状 | 舌象 | 脉象 |
| 2. 肺阴虚 | 病因：<br>燥热伤肺、耗伤肺阴<br>久病咳喘、耗伤肺阴<br>病机：<br>肺阴亏虚，虚热内扰 | 干咳、痰少而黏<br>+阴虚症 | 舌红少苔乏津 | 脉细数 |
| 3. 风寒犯肺 | 病因：<br>外感风寒<br>病机：<br>风寒袭肺，肺卫失宣 | 咳嗽、咳稀白痰、流清涕<br>+风寒表证（恶寒重、发热轻，无汗） | 舌苔薄白 | 脉浮紧 |
| 4. 风热犯肺 | 病因：<br>外感风热<br>病机：<br>风热袭肺，肺卫失宣 | 咳嗽、痰少色黄、流浊涕<br>+风热表证（发热重，恶寒轻或恶风、有汗） | 舌尖红，舌苔薄黄 | 脉浮数 |
| 5. 燥邪犯肺 | 病因：<br>秋季感受燥邪<br>风温之邪化燥<br>病机：<br>燥邪犯肺，肺失宣降 | 干咳痰少，痰黏难咳；或胸痛咳血<br>+干燥症（口唇鼻咽皮肤干燥，尿少便结）；或<br>+微发热恶寒，无汗或少汗 | 舌苔薄，干燥少津 | 脉浮数（温燥）<br>脉浮紧（凉燥） |

注：

（1）风热犯肺证与风寒袭肺证的异同比较：

①同：二者均属外感新病，均有咳嗽及表证症状。

②异：风热犯肺证为发热重恶寒轻，痰少色黄，流浊涕，舌苔薄黄，脉浮数。风寒袭肺证为恶寒重发热轻，痰白清稀，流清涕，舌苔薄白，脉浮紧。

（2）燥邪犯肺证之温燥与凉燥的比较：

①温燥证发于夏末秋初，燥与热合，发为温燥，腠理开泄，症见出汗，脉浮数。

②凉燥证发于秋末冬初，燥与寒合，发为凉燥。寒主收引，腠理闭塞，故症见无汗，脉浮紧。

（3）燥邪犯肺证与肺阴虚证的异同比较：

①同：二者均有干咳、痰少难咯的表现。

②异：燥邪犯肺证属外感新病，常兼有表证，干燥症状突出，虚热之象不明显。肺阴虚证属内伤久病，无表证，而虚热内扰的症状明显。

| | 病因病机 | 辨证要点 | | |
|---|---|---|---|---|
| | | 常见症状 | 舌象 | 脉象 |
| 6.<br>肺热炽盛 | 病因：<br>风热入里，或风寒入里化热，蕴结于肺<br>病机：<br>肺热炽盛，肺失宣肃 | 咳喘气粗，鼻翼煽动<br>+火热症（壮热，口渴，尿少便结） | 舌红苔黄 | 脉洪数 |
| 7.<br>痰热壅肺 | 病因：<br>肺热灼津成痰；<br>宿痰内盛，郁而化热<br>病机：<br>痰壅热蒸，肺失清肃 | 咳喘，痰多黄稠<br>+肺热炽盛症 | 舌红<br>苔黄腻 | 脉滑数 |
| 8.<br>寒痰阻肺 | 病因：<br>宿有痰疾，感寒引动<br>外感寒湿，化为痰湿<br>脾阳不足，寒痰内生<br>病机：<br>痰浊（寒饮）阻肺，肺失宣肃 | 咳喘，痰多<br>+寒痰症（咳白痰，量多易咳——寒饮者咳痰清稀、痰浊者咳痰稠） | 舌淡<br>苔白腻<br>或白滑 | 脉弦或滑 |

注：

痰热壅肺证与肺热炽盛证的比较：

痰热壅肺证为痰热俱盛，咯多量黄稠痰；而肺热炽盛证仅有热，而无（少）痰。

| | 病因病机 | 辨证要点 | | |
|---|---|---|---|---|
| | | 常见症状 | 舌象 | 脉象 |
| 9.<br>饮停胸胁 | 病因：<br>中阳素虚，气不化水<br>外邪袭肺，水停为饮<br>病机：<br>饮停胸胁，气机受阻，升降失常 | 胸胁胀满疼痛，咳唾引痛<br>+水饮内停症（头目眩晕。苔白滑，脉沉弦） | 苔白滑 | 脉沉弦 |
| 10.<br>风水相搏 | 病因：外感风邪<br>病机：风邪外袭，肺卫失宣，水湿泛溢肌肤 | 突起头面浮肿<br>+卫表症（偏寒——恶寒发热无汗，苔薄白脉浮紧。偏热——发热重恶寒轻，咽喉肿痛，苔薄黄，脉浮数） | 风水偏寒——苔薄白 | 脉浮紧 |
| | | | 风水偏热——苔薄黄 | 脉浮数 |

# 第三节　脾病辨证

1．脾的生理病理

| 脾 | 主要功能 | 联属功能 | | | | |
|---|---|---|---|---|---|---|
| | | 在志 | 在体 | 其华 | 开窍 | 在液 |
| 生理功能 | 1．主运化：<br>运化水谷、运化水液<br>2．主统血<br>3．主升清<br>4．喜燥恶湿 | 思 | 肉 | 唇 | 口 | 涎 |
| 常见病理表现 | 1．运化水谷失职：<br>纳少、腹胀、便溏<br>2．运化水液失职：<br>浮肿<br>3．脾不统血：<br>慢性出血<br>4．脾不升清：<br>内脏下垂，头晕目眩<br>5．脾为湿困：<br>肢体困重 | | | | | |

2．脾病辨证目录

| | | | | |
|---|---|---|---|---|
| 虚证 | 1．脾气虚 | 2．脾虚气陷 | 3．脾阳虚 | 4．脾不统血 |
| 实证或虚实夹杂 | 5．寒湿困脾 | 6．湿热蕴脾 | | |

3．常见脾病辨证

| | 病因病机 | 辨证要点 | | |
|---|---|---|---|---|
| | | 常见症状 | 舌象 | 脉象 |
| 1．脾气虚 | 病因：<br>寒湿侵袭，饮食不节；耗伤太过<br>病机：<br>脾气不足，运化失职 | 食少、腹胀、便溏<br>＋气虚症或<br>＋水湿泛溢症（浮肿或形体肥胖） | 舌淡苔白 | 脉缓或弱 |

（续上表）

| | 病因病机 | 辨证要点 | | |
|---|---|---|---|---|
| | | 常见症状 | 舌象 | 脉象 |
| 2.<br>脾虚气陷 | 病因：<br>脾虚进一步发展；<br>久泄久痢，劳累或妇女经产过多失于调养<br>病机：<br>脾气虚弱，中气下陷 | 脘腹重坠、内脏下垂<br>＋气虚症 | 舌淡苔白 | 脉缓或弱 |
| 3.<br>脾阳虚 | 病因：<br>脾气虚进一步发展；<br>过食生冷、外寒直中；<br>肾阳不足，火不生土<br>病机：<br>脾阳虚衰，失于温煦，阴寒内生 | 食少、腹胀、便溏<br>＋阳虚症 | 舌质淡胖或有齿痕，苔白滑 | 脉沉迟无力 |
| 4.<br>脾不统血 | 病因：<br>久病，劳倦过度<br>病机：<br>脾气虚弱，统血失职 | 各种慢性出血<br>＋脾气虚<br>＋血虚症 | 舌淡 | 脉细无力 |

注：

脾气虚证与脾阳虚证的异同比较：

①同：二者均有脾虚证，见食少、腹胀腹痛、便溏。

②异：脾气虚证伴见明显气虚症状，如肢体困倦，神疲乏力，少气懒言，无寒象。脾阳虚证多因脾气虚进一步发展而来，畏冷肢凉、脘腹隐痛喜温的虚寒之象明显。

| | 病因病机 | 辨证要点 | | |
|---|---|---|---|---|
| | | 常见症状 | 舌象 | 脉象 |
| 5.<br>寒湿困脾 | 病因：<br>外感寒湿内侵；<br>内生寒湿停滞；<br>内生湿浊，困阻脾阳<br>病机：<br>寒湿内盛，中阳受困，脾失温运 | 纳呆、腹胀、便溏<br>＋寒湿内盛症（头身困重，或浮肿、尿少，身目发黄晦暗，妇女白带量多＋口淡不渴，舌淡胖，苔白滑，脉缓弱或沉细） | 舌淡胖，苔白滑或白腻 | 脉缓弱或沉细 |

（续上表）

| | 病因病机 | 辨证要点 | | |
|---|---|---|---|---|
| | | 常见症状 | 舌象 | 脉象 |
| 6. 湿热蕴脾（中焦湿热） | 病因：<br>外感湿热；<br>脾虚湿阻，湿郁化热；<br>嗜食肥甘，酿成湿热<br>病机：<br>湿热内盛，脾失健运 | 纳呆、腹胀、便溏＋湿热内蕴症（肢体困重，苔腻，脉滑＋身热不扬，汗出不解，舌红苔黄，脉数） | 舌红，苔黄腻 | 脉滑数或濡数 |

注：

（1）脾阳虚证与寒湿困脾证的异同的比较：

①同：二者均有纳呆食少、腹胀便溏等表现。二者常可互为因果，如先有脾阳虚，导致寒湿困脾；或先有寒湿困脾，久之脾阳亦虚。

②异：脾阳虚证为阳虚运化失常，导致寒湿内阻，以虚为主。寒湿困脾证为寒湿内盛，阻遏脾阳，是实为主。

（2）寒湿困脾证与湿热蕴脾证比较：

寒湿困脾证其湿属寒，见舌体淡胖，舌苔白滑或白腻，脉濡缓或沉细；湿热蕴脾证其湿属热，见舌红，苔黄腻，脉濡数或滑数。

## 第四节　肝病辨证

1. 肝的病理生理

| 肝 | 主要功能 | 联属功能 | | | | |
|---|---|---|---|---|---|---|
| | | 在志 | 在体 | 其华 | 开窍 | 在液 |
| 生理功能 | 1. 主疏泄：<br>调气机、助消化、调情志、调生殖<br>2. 主藏血：<br>贮藏血液、调节血量 | 怒 | 筋 | 爪 | 目 | 泪 |
| 常见病理表现 | 1. 肝失疏泄：<br>精神异常：抑郁、烦躁；<br>气机逆乱：胸胁，少腹胀痛，头晕目眩、巅顶痛<br>消化障碍：（见脾病）<br>2. 肝不藏血，全身失养，筋膜失濡：<br>月经不调，肢体震颤，手足抽搐<br>3. 肝经所过部位病变：<br>胸胁、少腹疼痛，巅顶痛，睾丸疼痛 | 抑郁、烦躁 | 肢体震颤手足抽搐 | 爪甲不荣 | 目疾 | |

2. 肝病辨证目录

| | | | | |
|---|---|---|---|---|
| 虚证 | 1. 肝血虚 | 2. 肝阴虚 | | |
| 实证或虚实夹杂 | 3. 肝气郁滞 | 4. 肝火炽盛 | 5. 肝阳上亢 | 6. 肝风内动 |
| | 7. 寒滞肝脉 | | | |

3. 常见肝病辨证

| | 病因病机 | 辨证要点 | | |
|---|---|---|---|---|
| | | 常见症状 | 舌象 | 脉象 |
| 1. 肝血虚证 | 病因：<br>脾虚，化源不足；<br>失血、久病重病、失治误治耗血<br>病机：<br>血液亏虚，肝失濡养 | 肝血失养症（视力减退、肢体麻木、爪甲不荣、月经量少）<br>＋血虚症（面白无华，头晕，舌淡，脉细） | 舌淡 | 脉细 |
| 2. 肝阴虚证（肝虚热证） | 病因：<br>情志化火伤阴；<br>热病伤阴；<br>肾阴不足，水不涵木<br>病机：<br>阴液亏损，肝失濡润；<br>阴不制阳，虚热内扰 | 肝阴失养症（头晕、目涩、胁痛、手足蠕动）<br>＋阴虚内热症（五心烦热，潮热盗汗，舌红少苔乏津，脉弦细数） | 舌红少苔乏津 | 脉弦细数 |
| 3. 肝郁气滞 | 病因：<br>精神刺激，情志不遂；<br>病邪阻遏，他病影响<br>病机：<br>肝失疏泄，气机郁滞 | 情志抑郁（病情与情绪变化密切相关）<br>＋胸胁或少腹胀痛 | 舌苔薄白 | 脉弦 |
| 4. 肝火炽盛（肝火上炎、肝经实火） | 病因：<br>情志不遂，肝郁化火；<br>火热内侵，他脏累肝<br>病机：<br>肝火炽盛，气火上逆 | 头痛，急躁易怒，耳鸣，胁痛<br>＋火热症（口渴，尿少便结，舌红苔黄，脉弦数） | 舌红苔黄 | 脉弦数 |
| 5. 肝阳上亢 | 病因：<br>素体阳盛或阴虚阳亢<br>病机：<br>肝肾阴亏于下，肝阳亢于上 | 肝阳上亢症（眩晕耳鸣，头目胀痛，面红目赤，急躁易怒）<br>＋肝肾阴虚症（腰膝酸软） | 舌红少津 | 脉弦有力或弦细数 |

注：

（1）肝血虚证与肝阴虚证的异同比较：

①同：二者均有头晕等表现。

②异：肝血虚证为血虚，无热象，常见眩晕、视物模糊、经少、肢麻手颤等症。肝阴虚证为阴虚，虚热表现明显，常见眼干涩、潮热、颧红、手足蠕动等症。

（2）肝火炽盛证与肝阳上亢证的比较：

①肝火炽盛证属火热过盛的实证，多因火热之邪侵扰，或气郁化火所致，以发热口渴、便干尿黄、舌红脉数等热证为主要表现。

②肝阳上亢证为阳气太过，阳亢耗（肝肾之）阴，上盛（肝阳亢盛）下虚（肝肾阴虚）的虚实夹杂证，以眩晕、面赤、烦躁、头重脚轻、腰膝酸软等为主要表现。

| | | 病因病机 | 辨证要点 | | |
|---|---|---|---|---|---|
| | | | 常见症状 | 舌象 | 脉象 |
| 6.肝风内动 | 肝阳化风 | 肝阳上亢，阴不制阳，亢而化风 | 肝风症（眩晕、肢体震颤、头胀痛、面赤，甚至突然昏仆、口眼㖞斜、半身不遂）+肝肾阴虚症（步履不稳） | 舌红 | 脉弦细有力 |
| | 热极生风 | 邪热炽盛，伤津耗液，筋脉失养化风 | 肝风症（手足抽搐）+热扰「闭」心神症（高热，烦躁甚至神昏） | 舌红绛苔黄燥 | 脉弦数 |
| | 阴虚风动 | 肝阴不足，筋脉失养化风 | 肝风症（眩晕，手足震颤、蠕动）+阴虚内热症 | 舌红少津 | 脉弦细数 |
| | 血虚生风 | 肝血亏虚，筋脉失养化风 | 肝风症（眩晕、肢麻、震颤、拘急、瞤动、瘙痒）+血虚症 | 舌淡 | 脉细或弱 |

注：

肝风内动四证的比较：

①肝阳化风证为阳亢阴虚，上盛下虚，表现为眩晕欲仆，头胀痛，头摇，肢麻震颤，步履不稳；

②热极生风证为火热炽盛所致，病势急重，表现为高热、神昏、抽搐；

③阴虚风动证多见于热病后期，阴液亏损，表现为眩晕、手足震颤、蠕动

及虚热证候；

④血虚生风证多见于慢性久病，血虚失养，表现为眩晕、肢麻、震颤、拘急、面白舌淡等。

| | 病因病机 | 辨证要点 | | |
|---|---|---|---|---|
| | | 常见症状 | 舌象 | 脉象 |
| 7. 寒滞肝脉 | 病因：<br>外感寒邪<br>病机：<br>寒邪侵袭，凝滞肝经 | 肝经所循行部位（少腹、前阴、巅顶）冷痛（疼痛遇寒加剧，得热痛减）<br>+实寒症（恶寒肢冷） | 苔白润 | 脉沉紧或弦紧 |

# 第五节　肾病辨证

1．肾的生理病理

| 肾 | 主要功能 | 联属功能 | | | | |
|---|---|---|---|---|---|---|
| | | 在志 | 在体 | 其华 | 开窍 | 在液 |
| 生理功能 | 1．主藏精，主生长、发育与生殖<br>2．主水<br>3．主纳气 | 惊恐 | 骨（齿） | 发 | 耳，二阴 | 唾 |
| 常见病理表现 | 1．肾不藏精：<br>腰膝酸软，或疼痛；<br>阳痿遗精，精少不育，经闭不孕<br>2．肾失气化，水液代谢失常：<br>水肿<br>3．肾不纳气：<br>呼吸气短而喘 | | 齿摇 | 发脱 | 耳鸣耳聋，二便异常 | |

2．肾病辨证目录

| | | | | | |
|---|---|---|---|---|---|
| 虚证 | 1．肾阳虚 | 2．肾虚水泛 | 3．肾阴虚 | 4．肾精不足 | 5．肾气不固 |

3. 常见肾病辨证

| | 病因病机 | 辨证要点 | | |
|---|---|---|---|---|
| | | 常见症状 | 舌象 | 脉象 |
| 1. 肾阳虚 | 病因：<br>素体阳虚，年老久病，<br>房事太过，他脏及肾<br>病机：<br>肾阳亏虚，机体失去温煦 | 腰膝酸软冷痛，性欲减退，夜尿多<br>+阳虚症（面色㿠白，形寒肢冷） | 舌淡苔白 | 脉沉细无力，尺脉尤甚 |
| 2. 肾虚水泛 | 病因：<br>久病伤阳，素体阳虚<br>病机：<br>肾阳亏虚，气化无权，水液泛溢 | 水肿下肢为甚，尿少<br>+肾阳虚症（腰膝酸软，畏寒肢冷） | 舌质淡胖，苔白滑 | 脉沉迟无力 |

注：

肾阳虚证与肾虚水泛证的比较：

①肾阳虚证偏重于脏腑功能衰退，性功能减弱；

②肾虚水泛证则偏重于气化无权而以水肿、尿少为主症。

| | 病因病机 | 辨证要点 | | |
|---|---|---|---|---|
| | | 常见症状 | 舌象 | 脉象 |
| 3. 肾阴虚 | 病因：<br>素体阴虚，久病体虚，房事不节，热病耗损，过服温燥之品<br>病机：<br>肾阴亏损，失于滋养，虚热内扰 | 腰膝酸软、遗精、经少、头晕耳鸣<br>+阴虚内热症（五心烦热、潮热盗汗、舌红少苔或无苔少津，脉细数） | 舌红少苔或无苔少津 | 脉细数 |
| 4. 肾精不足 | 病因：<br>先天不足，后天失养；久病劳损，房事不节<br>病机：<br>肾精亏损，不能主骨，生髓充脑，肾精不足，生育无源 | 小儿生长发育迟缓或成人早衰、生殖机能低下 | 舌淡 | 脉弱 |

注：

肾阴虚与肾精不足证的异同比较：

①同：二者均可见腰膝酸软、头晕耳鸣、齿松发脱等表现。

②异：肾阴虚证有阴虚内热表现，性欲偏亢，梦遗，经少。肾精不足证主要为生长发于迟缓，早衰，生育机能低下，无虚热表现。

| | 病因病机 | 辨证要点 | | |
|---|---|---|---|---|
| | | 常见症状 | 舌象 | 脉象 |
| 5.<br>肾气不固 | 病因：<br>先天不足，后天耗损<br>病机：<br>肾气亏虚，失于封藏固摄 | 腰膝酸软，小便、精液、经带、胎元不固<br>+气虚症（神疲乏力，舌淡，脉弱） | 舌淡 | 脉弱 |

# 第六节　腑病辨证

1. 腑的生理病理概述

| | 生理功能 | 主要病理 | 主要病因 | 主要症状 |
|---|---|---|---|---|
| 胃 | 1. 受纳腐熟水谷<br>2. 胃气主降 | 1. 受纳腐熟障碍<br>2. 胃失和降 | 饮食失节，<br>外邪侵袭 | 纳食异常、<br>胃胀、恶心<br>呕吐嗳气呃逆 |
| 小肠 | 1. 受盛化物<br>2. 泌别清浊 | 1. 气机失常<br>2. 泌别清浊失常 | 寒热湿邪侵袭<br>饮食所伤，<br>寄生虫 | 腹胀、肠鸣、<br>腹痛腹泻 |
| 大肠 | 主传导燥化 | 大便传导功能失常 | 感受湿热，<br>热盛伤津，<br>阴血亏虚 | 便秘、腹泻，<br>腹痛腹胀 |
| 胆 | 1. 贮藏和排泄胆汁<br>2. 主决断 | 1. 影响消化和胆汁排泄<br>2. 情绪活动异常 | 湿热侵袭，<br>肝病影响 | 口苦、黄疸、<br>胆怯易惊 |
| 膀胱 | 贮藏和排泄尿液 | 排尿异常 | 湿热侵袭，<br>肾病影响 | 尿频、尿急、<br>尿痛、尿闭 |

2. 腑病辨证目录

| | | | | | | |
|---|---|---|---|---|---|---|
| 胃（肠） | 虚 | 1. 胃气虚 | 2. 胃阳虚 | 3. 胃阴虚 | | |
| | 实 | 4. 胃热炽盛 | 5. 寒饮停胃 | 6. 寒滞胃肠 | 7. 食滞胃肠 | 8. 胃肠气滞 |
| 小肠 | | 6. 寒滞胃肠 | 8. 胃肠气滞 | 9. 虫积肠道 | | |
| 大肠 | | 10. 肠热腑实 | 11. 肠燥津亏 | 12. 肠道湿热 | | |
| 膀胱 | | 13. 膀胱湿热 | | | | |
| 胆 | | 14. 胆郁痰扰 | | | | |

3．常见腑病辨证

| | 病因病机 | 辨证要点 | | |
|---|---|---|---|---|
| | | 常见症状 | 舌象 | 脉象 |
| 1. 胃气虚 | 胃气虚弱，胃失和降 | 胃脘痞满、隐痛喜按，食少＋气虚症（气短懒言，神疲乏力） | 舌淡苔薄白 | 脉弱 |
| 2. 胃阳虚 | 胃阳不足，胃失温煦 | 胃脘冷痛、喜温喜按＋阳虚症（畏寒肢冷） | 舌淡胖嫩 | 脉沉迟无力 |
| 3. 胃阴虚 | 胃阴亏虚，胃失和降 | 胃脘嘈杂、灼痛，饥不欲食＋阴虚内热症 | 舌红少苔乏津 | 脉细数 |
| 4. 胃热炽盛 | 火热壅滞，胃失和降 | 胃脘灼痛，消谷善饥＋实火症（口渴喜冷饮，尿少便结，舌红苔黄，脉滑数） | 舌红苔黄 | 脉滑数 |

注：

（1）脾气虚证与胃气虚证、脾阳虚证与胃阳虚证的异同比较：

①同：四者均有食少、脘腹隐痛及气虚或阳虚的共同表现。

②异：脾阳虚、脾气虚证以脾失运化为主，胀或痛的部位在大腹，腹胀腹痛、便溏、水肿等症突出。胃阳虚、胃气虚证以受纳腐熟功能减退，胃失和降为主，胀或痛的部位在胃脘，脘痞隐痛，嗳气等症明显。

（2）胃阴虚证与胃热炽盛证的异同比较：

①同：二者均属胃有热证，可见脘痛、口渴、脉数等症。

②异：胃阴虚证为虚热证，常见嘈杂，饥不欲食，舌红少苔，脉细。胃热炽盛证为实热证，常见消谷善饥、口臭、牙龈肿痛、齿衄、脉滑等症。

| | 病因病机 | 辨证要点 | | |
|---|---|---|---|---|
| | | 常见症状 | 舌象 | 脉象 |
| 5. 寒饮停胃 | 寒饮停胃，胃失和降 | 脘腹胀满，胃中有振水声，呕吐清水＋饮邪内阻症（口淡不渴、头晕目眩） | 舌苔白滑 | 脉沉弦 |
| 6. 寒滞胃肠 | 寒袭胃肠，阻滞气机 | 胃脘腹部冷痛，痛势急剧＋实寒症（恶寒肢冷，面白或青） | 舌苔白润 | 脉弦紧或沉紧 |

（续上表）

| | 病因病机 | 辨证要点 | | |
|---|---|---|---|---|
| | | 常见症状 | 舌象 | 脉象 |
| 7. 食滞胃肠 | 饮食停胃肠，气失和降 | 胃脘腹部痞胀疼痛<br>＋嗳腐吞酸，呕吐酸腐食臭 | 舌苔厚腻 | 脉滑或沉实 |
| 8. 胃肠气滞 | 胃肠气滞，传导通降失司 | 脘腹胀痛走窜<br>＋嗳气、肠鸣、矢气 | 苔厚 | 脉弦 |

注：

（1）寒滞胃肠证与胃肠气滞证的异同比较：

①同：二者均可见脘、腹痞胀及疼痛、呕泻等症。

②异：寒滞胃肠证有寒邪刺激的病因，有冷痛喜温、恶寒肢冷、脉紧等属寒的表现。胃肠气滞证则以胀痛为主，嗳气、肠鸣、矢气等症明显，而无寒因、寒症。

（2）湿热蕴脾证与肠道湿热证的异同比较：

①同：二者均属湿热病，可见发热、口渴、尿黄、舌红、苔黄腻、脉滑数等症。

②异：湿热蕴脾证病情略缓，除有腹胀、纳呆、呕恶、便溏等胃肠症状外，并有身热不扬、汗出热不解、肢体困重、口腻、渴不多饮，或有黄疸、肤痒等症状。肠道湿热证病情较急，病位在肠道，以腹痛、暴泻如水、下痢脓血、大便黄稠秽臭等为突出表现。

| | 病因病机 | 辨证要点 | | |
|---|---|---|---|---|
| | | 常见症状 | 舌象 | 脉象 |
| 9. 虫积肠道 | 蛔虫寄生，阻滞气机，耗损营养 | 腹痛时作，面黄体瘦<br>＋虫症（大便排虫，或呕吐蛔虫） | 无异常 | 弦紧 |
| 10. 肠热腑实 | 里热炽盛，伤津耗液，肠道失润，腑气不通 | 腹满硬痛、拒按，大便秘结<br>＋里热症（发热，高热，或日晡潮热，汗多口渴，尿少便秘，舌红苔黄，脉数） | 舌红，苔黄厚而燥 | 脉沉数（或迟）有力 |
| 11. 肠燥津亏 | 津液亏损，肠道失润，传导失司 | 大便燥结，排便困难<br>＋津液亏虚症（口干咽燥） | 舌红，少津苔黄燥 | 脉细涩 |
| 12. 肠道湿热 | 湿热内蕴，阻滞肠道气机 | 腹痛，暴泻如水、下痢脓血、大便黄稠臭秽<br>＋湿热症（身热，口渴，尿少，舌红苔黄腻，脉滑数） | 舌红，苔黄腻 | 脉滑数 |

（续上表）

| | 病因病机 | 辨证要点 | | |
|---|---|---|---|---|
| | | 常见症状 | 舌象 | 脉象 |
| 13.<br>膀胱<br>湿热 | 湿热蕴结，<br>膀胱气化不通 | 尿频、尿急、尿痛<br>+湿热症（发热，口渴，舌红苔黄腻，脉滑数或濡数） | 舌红，苔黄腻 | 脉滑数<br>或濡数 |
| 14.<br>胆郁<br>痰扰 | 痰浊或痰热<br>内扰胆腑，<br>胆气不宁，<br>失于决断 | 胆怯、惊悸、烦躁、失眠、眩晕、呕恶<br>+痰浊或痰热症 | 痰浊：<br>舌淡红，苔白腻 | 脉弦缓 |
| | | | 痰热：<br>舌红，苔黄腻 | 脉弦数 |

注：

心火下移证与膀胱湿热证的异同比较：

①同：二者均可见小便频急、灼涩疼痛等症。

②异：心火下移证为火热炽盛，灼伤津液，兼有心烦、口舌生疮等症。膀胱湿热证为湿热蕴结膀胱，气机不畅，有苔黄腻、脉滑数等湿热证候。

## 第七节　脏腑兼病辨证

1．脏腑兼病辨证目录

| | 肝 | 心 | 脾（胃） | 肺 | 肾 |
|---|---|---|---|---|---|
| 肝 | 10．肝胆湿热 | 心肝血虚 | 肝胃不和<br>肝郁脾虚 | 肝火犯肺 | 肝肾阴虚 |
| 心 | 5．心肝血虚 | | 心脾两虚<br>（气血两虚） | 心肺气虚 | 心肾不交<br>心肾阳虚 |
| 脾（胃） | 11．肝胃不和<br>12．肝郁脾虚 | 4．心脾两虚<br>（气血两虚） | | 脾肺气虚 | 脾肾阳虚 |
| 肺 | 9．肝火犯肺 | 3．心肺气虚 | 6．脾肺气虚 | | 肺肾气虚<br>肺肾阴虚 |
| 肾 | 13．肝肾阴虚 | 1．心肾不交<br>2．心肾阳虚 | 14．脾肾阳虚 | 7．肺肾气虚<br>8．肺肾阴虚 | |

2. 脏腑兼病辨证

| | 病因病机 | 辨证要点 | | |
|---|---|---|---|---|
| | | 常见症状 | 舌象 | 脉象 |
| 1. 心肾不交 | 肾阴亏虚，水不济火，不能上济心阴，心火偏亢 | 心阳亢盛症（心烦、失眠）+肾阴虚症（腰酸、耳鸣、梦遗）+虚热症（五心烦热、潮热盗汗、尿黄便结、舌红少苔、脉细数） | 舌红少苔 | 脉细数 |
| 2. 心肾阳虚 | 心肾阳气亏虚，失于温煦 | 心阳虚症（心悸怔忡）+肾阳虚症（腰膝酸软，水肿）+虚寒症（畏寒肢冷） | 舌淡紫，苔白滑 | 脉弱 |
| 3. 心肺气虚 | 心气虚，鼓动无力；肺气虚，呼吸功能减弱 | 心气虚症（心悸怔忡）+肺气虚症（咳喘，胸闷）+气虚症（神疲自汗，声低懒言） | 舌淡苔白 | 脉弱或结代 |
| 4. 心脾气血两虚 | 脾气虚，运化失职；心血虚，心失所养 | 脾气虚症（纳少、腹胀、便溏）+血虚症（心悸怔忡，失眠多梦、头昏健忘）+气血两虚症 | 舌淡嫩 | 脉弱 |
| 5. 心肝血虚 | 血液亏少，心肝失养 | 心血虚症（心悸失眠多梦）+肝血虚症（肢麻、视力下降、经少等）+血虚症（头晕目眩，面白无华） | 舌淡白 | 脉细 |
| 6. 脾肺气虚 | 脾气虚，运化失职；肺气虚，呼吸功能减退 | 脾气虚症（纳少腹胀便溏）+肺气虚症（咳喘，咳痰）+气虚症（声低懒言、神疲乏力、面白无华） | 舌淡，苔白滑 | 脉弱 |
| 7. 肺肾气虚 | 肺气虚，呼吸功能减弱；肾气虚，纳气无权 | 肺气虚症（久病咳喘）+肾气虚症（腰膝酸软，耳鸣，呼多吸少、动则尤甚）+气虚症（声低乏力，自汗） | 舌淡 | 脉弱 |
| 8. 肺肾阴虚 | 肺肾阴虚，虚热内扰 | 肺阴虚症（干咳少痰）+肾阴虚症（腰酸遗精）+阴虚症（五心烦热，潮热盗汗，颧红，舌红少苔，脉细数） | 舌红少苔 | 脉细数 |

注：

（1）心脾气血两虚证与心肝血虚证的异同比较：

①同：二者均有心血不足，心及心神失养，而见心悸、失眠多梦等症。

②异：心脾气血两虚证兼有脾虚失运、血不归经的表现，常见食少、腹

胀、便溏、慢性失血等症。心肝血虚证兼有肝血不足、失于充养的表现，常见眩晕、肢麻、视力减退、经少等症。

（2）心肺气虚证、脾肺气虚证和肺肾气虚证的异同比较：

①同：三者均有肺气虚，呼吸功能减退，见咳喘无力、气短、咯痰清稀等症。

②异：心肺气虚证兼有心悸怔忡、胸闷等心气不足的证候。肺脾气虚证则兼食少、腹胀、便溏等脾失健运的证候。肺肾气虚证则兼呼多吸少、腰酸耳鸣、尿随咳出等肾失摄纳的证候。

| | 病因病机 | 辨证要点 | | |
|---|---|---|---|---|
| | | 常见症状 | 舌象 | 脉象 |
| 9.<br>肝火犯肺 | 肝火炽盛，上逆犯肺，肺失肃降 | 肝火炽盛症（胸胁灼痛，急躁易怒）<br>+肺失清肃症（咳嗽痰黄，或咯血）<br>+实热症（舌红苔薄黄，脉弦数） | 舌红苔薄黄 | 脉弦数 |
| 10.<br>肝胆湿热 | 湿热内蕴，肝胆疏泄失常 | 黄疸症（身目发黄，胁肋胀痛）<br>+或肝经湿热症（阴部瘙痒，带下黄臭）<br>+湿热症（发热，口渴，尿少，舌红苔黄腻，脉弦滑数） | 舌红苔黄腻 | 脉弦滑数 |
| 11.<br>肝胃不和 | 肝气郁结，胃失和降 | 肝气郁结症（胸胁胀满窜痛）<br>+胃失和降症（胃脘胀痛，嗳气吞酸）<br>+情志抑郁，善太息或急躁易怒 | 苔薄白或舌红苔薄黄 | 脉弦或弦数 |
| 12.<br>肝郁脾虚 | 肝气郁结，脾失健运 | 肝气郁结症（胸胁胀满窜痛）<br>+脾气虚症（纳少腹胀便溏）<br>+情志抑郁、善太息或急躁易怒 | 苔白 | 脉弦或缓 |

注：

（1）肝胆（经）湿热证与湿热蕴脾证的异同比较：

①同：二者均有发热、苔黄腻、脉滑数等湿热证候。

②异：肝胆（经）湿热证以胁痛、黄疸、阴痒等为主症。湿热蕴脾证则以腹胀、纳呆、呕恶、大便不调等为主症。

（2）肝胃不和证、肝郁脾虚证与胃肠气滞证的比较：

①同：前二者均有肝气郁结，而见胸胁胀满疼痛、情志抑郁或烦躁等表现。

②异：肝胃不和证兼胃失和降，常有胃脘胀痛、嗳气、呃逆等证。肝郁脾

虚证兼脾失健运，常有食少、腹胀、便溏等证。胃肠气滞证则肝气郁结的证候不明显，而只见胃肠气机阻滞的症状，以脘腹胀痛走窜、嗳气、肠鸣、矢气等为主要表现。

| | 病因病机 | 辨证要点 | | |
|---|---|---|---|---|
| | | 常见症状 | 舌象 | 脉象 |
| 13.<br>肝肾阴虚 | 肝肾阴液亏虚，虚热内扰 | 肾阴虚症（腰膝酸软、眩晕、耳鸣、遗精）<br>+肝阴虚症（胁肋隐痛）<br>+虚热症（五心烦热，潮热盗汗，颧红，舌红少苔，脉细数） | 舌红少苔 | 脉细数 |
| 14.<br>脾肾阳虚 | 脾肾阳气亏虚，虚寒内生 | 脾阳虚症（久泻久痢，完谷不化，五更泄）<br>+肾阳虚症（腰腹冷痛，水肿）<br>+阳虚症（畏寒肢冷，面色㿠白，舌淡胖，苔白滑，脉沉迟无力） | 舌淡胖，苔白滑 | 脉沉迟无力 |

注：

（1）心肾不交证、肺肾阴虚证、肝肾阴虚证的异同比较：

①同：三者均肾阴虚的证候，均见腰膝酸软、耳鸣、遗精及阴虚内热的表现。

②异：心肾不交证兼心阴亏虚，虚火扰神，故心悸、心烦、失眠多梦等症明显。肺肾阴虚证兼肺阴虚亏损，肺失清肃，故有干咳、痰少难咯等表现。肝肾阴虚证兼肝阴虚损，失于滋养，常见胁痛、目涩、眩晕等症。

（2）脾肾阳虚证与心肾阳虚证的异同比较：

①同：二者均有畏冷肢凉、舌淡胖、苔白腻等虚寒证候，且有腰膝酸冷、小便不利、浮肿等肾阳虚水湿内停的表现。

②异：脾肾阳虚证兼有久泄久痢、完谷不化等脾阳虚、运化无权的表现。心肾阳虚证则兼有心悸怔忡、胸闷气喘、面唇紫暗等心阳不振、血行不畅的症状。

## 练习题

**一、填空题**

1. 心血虚证是以__________、__________及__________为主要辨证依据。

2. 心脉痹阻证是以__________、__________为审证依据。

3. 风水相搏是以__________，并兼见__________为审证要点。

4. 肺阴虚证是以__________和__________为辨证要点。

5. 兼有肺虚的脏腑兼证有__________、__________、__________。

6. 脾虚气陷证是以__________及__________为审证要点。

7. 寒湿困脾证是以__________及__________为审证要点。

8. 胆郁痰扰证是以__________、__________、__________为审证要点。

9. 临床常见的肝风内动证有__________、__________、__________、__________。

10. 肝阳上亢证是以__________、__________、__________、__________为审证要点。

11. 肾气不固证是以__________的临床表现为辨证要点。

12. 寒滞胃肠证是以__________及__________为辨证要点。

13. 胃阳虚证是以__________及__________为辨证要点。

14. 心与其他脏腑的兼证有__________、__________、__________、__________、__________。

## 二、单项选择题

1. 心血虚证与心阴虚证的共见症状是（　）。

A. 心烦　B. 盗汗　C. 失眠　D. 脉细数　E. 舌淡

2. 心悸气短与下列哪些同见，对诊断心阳虚证最有意义（　）。

A. 自汗神疲　B. 形寒肢冷　C. 头晕眼花　D. 身倦乏力　E. 脉弱无力

3. 心脉痹阻证中，胸痛以闷痛为特征的是（　）。

A. 痰阻心脉　B. 气滞心脉　C. 寒凝心脉　D. 热郁心脉　E. 瘀阻心脉

4. 神昏与下列哪项同见，对诊断痰火扰神证最有意义（　）。

A. 溲赤便秘　B. 渴喜冷饮　C. 高热抽搐　D. 舌红苔黄腻　E. 脉细数

5. 某男，心悸，面色淡白，失眠健忘，舌淡脉细，最宜诊断为（　）。

A. 心阳虚证　B. 心阴虚证　C. 心气虚证　D. 心血虚证　E. 心脾两虚证

6. 下列是心移热小肠的主要临床表现的是（　）。

A. 口舌生疮　B. 心烦失眠　C. 面赤口渴　D. 大便秘结　E. 小便赤涩灼痛

7. 心病的常见症状不包括（　）。

A. 神昏健忘　　B. 神识错乱　　C. 急躁易怒

D. 失眠多梦　　E. 心悸怔忡

8. 下列除哪项外，均是心血虚证的临床表现（　）。

A. 失眠多梦　　B. 心悸怔忡　　C. 唇舌淡白

D. 眩晕健忘　　E. 脉象细数

9. 下列哪证不见神志不清（　）。

A. 心阳暴脱证　　B. 阳明腑实证　　C. 肝阳上亢证

D. 痰迷心窍证　　E. 痰火扰神证

10. 下列对诊断肺病最有意义的是（　）。

A. 胸闷　　B. 水肿　　C. 自汗

D. 咳喘　　E. 少气

11. 咳喘无力，气短，自汗，吐痰清稀，舌淡脉弱者，最宜诊断为（　）。

A. 肺气虚证　　B. 心肺气虚证　　C. 肾不纳气证

D. 脾肺气虚证　　E. 肺气阴两虚证

12. 下列对鉴别燥邪犯肺证和肺阴虚证最有意义的是（　）。

A. 痰量的多少　　B. 有无五心烦热　　C. 有无口咽干燥

D. 咳痰的难易　　E. 舌色的红淡

13. 恶寒发热，口干咽燥，咳痰少而黏，不易咯出，最宜诊断为（　）。

A. 肺燥炽盛证　　B. 风热犯肺证　　C. 肺阴虚证

D. 燥邪犯肺证　　E. 风热表证

14. 下列对鉴别风寒表证和风寒犯肺证最有意义的是（　）。

A. 有汗与无汗　　B. 是否发热恶寒　　C. 咳痰的性状

D. 是否舌苔薄白　　E. 咳嗽的轻重

15. 胸胁胀闷疼痛与下列哪项并见，对诊断饮停胸胁证最有意义（　）。

A. 咳唾引痛　　B. 咳逆倚息不得卧　　C. 痛彻肩背

D. 心悸气短　　E. 脉象沉弦

16. 某男，咳痰黄稠量多，气喘吸粗，发热口渴，胸闷，舌红苔黄，脉滑数，最宜诊断为（　）。

A. 肺热炽盛证　　B. 风热犯肺证　　C. 痰热壅肺证

D. 上焦证　　E. 气分证

17. 下列除哪项外，均为风水相搏的临床表现（　）。

A. 恶寒发热　　B. 起病急骤　　C. 头面眼睑先肿

D．形寒肢冷　　E．脉象浮数

18．脾气虚、脾阳虚、脾气下陷、脾不统血四证的共同见症是（　）。

A．畏寒肢冷，肢体浮肿　　B．食少便溏，少气乏力

C．腹部疼痛，喜温喜按　　D．脘腹重坠，食后益甚

E．便血衄血，月经量多

19．脾病虚证的基础证型是（　）。

A．脾虚气陷证　　B．脾阳虚证　　C．脾胃气虚证

D．脾气虚证　　E．脾不统血证

20．纳呆脘痞，呕恶身重，身热起伏，尿黄便溏，苔黄腻，最有意义的诊断是（　）。

A．肝胆湿热证　　B．大肠湿热证　　C．湿热蕴脾证

D．邪伏少阳证　　E．膀胱湿热证

21．某女，月经量多，质稀色淡红，面色无华，身倦乏力，食少便溏，舌淡脉细，最有意义的诊断是（　）。

A．肾气不固证　　B．肝血虚证　　C．气血亏虚证

D．脾气下陷证　　E．脾不统血证

22．产生寒湿困脾证的最常见原因是（　）。

A．过食生冷　　B．久泻久痢　　C．劳倦内伤

D．思虑过度　　E．暴饮暴食

23．下列对诊断脾气下陷证最有意义的是（　）。

A．五更泄泻　　B．食少腹胀　　C．头晕目眩

D．脘腹重坠　　E．身倦乏力

24．下列哪项非脾病的常见表现（　）。

A．出血　　B．内脏下垂　　C．便溏

D．腹胀　　E．嗳气

25．脾气虚进一步发展，最不易形成的证候是（　）。

A．脾不统血证　　B．寒湿困脾证　　C．心脾两虚证

D．脾阳虚证　　E．脾气下陷证

26．下列哪项对诊断湿热蕴脾证最无意义（　）。

A．泛恶欲吐　　B．肢体困重　　C．脘腹痞胀

D．身目发黄　　E．身热不扬

27．脾气下陷证的临床表现不包括哪一项（　）。

A．大便不爽　　B．小便浑浊　　C．内脏下垂

D．久泄不止　　E．脘腹重坠

28. 晕眩欲仆，头摇肢麻，舌謇，舌红脉弦细有力，最有意义的诊断是（　）。

A. 肝阳化风证　　B. 血虚生风证　　C. 阴血动风证
D. 肝阳上亢证　　E. 热极生风证

29. 头晕眼花，两目干涩，胁肋灼痛，面部烘热，脉弦细而数，宜诊断为（　）。

A. 肝火上炎证　　B. 肝血虚证　　C. 肝阳上亢证
D. 肝阴虚证　　E. 肝胆湿热证

30. 寒滞肝脉的临床特征是（　）。

A. 头晕目眩，胸胁胀闷　　B. 少腹冷痛，睾丸坠胀
C. 阴囊湿疹，外阴瘙痒　　D. 胸胁冷痛，得温痛减
E. 形寒肢冷，舌淡脉弦

31. 肝阳上亢证属于（　）。

A. 实证　　B. 虚证　　C. 热证
D. 下虚上实证　　E. 里热证

32. 头晕目眩，烦躁不宁，惊悸失眠，口苦呕恶，苔黄腻，脉弦数，最宜诊断为（　）。

A. 肝胆湿热证　　B. 痰火上扰证　　C. 胆郁痰扰证
D. 肝阴虚证　　E. 肝阳虚证

33. 下列哪项对诊断肝阴虚证最有意义（　）。

A. 烦热颧红，手足蠕动　B. 头晕目眩，胁肋胀痛　C. 月经先期，经色深红
D. 潮热盗汗，口咽干燥　E. 舌红少苔，脉弦细数

34. 头晕目眩，突然仆倒，舌强不语，喉中痰鸣，最宜诊断为（　）。

A. 痰阻心神证　　B. 肝风挟痰证　　C. 肝阳上亢证
D. 痰火扰神证　　E. 水饮凌心证

35. 眩晕与下列哪项同见，对诊断肝阳上亢最有意义（　）。

A. 头目胀痛，舌红苔黄　B. 急躁易怒，口苦口干　C. 耳鸣耳聋，噩梦纷纭
D. 口咽干燥，潮热盗汗　E. 腰膝酸软，头重脚轻

36. 某女，月经停闭半年，伴见面色无华，头晕目眩，肌肉蠕动，舌淡脉细，最宜诊断为（　）。

A. 肝肾阴虚证　　B. 心肝血虚证　　C. 肾精不足证
D. 肝血虚证　　E. 心脾两虚证

37. 湿热蕴脾证与肝经湿热证的鉴别要点是（　）。

A. 食少便溏　　B. 阴部瘙痒　　C. 腹胀呕恶

D. 身目发黄　　E. 舌红苔黄腻

38. 导致胆郁痰扰证的原因，最主要的是（　）。

A. 过食肥甘　　B. 寒邪侵袭　　C. 情志不遂

D. 感受湿邪　　E. 劳累太过

39. 肝气郁结证进一步发展，不可能形成的证候是（　）。

A. 肝阳化风证　　B. 肝火上炎证　　C. 肝阴虚证

D. 肝阳上亢证　　E. 肝胆湿热证

40. 下列哪项对诊断热极生风证最无意义（　）。

A. 高热神昏　　B. 眩晕欲仆　　C. 四肢抽搐

D. 舌质红绛　　E. 牙关紧闭

41. 下列肝胆病证中，哪项不见眩晕（　）。

A. 肝气郁结证　　B. 胆郁痰扰证　　C. 肝阴虚证

D. 肝血虚证　　E. 肝阳上亢证

42. 下列哪项对诊断肝气郁结证最无意义（　）。

A. 少腹胀痛　　B. 情志抑郁　　C. 视物模糊

D. 咽部有异物感　　E. 胸胁胀痛

43. 下列哪项不是形成肝风内动的原因（　）。

A. 邪热亢盛　　B. 肝阴亏虚　　C. 肝阳亢逆

D. 肝郁化火　　E. 肝血不足

44. 下列哪项不是肝阳上亢证与肝火上炎证的共见症（　）。

A. 头晕头痛　　B. 面红目赤　　C. 急躁易怒

D. 失眠多梦　　E. 胁肋胀痛

45. 下列哪些对诊断寒滞肝脉证最无意义（　）。

A. 肢体麻木　　B. 形寒肢冷　　C. 少腹冷痛

D. 阴囊收缩　　E. 脉象弦紧

46. 下列除哪项外，均为肝病的常见症状（　）。

A. 少腹胀痛　　B. 月经不调　　C. 急躁易怒

D. 眩晕肢颤　　E. 纳呆便溏

47. 某妇人屡次滑胎，此次妊娠期中，症见腰膝酸软，神疲乏力，舌淡苔白，最宜诊断为（　）。

A. 脾气下陷证　　B. 肾精不足证　　C. 气血亏虚证

D. 肾阳虚证　　E. 肾气不固证

48. 某患者咳喘十余年，伴下肢水肿，心悸气短，喉中痰鸣，面白神疲，腰膝酸软，舌淡苔滑，脉沉迟无力，最宜诊断为（　）。

A．肾虚水泛证　　B．脾肾阳虚证　　C．肾不纳气证
D．肾阳虚证　　E．心阳虚证
49．下列哪项对诊断肾阳虚证最有意义（　）。
A．大便稀溏，排便不爽　B．下肢水肿，按之凹陷　C．滑精早泄，小便频多
D．精冷不育，腰膝酸软　E．形寒肢冷，面白神疲
50．某女，月经淋漓不断，色红，伴头晕耳鸣，烦热，腰膝酸软，脉细数无力，最宜诊断为（　）。
A．肝阴虚证　　B．血热证　　C．肾阴虚证
D．心肾不交证　　E．肝肾阴虚证
51．下列哪项对诊断肾虚水泛证最有意义（　）。
A．咳喘心悸，肢肿形寒　B．心悸气短，腰膝酸软　C．面目浮肿，起病急骤
D．咳嗽气喘，喉中痰鸣　E．舌质淡胖，脉沉弱
52．某女，尿血三日，尿频灼涩疼痛，舌红苔黄，最宜诊断为（　）。
A．心火下移证　　B．膀胱湿热证　　C．湿热下注证
D．血热证　　E．中焦湿热证
53．肾气不固证，下列哪项最少见（　）。
A．小便频数　　B．小便失禁　　C．小便短少
D．尿后余沥不尽　　E．遗尿
54．下列哪项对诊断肾阳虚证最无意义（　）。
A．五更泄泻　　B．小便失禁　　C．早泄精冷
D．性欲减退　　E．形寒肢冷
55．脘痛咽干，饥不欲食，便干尿黄，舌红少津，脉细数，最宜诊断为（　）。
A．胃热证　　B．胃阴虚证　　C．胃肠热结证
D．肝火犯肺证　　E．胃肠气滞证
56．胃脘冷痛喜按，口淡不渴，舌淡嫩，脉沉迟，最有意义的诊断是（　）。
A．脾阳虚证　　B．寒滞胃肠证　　C．寒湿中阻证
D．胃阳虚证　　E．脾虚肝郁证
57．脘腹胀痛与下列哪项并见，对诊断食滞胃肠证最有意义（　）。
A．矢气痛减　　B．恶心呕吐　　C．大便秘结
D．苔腻脉濡　　E．便臭如败卵
58．脾气虚证与胃气虚证最主要的鉴别点是（　）。
A．面色萎黄　　B．大便稀溏　　C．少气懒言

D. 舌淡脉弱　　E. 神疲肢倦

59. 对诊断胃肠气滞证最有意义的是（　）。

A. 里急后重　　B. 大便秘结　　C. 恶心呕吐

D. 苔腻脉滑　　E. 脘腹胀痛

60. 失眠与下列哪项并见，对诊断心肾不交最有意义（　）。

A. 心烦心悸，舌红少苔　B. 心烦健忘，脉象细数　C. 心悸怔忡，肢肿尿少

D. 心烦多梦，颧红盗汗　E. 心烦遗精，腰酸潮热

61. 下列哪项对诊断心肾阳虚证最有意义（　）。

A. 心悸面白神疲　　B. 腰酸畏冷肢凉　　C. 心悸肢肿形寒

D. 胸闷舌质黯淡　　E. 心悸失眠潮热

62. 咳喘，伴胸闷心悸，咯痰清稀，面白，神疲乏力，舌淡紫，宜诊断为（　）。

A. 心肺气虚证　　B. 饮停胸胁证　　C. 寒痰阻肺证

D. 心脉瘀阻证　　E. 肺气虚证

63. 下列哪项与失眠并见，对诊断心脾两虚证最有意义（　）。

A. 心悸怔忡，面白神疲　B. 心烦而悸，脉象细数　C. 食少腹胀，乏力舌淡

D. 烦热盗汗，舌质红绛　E. 心悸善惊，多梦易醒

64. 下列哪项对诊断心肝血虚证最有意义（　）。

A. 手足震颤，头晕目眩　B. 心悸健忘，面白舌淡　C. 头晕目眩，月经停闭

D. 视物模糊，爪甲不荣　E. 失眠多梦，肢麻脉细

65. 咳喘，面白无华，乏力气短，纳少腹胀，咯痰清稀，舌淡脉弱，最宜诊断为（　）。

A. 寒痰阻肺证　　B. 脾肺气虚证　　C. 心肺气虚证

D. 肺肾气虚证　　E. 肺气不足证

66. 下列哪项对诊断肺肾阴虚证最有意义（　）。

A. 咳嗽痰少，声音嘶哑　B. 腰膝酸软，骨蒸潮热　C. 颧红咽干，月经不调

D. 咳嗽带血，遗精盗汗　E. 舌红少苔，脉象细数

67. 某女，月经量少，色淡质稀三月，面色无华，乏力身倦，食少腹胀，心悸失眠，舌淡，最宜诊断为（　）。

A. 心脾两虚证　　B. 气不摄血证　　C. 脾不统血证

D. 心肝血虚证　　E. 血虚证

68. 久病咳喘，乏力气短，自汗耳鸣，舌淡脉弱，最宜诊断为（　）。

A. 肺气虚证　　B. 肾气不固证　　C. 肾阳虚证

D. 脾肺气虚证　　E. 肺肾气虚证

69. 下列哪项对诊断肝火犯肺证最有意义（　）。

A. 舌红苔黄，脉象弦数 B. 咯痰黄黏，甚则咯血 C. 胸胁灼痛，咯痰带血

D. 头晕头胀，急躁易怒 E. 面红目赤，烦热口苦

70. 胃中嘈杂，伴胸胁疼痛，吐酸，烦躁易怒，纳少，脉弦数，最宜诊断为（　）。

A. 胃热证　B. 肝气犯胃证　C. 食滞胃肠证

D. 肝火犯胃证　E. 肝脾不调证

71. 诊断肝脾不调证，下列哪项最有意义（　）。

A. 腹痛欲泻，泻后痛减 B. 胸胁胀痛，腹泻便溏 C. 情志抑郁，善太息

D. 大便稀溏，肠鸣矢气 E. 舌苔薄白，胁痛脉弦

72. 下列哪项对诊断肝肾阴虚证最有意义（　）。

A. 遗精盗汗，月经量少 B. 腰酸耳鸣，梦遗盗汗 C. 眩晕胁痛，急躁易怒

D. 舌红少苔，脉象弦细 E. 腰酸胁痛，眩晕潮热

73. 腹泻半年余，伴面色无华，形寒肢冷，腰酸，下腹冷痛，舌淡胖，苔白滑，脉沉细，最宜诊断为（　）。

A. 肾阳虚证　B. 寒湿困脾证　C. 肾气不固证

D. 脾肾阳虚证　E. 脾阳虚证

74. 诊断肝胃不和应排除下列（　）。

A. 呃逆嗳气　B. 胸胁胀痛　C. 胃脘胀痛

D. 善太息　E. 大便稀溏

**三、多项选择题**

1. 心血虚证与心阴虚证的共同见症有（　）。

A. 失眠　B. 心烦　C. 盗汗

D. 心悸　E. 多梦

2. 下列哪些证候可见心悸怔忡（　）。

A. 心肾阳虚证　B. 心脉痹阻证　C. 心肾不交证

D. 心肝血虚证　E. 肾水凌心证

3. 下列肺病证候中，哪些具有外感卫表症状（　）。

A. 燥邪犯肺证　B. 风寒犯肺证　C. 风水相搏证

D. 寒痰阻肺证　E. 风热犯肺证

4. 壮热口渴，咳喘气粗，面赤烦躁，舌红苔黄，脉数者，可诊断为（　）。

A. 气分证　B. 风热犯肺证　C. 肺热炽盛证

D. 上焦病证　E. 痰热壅肺证

5. 肺阴虚证与燥邪犯肺证的共见症有（　）。
A. 颧红盗汗　B. 干咳痰少　C. 痰中带血
D. 发热恶风　E. 口干咽燥
6. 脾气虚证与脾阳虚证的鉴别点有（　）。
A. 浮肿与否　B. 有无食少便溏　C. 腹痛与否
D. 有无形寒肢冷　E. 有无身倦乏力
7. 脾阳虚证与寒湿困脾的鉴别要点是（　）。
A. 有无身目发黄　B. 有无食少腹胀便溏　C. 有无恶心呕吐
D. 有无肢体浮肿　E. 属虚证或实证
8. 脾气虚证进一步发展，形成的证候有哪些（　）。
A. 湿热蕴脾证　B. 脾不统血证　C. 脾气下陷证
D. 脾阳虚证　E. 寒湿困脾证
9. 下列哪些证对诊断脾不统血证有意义（　）。
A. 浮肿肢冷　B. 食少便溏　C. 倦怠少气
D. 月经量多　E. 面黄脉弱
10. 肝阳上亢证与肝火上炎证的共见症有哪些（　）。
A. 失眠多梦　B. 头晕耳鸣　C. 腰膝酸软
D. 头痛易怒　E. 面红目赤
11. 肝气郁结证进一步发展，形成肝本脏的证候有哪些（　）。
A. 肝阳上亢证　B. 肝火上炎证　C. 肝胆湿热证
D. 肝风内动证　E. 肝阴虚证
12. 热极生风证的临床表现有（　）。
A. 口眼歪斜　B. 手足抽搐　C. 眩晕欲仆
D. 舌红少苔　E. 高热神昏
13. 导致肾虚证的原因有（　）。
A. 先天禀赋不足　B. 脾虚运化失司　C. 房事不节
D. 年老精气亏虚　E. 他病累及
14. 下列哪些是肾虚水泛证的临床表现（　）。
A. 心悸气短　B. 咳喘痰鸣　C. 下肢肿甚
D. 舌质淡胖　E. 腰膝酸冷
15. 肾阳虚证与肾气不固证的鉴别有哪些（　）。
A. 是否夜尿频多　B. 是否阳痿早泄　C. 是否胎动易滑
D. 有无形寒肢冷　E. 有无五更泄泻

16. 胃阴虚证的临床表现有（　）。
A. 口臭　　B. 干呕呃逆　　C. 饥不欲食
D. 脘痞不舒　　E. 胃脘隐隐作痛
17. 饮留胃肠证与胃阳虚证的共见症有（　）。
A. 胃肠有振水声　　B. 胃脘绵绵作痛　　C. 泛吐清水
D. 口淡不渴　　E. 舌淡苔白
18. 胃肠气滞证与食滞胃肠证的共同见症有（　）。
A. 脘腹胀痛　　B. 腹痛欲泻　　C. 泻下不爽
D. 大便秘结　　E. 便臭如败卵
19. 下列哪些对诊断心脾两虚证有意义（　）。
A. 烦热盗汗　　B. 皮下紫斑　　C. 心悸怔忡
D. 舌红少苔　　E. 食少乏力
20. 脾胃、肝胆、膀胱、大肠湿热证的共同表现有（　）。
A. 下痢赤白　　B. 渴不多饮　　C. 脘痞呕恶
D. 外阴瘙痒　　E. 舌红苔黄腻
21. 在脏腑兼证中，同具阴虚证的脏腑有（　）。
A. 心肾　　B. 肝肾　　C. 肺肾
D. 心脾　　E. 脾肾

## 四、简答题

1. 何谓心阴虚证和心血虚证？
2. 痰火扰神证的常见临床表现是什么？
3. 什么是心脉痹阻证？
4. 痰热壅肺证和肺热炽盛证的审证要点分别是什么？
5. 何谓风水相搏证？
6. 脾的病变范围是什么？
7. 湿热蕴脾证的常见症状有哪些？
8. 何谓肝风内动证？常见的有哪几种证型？
9. 肝阳上亢证的常见临床表现有哪些？
10. 何谓肾阳虚证和肾虚水泛证？
11. 肾阳虚证和肾精不足证的审证要点分别是什么？
12. 何谓胃气虚证和胃阳虚证？
13. 胃病的主要病理改变和临床常见症状是什么？
14. 心肾不交的临床表现有哪些？
15. 何谓肝胃不和证和肝郁脾虚证？

16. 心脾两虚证的辨证依据是什么？

17. 肝脾不调与肝胃不和临床如何鉴别？

**五、论述题**

1. 心血虚证和心阴虚证的临床表现有何异同？

2. 何谓风寒犯肺证和风寒表证？分述其辨证要点。

3. 肺热炽盛证和痰热壅肺证的临床表现有何异同？

4. 何谓肝胆湿热证和脾胃湿热证？其临床表现有何异同？

5. 肝阳上亢证与肝阳化风证有何区别联系？各有何临床表现？

6. 何谓肾阴虚证和肾精不足？其临床表现有何异同？

7. 何谓胃阴虚证和胃热证？其临床表现有何异同？

**六、病案分析题**

1. 某男，65 岁。每年秋冬常发咳喘。前日天气骤冷，咳喘复发。现咳喘气急，喉中痰鸣，胸膈满闷，咯痰清稀，量多，面白形寒，四肢不温，舌淡苔白滑，脉滑。请写出主诉、八纲辨证，并进行证候分析，确定证名。

2. 某男，45 岁。9 月 20 日初诊。身热恶风微咳已 2 月。现咳嗽剧烈，痰少而黏，难以咯出，痰带血丝，咽干鼻燥，舌红苔白而干，脉浮数。请写出主诉，作出八纲辨证结论，进行证候分析，确定证名。

3. 某女，35 岁。近半年因工作劳累，白带增多，曾服清热除温方剂。现面色萎黄，神疲乏力，少气懒言，纳少便溏，下肢轻度浮肿，带下色白、质稀、无臭味，舌淡苔白，脉缓弱。请写出主诉，作出八纲辨证结论，进行证候分析，确定证名。

4. 某女，35 岁。遇事忧郁，情怀不遂，近半年来经前数日感少腹疼痛难忍，曾服中药效不显。症见经前少腹疼痛、拒按，胸胁、乳房作胀，月经量少、淋漓不畅，血色紫暗有块，舌质微暗，边有瘀点，脉沉弦涩。请提出主诉，作出八纲结论，进行证候分析，确定证名。

5. 某男，28 岁。3 年前始见面目、下肢浮肿，按之凹陷，未及时治疗，病情时好时坏，近 2 月来，常感心慌心悸，伴见面色㿠白，神疲乏力，少气懒言，形寒肢冷，腰膝酸冷，小便短少，舌淡胖，苔白滑，脉沉迟而细。要求写出主诉，作出八纲结论，进行证候分析，确定证候名称。

6. 某男，29 岁。3 日前因过食冰冷之物，当晚发生腹泻，今日病情加重，症见面色黄晦不泽，泄泻清稀如水样，日行 7 ~ 8 次，泛恶欲呕，脘腹痞闷，口淡不渴，口腻纳呆，乏力身重，苔白腻，脉缓。请提出主诉，作出八纲结论，进行证候分析，确定证名。

# 第十章　其他辨证方法

【学习要点】

1. 熟悉六经辨证、卫气营血辨证、三焦辨证、经络辨证的基本知识。

2. 了解六经辨证、卫气营血辨证、三焦辨证的传变关系。

【基本内容】

1. 中医学的辨证方法，还有六经辨证、卫气营血辨证、三焦辨证和经络辨证等。

2. 六经、卫气营血、三焦辨证法主要适用于对外感病进行辨证，经络辨证在针灸、推拿按摩等科应用较多。

## 第一节　六经辨证

六经，指太阳、阳明、少阳；太阴、少阴和厥阴。六经辨证就是以六经所系经络、脏腑的生理、病理为基础，将外感病过程中所表现的各种证候综合归纳为太阳病证、阳明病证、少阳病证和太阴病证、少阴病证、厥阴病证等六类证候，用于阐述外感病不同阶段的病理特点，并指导临床治疗的一种辨证方法。其病因是外感风寒等邪。病位开始在皮毛、肌腠，渐传经络，然后由表入里，进而传入脏腑。

### 一、辨六经病证

（一）太阳病证

太阳病证是因风寒侵袭人体，伤及体表，正邪抗争于肌肤浅层所表现的证候，是伤寒病的初期阶段。其病位为肌表。

太阳病证分为太阳经证（太阳中风证，太阳伤寒证）和太阳腑证（太阳蓄水证，太阳蓄血证）。

1. 太阳经证

太阳经证是风寒之邪侵犯人体肌表，正邪抗争，营卫失和表现的证候。其病位为肌表。它的脉证特点是恶寒、头项强痛、脉浮。

（1）太阳中风证。

①含义：太阳中风证是指以风邪为主的风寒之邪侵犯太阳经脉，致卫强营弱所表现的证候。

②主要表现：发热，恶风，汗出，脉浮缓，或见鼻鸣（鼻塞），干呕。

③辨证要点：发热，恶风，汗出，脉浮缓。

（2）太阳伤寒证。

①含义：太阳伤寒证是指以寒邪为主的风寒之邪侵犯太阳经脉，导致卫阳被遏，营阴郁滞所表现的证候。

②主要表现：恶寒，发热，头项强痛，身痛，无汗而喘，脉浮紧。

③辨证要点：恶寒，无汗，头身疼痛，脉浮紧。

2. 太阳腑证

太阳腑证是太阳经证不解，病邪由太阳之表内传膀胱所表现的证候。其病位为膀胱腑。

（1）太阳蓄水证。

①含义：太阳蓄水证是指太阳经证不解，邪与水结，膀胱气化不利，水液停蓄所表现的证候。

②主要表现：发热，恶寒，小便不利，少腹满，消渴，或入水即吐，脉浮或浮数。

③辨证要点：太阳经证与小便不利，少腹满并见。

（2）太阳蓄血证。

①含义：太阳蓄血证是指太阳经证不解，邪热内传，与血相结于少腹所表现的证候。

②主要表现：少腹急结或硬满，小便自利，如狂，善忘，大便色黑如漆，脉沉涩或沉结。

③辨证要点：少腹急结或硬满，小便自利，大便色黑如漆。

（二）阳明病证

阳明病证是指伤寒病发展过程中，阳热亢盛，胃肠燥热所表现的证候。其性质属里实热证，为邪正斗争的极期阶段。其病位在胃、大肠——阳明。其病机为胃家实：胃家，包括胃与大肠；实，指邪气亢盛。

阴明病证的脉证特点是身热，不恶寒，反恶热，汗自出，脉大。

1. 阳明经证

①含义：阳明经证是指邪热亢盛，充斥阳明之经，弥漫全身，而肠中无燥屎内结所表现的证候。

②病位：胃——足阳明经。

③主要表现：身大热，汗大出，口大渴引饮，或心烦躁扰，气粗似喘，面赤，苔黄燥，脉洪大。

④辨证要点：四大证——大热、大渴、大汗、脉洪大。

2. 阳明腑证

①含义：阳明腑证是指邪热内盛阳明之里，与肠中糟粕相搏，燥屎内结所表现的证候。

②病位：大肠——手阳明经。

③临床表现：日晡潮热，手足戢然汗出，脐腹胀满疼痛，痛而拒按，大便秘结不通，甚则神昏谵语、狂乱、不得眠，舌苔黄厚干燥，或起芒刺，甚至苔焦黑燥裂，脉沉实，或滑数。

④辨证要点：潮热汗出，腹满痛，便秘，脉沉实。

（三）少阳病证

少阳病证是指邪犯少阳胆腑，枢机不运，经气不利所表现的证候。又称半表半里证。

其病位在胆，三焦——少阳。临床表现为口苦咽干，目眩，寒热往来，胸胁苦满，嘿嘿不欲饮食，心烦喜呕，脉弦。

其辨证要点为寒热往来，胸胁苦满。

（四）太阴病证

太阴病证是指由多种原因所致的脾阳虚衰、寒湿内生所表现的证候。太阴病为三阴病之轻浅阶段，其病理特点为里虚寒证，其病位在脾（阳）——太阴。

其病机为脾阳虚衰，寒湿内生。临床表现为腹满而吐，食不下，自利，口不渴，时腹自痛，四肢欠温，脉沉缓而弱。辨证要点为腹满时痛，腹泻等虚寒表现。

（五）少阴病证

少阴病证是伤寒六经病变发展过程的后期，全身性阴阳衰惫所表现证候的概括。其病位在心肾——少阴。临床表现以脉微细，但欲寐为主要脉症。

1. 少阴寒化证

①含义：少阴寒化证是指少阴阳气虚衰，病邪入内化寒，阴寒独盛所表现的虚寒证候。

②病位：心肾——少阴。

③病机：心肾阳虚，阴寒独盛。

④临床表现：无热恶寒，脉微细，但欲寐，四肢厥冷，下利清谷，呕不能

食，或食入即吐，或身热反不恶寒，甚至面赤。

⑤辨证要点：畏寒肢厥，下利清谷，脉微细等。

2. 少阴热化证

①含义：少阴热化证是指少阴阴虚阳亢，邪从阳化热所表现的虚热证候。

②病位：心肾——少阴。

③病机：心肾阴虚阳亢（肾阴不足，心火亢盛）。

④临床表现：心烦不得眠，口燥咽干，舌尖红，脉细数。

⑤辨证要点：心烦不得眠＋阴虚。

（六）厥阴病证

厥阴病证是伤寒病发展传变的较后阶段，表现阴阳对峙，寒热交错，厥热胜复等证候。其病位在肝、心包——厥阴。病机为上热下寒。上热：肝、心包之火上炎；下寒：脾虚肠寒。

临床表现为消渴，气上撞心，心中疼热，饥而不欲食，食则吐蛔。

## 二、六经病证的传变

1. 传经

传经是指病邪自外侵入，逐渐向里发展，由某一经病证转变为另一经病证。

（1）按伤寒六经的顺序相传称为“循经传”，即太阳病证→阳明病证→少阳病证→太阴病证→少阴病证→厥阴病证。

（2）隔一经或两经以上相传称为“越经传”。

（3）相互表里的两经相传称为“表里传”，如太阳病传少阴病等。

2. 直中

直中是指伤寒病初起不从三阳经传入，病邪直入三阴病者。

3. 合病

合病是指伤寒病不经过传变，两经或三经同时出现病证。如太阳阳明合病、太阳太阴合病。

4. 并病

并病是指伤寒病凡一经之证未罢，又见他经病证者。如太阳少阴并病，太阴少阴并病。

## 第二节　卫气营血辨证

卫气营血辨证是将外感温热病发展过程中所反映的不同病理阶段分为卫分证、气分证、营分证、血分证四类，用以说明病位的浅深、病情的轻重和传变的规律，并指导临床治疗的一种辨证方法。其病因为温热病邪。病位、层次及病变趋势：①卫分证：表、肺与皮毛。为疾病的开始阶段。②气分证：里，胸膈胃肠胆。为邪正斗争的亢盛阶段。③营分证：里，心与心包络。为邪热陷入心与心包，病情深重。④血分证：里，心肝肾。为病变的后期，邪热深入，重则耗血动血，病情更深重。

### 一、辨卫气营血证

（一）卫分证

（1）含义：卫分证是指温热病邪侵犯肺卫，致使卫外功能失调、肺失宣降所表现的证候，是温热病的初起阶段。

（2）临床表现：发热，微恶风寒，舌边尖红，脉浮数，常伴头痛，咳嗽，口干微咳，咽喉肿痛等症。

（3）辨证要点：微恶风寒，舌边尖红，脉浮数（表热证）。

（二）气分证

（1）含义：气分证是指温热病邪内传脏腑，正盛邪实，阳热亢盛所表现的里实热证。

（2）临床表现：发热不恶寒，反恶热，口渴，汗出，心烦尿赤，舌红苔黄，脉数有力。

①邪热壅肺：则兼见咳嗽，胸痛，咯痰黄稠；

②热扰胸膈：则兼见心烦懊憹，坐卧不安；

③热结肠道：则兼见日晡潮热，腹部胀痛拒按，或时有谵语、狂乱，大便秘结或下利稀水，苔黄燥，甚则焦黑起刺，脉沉实；

④热郁胆经：则兼见口苦，胁痛，干呕，心烦，脉弦数。

（3）辨证要点：发热不恶寒，舌红苔黄，脉数有力（热＋津伤）。

（三）营分证

（1）含义：营分证是指温热病邪内陷，劫灼营阴，心神被扰所表现的证候，是温热病发展过程中较为深重的阶段。

（2）临床表现：身热夜甚，口不甚渴或不渴，心烦不寐，甚或神昏谵语，斑疹隐隐，舌红绛无苔，脉细数。

(3) 辨证要点：身热夜甚，心烦谵语，舌绛无苔，脉细数（热+热伤心营心烦+热迫血行轻证斑疹隐隐+舌质红绛）。

（四）血分证

(1) 含义：血分证是指温热病邪深入阴血，导致耗血、动血、动风、耗阴所表现的一类证候，是温热病发展过程中最为深重的阶段。

(2) 临床表现：

①热盛耗血动血：见身热夜甚，躁扰不宁，或昏狂，斑疹显露，色紫黑，吐血、血便血、尿血，舌质深绛，脉细数；

②热盛动风：见抽搐，颈项强直，角弓反张，目睛上视，牙关紧闭，四肢厥冷，脉弦数；

③热盛伤阴：见持续低热，暮热早凉，五心烦热，神疲欲寐，耳聋，形瘦，脉虚细，或手足蠕动等。

(3) 辨证要点：身热夜甚、谵语神昏、抽搐或手足蠕动、斑疹、吐衄，舌质深绛、脉细数等（热+热伤心营重证神昏+热盛动血重证出血+舌深绛）。

### 二、卫气营血的传变

(1) 顺传：病变多从卫分开始，依次传入气分、营分、血分。

(2) 逆传：邪入卫分后，不经过气分阶段而直接深入营、血分。

(3) 卫气同病：卫分证未罢，有兼见气分证。

(4) 气营两燔：气分证尚存，又出现营分证。

(5) 气血两燔：气分证尚存，又出现血分证。

## 第三节　三焦辨证

三焦辨证是清代吴鞠通依据《内经》关于三焦所属部位的概念，将外感温热病的证候归纳为上、中、下三焦病证，用以阐明三焦所属脏腑在温热病过程中的病理变化、证候表现及其传变规律，并指导治疗的一种辨证方法。其病因为外感温热病邪。病位有上焦：肺、心包；中焦：胃、肠，脾；下焦：肝、肾。

## 一、辨三焦病变

（一）上焦病证

（1）含义：上焦病证指温热之邪侵袭手太阴肺经和手厥阴心包经所表现的证候。

（2）临床表现：发热，微恶风寒，汗出，咳嗽，口渴，头痛，舌边尖红，脉浮数或两寸独大。

①邪热壅肺：见但热不寒，咳嗽，气喘，汗出，口渴，苔黄，脉数。（辨证要点：邪热壅肺——发热汗出，咳嗽气喘）

②邪热逆传心包：见高热，神昏谵语或昏聩不语，舌謇肢厥，舌红绛。（辨证要点：热陷心包——发热，神昏谵语，舌绛）

（二）中焦病证

（1）含义：中焦病证是邪热侵袭中焦脾胃，邪从燥化和从湿化所表现的证候。

（2）临床表现：

①邪入阳明胃肠，从燥化：见身热面赤，气粗，腹满便秘，神昏谵语，渴欲饮冷，口干唇裂，小便短赤，苔黄燥或焦黑起刺，脉沉实有力。（辨证要点：阳明热结——发热口渴，腹满便秘）

②邪入太阴脾，从湿化：见身热不扬，头身重痛，胸脘痞闷，泛恶欲呕，大便不爽或溏泄，舌苔黄腻，脉濡数。（辨证要点：湿热中阻——身热不扬、呕恶脘痞、便溏）

（三）下焦病证

（1）含义：下焦病证是指温热之邪犯及下焦，劫夺肝肾之阴所表现的证候。

（2）临床表现：身热颧红，手足心热，口燥咽干，神倦，耳聋，脉虚大；或见手足蠕动、瘛疭，心中憺憺大动，神倦脉虚，舌绛苔少，或时时欲脱。

（3）辨证依据：肝肾阴虚——身热颧红、手足蠕动或瘛疭、舌绛苔少等。

## 二、三焦病证的传变

（1）顺传：三焦病证，由手太阴肺开始，传入中焦，进而传入下焦。

（2）逆传：病邪从肺卫而传入心包者称之，说明邪热炽盛，病情重笃。

（3）三焦病证传变的特殊情况：

①邪犯上焦，经治而愈，并不传变。

②上焦病证未罢而又见中焦病证。

③自上焦直接传入下焦。

④中焦病证未除而又出现下焦病证。

⑤起病即见下焦病证。

⑥两焦病证错综互见。

⑦病邪弥漫三焦。

## 第四节　经络辨证

经络辨证是以经络学说为理论依据，对病人所反映的症状、体征进行分析综合，以判断属何经、何络、何脏、何腑，并进而确定发病原因、病变性质及其病机的一种辨证方法。其内容有十二经脉病证、奇经八脉病证。

### 一、十二经脉病证的特点

（1）经脉受邪，经气不利，出现的病症多与其循行部位有关，如足太阳膀胱经受邪，可见项背、腰脊、腘窝、足跟等处疼痛。

（2）脏腑病候与经脉所属部位的症状相兼，如手太阴肺经病证可见咳喘气逆、胸满、臑臂内侧前缘疼痛等，并常在肺俞、中府等穴出现压痛感。

（3）一经受邪可影响其他经脉，表现多经合病的症状，如脾经有病可见胃脘疼痛，食后作呕等胃经病症；足厥阴肝经受病出现的胸胁满、呕逆、飧泄、癃闭等病症。

### 二、奇经八脉病证的特点

（1）奇经八脉，即冲、任、督、带、阳维、阴维、阳跷、阴跷等八条经脉，具有联系十二经脉、调节人体阴阳气血的作用。

（2）督脉总督一身之阳，任脉总任一身之阴，冲脉为十二经之海，三脉皆起于下极而一源三歧，与足阳明胃经、足少阴肾经联系密切。所以冲、任、督脉的病证常反映生殖功能异常，如妇女月经不调、不孕、滑胎流产、生殖机能减退等。

（3）带脉环绕腹腰。其病常见腰脊绕腹而痛、子宫脱垂、赤白带下等。

（4）阳跷为足太阳之别，阴跷为足少阴之别，能使机关矫健。其病证多表现为肢体痿痹无力、运动障碍。

（5）阳维脉起于诸阳会，以维系诸阳经；阴维脉起于诸阴交，以维系诸阴经，为全身之纲维。阳维脉病证多见寒热；阴维脉病证多见心胸、脘腹、阴中疼痛等。

# 练习题

## 一、填空题

1．太阳中风证以__________、__________、__________为辨证依据。

2．阳明病的主要病机是“__________”。

3．三阳病证以__________为基础，三阴病证以__________为基础。

4．阳明经证以__________、__________、__________、__________为辨证依据。

5．营分证以__________、__________、__________、__________为辨证要点。

6．血分证的主要表现可分为__________、__________、__________三大类。

7．上焦病证主要包括________和________的病变。

8．若病邪从肺卫传入心包者，称为________。

## 二、单项选择题

1．创立“六经辨证”的医家是（　）。

A．林亿　B．成无己　C．王叔和

D．张机　E．华佗

2．下列哪一项是太阳病的主症和主脉（　）。

A．恶寒发热，头痛脉浮　B．头项强痛，恶寒脉浮　C．头身疼痛，恶寒无汗

D．恶寒发热，无汗脉浮　E．恶寒发热，汗出脉浮

3．太阳中风证的主要病机是（　）。

A．风寒外袭，卫外不固，营不内守　B．风寒袭表，营卫不和，正邪交争

C．风寒袭表，郁遏卫气，损伤营阴　D．虚寒侵袭，营卫不和，其病在表

E．风寒外束，营阴郁滞，卫阳被遏

4．太阳伤寒证中，无汗而喘的病机是（　）。

A．素有喘病，外感风寒，引动宿疾　B．风寒束表，卫强营弱，肺气上逆

C．风寒束表，腠理闭塞，肺气失宣　D．表寒里饮，肺失肃降，肺气上逆

E．外寒内饮，壅塞于肺，肺失清肃

5．阳明病的主要病机“胃家实”的含义，下列哪项解释最正确（　）。

A．胃家燥结成实　B．胃肠邪气盛实　C．肠中燥结成实

D．胃家燥热亢盛　E．胃肠燥热亢盛

6. 阳明经病和阳明腑病的鉴别要点，下列哪项最有意义（　）。
A. 发热的高低　B. 有无神志变化　C. 腹满的轻重
D. 汗出的多少　E. 有无燥屎内结
7. 下列哪项是少阳病中“口苦”的病机（　）。
A. 邪犯少阳，枢机不利，胆热犯胃　B. 邪犯少阳，枢机不利，经气不畅
C. 邪犯少阳，枢机不利，胆病传脾　D. 邪犯少阳，枢机不利，胆火上炎
E. 邪犯少阳，枢机不利，热扰空窍
8. 下列哪项是太阴病证的主要病机（　）。
A. 脾阳虚衰，寒湿内生　B. 脾肾阳虚，温化失权　C. 脾阳不振，水饮不化
D. 脾阳不振，湿郁化热　E. 脾阳不振，机能减退
9. 少阴病的主要脉证是（　）。
A. 吐利汗出，四肢厥冷　B. 心烦不寐，舌红少苔　C. 下利清谷，脉微欲绝
D. 脉微细，但欲寐　E. 反不恶寒，甚至面赤
10. 六经传变中，由太阳病传变为太阴病，称为（　）。
A. 越经传　B. 循经传　C. 直中
D. 表里传　E. 并病
11. 卫分证的病位是在（　）。
A. 肺与心　B. 肌表　C. 肺与心包
D. 肺与脾　E. 肺与皮毛
12. 阳明腑实证与营分证均可见到神昏谵语，其鉴别要点主要依据（　）。
A. 有无手足抽搐　B. 起病缓急　C. 发热的高低
D. 有无便秘腹痛　E. 是实热还是虚热
13. 在外感温病中，“逆传心包”是指（　）。
A. 气分传入营分　B. 发病即见营分证　C. 卫分证直接传入营分
D. 气营两燔证　E. 卫营同病
14. 营分证的病机特点是（　）。
A. 热灼营阴，心神被扰　B. 热在心营，引动肝风　C. 热在心肝，伤阴动血
D. 热在营阴，阴液耗伤　E. 热灼营阴，耗血动风
15. 发热微恶风寒，头痛少汗，口干不渴，心烦，舌赤少苔，脉细数，最宜诊断为（　）。
A. 卫气同病　B. 卫营同病　C. 营分证
D. 气分证　E. 卫分证

16. 按三焦辨证，病在下焦的特点是（　）。

A. 热邪久留，肝肾阴虚 B. 热邪炽盛，动风动血 C. 热灼营阴，心神被扰

D. 邪热壅滞，肺气被郁 E. 热在心肝，伤阴动血

17. 创立三焦辨证的医家是（　）。

A. 叶天士　B. 吴鞠通　C. 薛生白

D. 刘河间　E. 王孟英

**三、多项选择题**

1. 阳明腑实证的临床表现有（　）。

A. 日晡潮热　B. 脐腹硬满疼痛　C. 谵语狂乱

D. 手足濈然汗出　E. 舌苔黄腻

2. 太阳中风证与太阳伤寒证的区别是（　）。

A. 有汗或无汗　B. 脉浮缓或浮紧　C. 感受风邪或寒邪

D. 口渴与不渴　E. 头痛或不痛

3. 气分证的病变部位包括（　）。

A. 手太阴肺　B. 足少阳胆　C. 手厥阴心包

D. 足阳明胃　E. 手阳明大肠

4. 卫气同病的临床表现有（　）。

A. 恶风寒　B. 舌苔黄　C. 身热夜甚

D. 渴饮　E. 舌红绛

5. 血分证的临床表现有（　）。

A. 伤阴　B. 损气　C. 动血

D. 耗血　E. 动风

**四、简答题**

1. 何谓太阳中风证、太阳伤寒证？

2. 气分证与血分证各自的辨证要点是什么？

**五、论述题**

1. 血分证主要表现为哪三大类？各自的临床表现是什么？

2. 三焦病证是如何传变的，有何临床意义？

# 练习题参考答案

## 绪　论

一、填空题

1. 诊法　诊病　辨证　病案

2. 司外揣内　见微知著　以常达变

3. 整体审察　诊法合参　病证结合

4. 全过程　特点与规律

5.《敖氏伤寒金镜录》

二、名词解释

1. 诊断：即诊察病情、判断病种、识别证候。

2. 病案：又称医案，古称诊籍，现称病历，是临床诊疗过程的书面记录。

3. 司外揣内：即医生诊断疾病是通过观察外表的病理现象（症状、体征等）推测内脏的变化，从而认识疾病的内在本质。

4. 见微知著：即通过微小的、局部的外在变化，能够测知整体的、脏腑的内在病情。

5. 以常达变：即认识客观事物必须通过观察比较，在认识正常的基础上发现太过或不及的异常变化从而认识事物的性质及变动的程度。

6. 整体审察：即在认识疾病时，不能只注意病变局部或病人个体，而应从整体观念出发，内外结合，全面诊察分析病情，综合识别判断病证。

三、单项选择题

1. B　2. A　3. D　4. C　5. A　6. B　7. B　8. B　9. A　10. A　11. B　12. D　13. E　14. D　15. B　16. C　17. E　18. A　19. A　20. A　21. B　22. E　23. C　24. B　25. D

四、多项选择题

1. ADE　2. ACE　3. BDE　4. AB　5. ABD

五、判断题

1. ×　2. √　3. √　4. √

六、问答题

1. 答：二者都是对疾病本质的概括。不同的是：①病是对疾病全过程的特点与规律所作的概括；②证是对疾病过程中所处一定阶段的病位、病因、病性以及病势等所作的病理概括。

2. 答：①症是人体发生疾病后所反映的各种异常现象。其中病人自觉的痛苦与不适称为症状；通过检查而发现的病情征象称为体征。中医统称为症状。②在临床上，症是判断病种、辨别证候的主要依据。

## 第一章　问　诊

一、填空题

1. 病邪的性质　机体的阴阳盛衰

2. 胸　胁　胃脘　小腹

3. 督脉损伤　风寒侵袭足太阳膀胱经

4. 胃气渐复　疾病向愈

5. 小便不利　点滴而出　小便不利　点滴不出

二、名词解释

1. 畏寒：指病人身寒怕冷，加衣覆被，或近火取暖可以缓解的症状。

2. 壮热：即病人身发高热（体温 39°C 以上）持续不退，不恶寒反恶热的症状。

3. 战汗：指病势沉重之时，先见全身战栗抖动，表情痛苦，几经挣扎而后汗出的症状。

4. 雀目：指白昼视力正常，每至黄昏视物不清，如雀之盲者。

5. 不寐：指患者经常不易入睡，或睡而易醒不能再睡，或睡而不酣时易惊醒，甚至彻夜不眠的症候，常并见多梦。

6. 除中：指久病或重病患者，本不能食，突然欲食或暴食的表现；是脾胃之气将绝的征象，属病危。

三、单项选择题

1. E　2. C　3. A　4. E　5. A　6. C　7. D　8. E　9. A　10. D　11. B　12. D　13. E　14. A　15. C　16. B　17. A　18. B　19. E　20. B　21. B　22. B　23. A　24. E　25. C　26. B　27. B　28. A　29. D　30. B　31. E　32. D　33. D　34. C　35. A　36. D　37. B　38. D　39. D　40. E　41. A　42. C　43. C　44. B　45. D　46. A　47. C　48. E　49. E

四、多项选择题

1. ABD　2. BCE　3. ABCE　4. ABC　5. BCDE　6. ABCD　7. ABD　8. BCE　9. ABCE　10. BCE　11. BCDE　12. ACD　13. BCD　14. ACD

15. BD　16. ABCDE　17. ABCDE

五、判断题

1. √　2. √　3. ×

六、问答题

1. 答：主诉，即病人就诊时陈述的最感痛苦的症状、体征及其持续时间。

注意事项：①主诉是病人最感痛苦的症状或体征，不能写成病名或证名。②要将主诉所述症状或体征的部位、性质、程度、时间、治疗经过等询问清楚，不能笼统、含糊。③只能确定为一两个症状，不能超过三个。一般按时间顺序写出。

2. 答：①自汗：时时汗出，汗出不止，动则更甚者，称为自汗。伴神疲乏力、畏寒肢冷等症，多属于气虚、阳虚证。②盗汗：睡后汗出，醒则汗止，称为盗汗。伴潮热、颧红、舌红少津脉细数等症，多属阴虚内热证。气阴两虚，常自汗、盗汗并见。

3. 答：①常见的小便异常有尿次异常、尿量异常、排尿感异常。②小便异常常受出汗、温度、饮水、年龄等因素的影响。

4. 答：①外邪侵袭，影响卫阳"温分肉"的功能，肌腠失煦则恶寒。②邪气外束，玄府闭塞，卫阳失宣，则郁而发热。

5. 答：①背痛多为督脉及膀胱经脉病变。②因为督脉行于背中，脊背两侧为足太阳膀胱经所之处。

6. 答：①两者都有肛门重坠感。②里急后重有腹痛窘迫，时时欲便，便出不爽症状，多因湿热内阻、肠道气滞所致。③肛门气坠仅指肛门有下坠感，甚则脱肛的症状，常见于劳累或排便后加重，多为脾虚中气下陷所致。

7. 答：①月经周期、月经天数，月经的量、色、质，有无闭经或痛经等。②必要时可询问末次月经日期，以及初潮或绝经年龄。

8. 答：①可了解病人体内津液的盈亏和输布情况。②口不渴，不欲饮者，是津液未伤的表现，多为寒证、湿证或无明显燥热病证。③口渴欲饮，是津液已伤的表现，多为热证、燥证。

## 第二章　望　诊

一、填空题

1. 萎靡　晦暗　无华　艰难

2. 阴不敛阳　虚阳外越

3. 明润　含蓄　晦暗　暴露

4. 阳气暴脱　阴寒内盛　戴阳证

5. 形盛气虚　阳气不足　多痰多湿　痰饮　中风

6. 肾　水　肝　风

7. 动者　强者　仰者　伸者　静者　弱者　俯者　屈者

8. 肝胆火炽　中毒　肾精耗竭

9. 气血亏虚　肾精亏耗

10. 两目　神情　气色　体态

11. 气微　喘促

12. 血　阴　气　阳

13. 性质　脏腑

14. 常　病

15. 主　客　善　恶

16. 面　肤

17. 寒证　虚证　脱血　夺气

18. 脾虚　湿证

19. 热证　戴阳

20: 寒证　疼痛　气滞　血瘀

21. 肾虚　寒证　水饮　血瘀

22. 阴黄　寒湿阻遏

23. 阳黄　湿热蕴蒸

24. 骨骼粗大　胸廓宽厚　肌肉充实　皮肤润泽　筋强力壮

25. 痰涕　涎唾　呕吐物　二便

26. 寒湿　饮食生冷

二、名词解释

1. 常色：健康人面部皮肤的色泽（即正常、无病面色），其特点是明润、含蓄。显示人体精充神旺、气血津液充足、脏腑功能正常，胃气充足，精气内含而不外泄。常色可分为主色和客色两种。

2. 主色：属常色范畴。因个体种族、禀赋原因皮肤颜色一生不变的正常色泽。又称正色。是人生来就有的基本面色，属个体素质，一生基本不变。

3. 客色：属常色范畴。因外界因素（如季节、气候、昼夜等）不同，或生活条件的差别而发生正常变化的面色。

4. 善色：在病色时若面色尚见光明润泽称为善色。说明虽病而脏腑精气未衰，胃气尚能上荣于面，属新病、轻病、阳证，预后较好。

5. 恶色：在病色时若面色尚见枯槁晦暗称为恶色。说明脏腑精气已衰，胃气不能荣润于面，属久病、重病、阴证，预后较差。

三、单项选择题

1. C 2. C 3. C 4. D 5. A 6. C 7. D 8. B 9. C 10. A 11. D 12. B 13. E 14. B 15. D 16. A 17. B 18. A 19. C 20. A 21. E 22. D 23. C 24. E 25. D 26. A 27. C 28. D 29. D 30. B 31. E 32. A 33. E 34. C 35. E 36. A 37. B 38. C 39. A 40. D 41. B 42. A 43. D 44. C 45. D 46. B 47. E 48. A 49. E 50. B 51. B 52. D 53. A 54. A 55. B 56. A 57. A 58. C 59. C 60. E 61. B 62. E 63. D 64. A 65. C 66. C 67. D 68. D 69. E 70. B 71. D 72. E 73. D

四、多项选择题

1. ABCDE 2. BCE 3. CD 4. ABE 5. ABCE 6. ABCDE 7. ABCD 8. ABCD 9. ACD 10. ACDE 11. ABDE 12. ABD 13. BCE 14. AC 15. BD 16. ABD 17. AB 18. ABE 19. ABCD

五、判断题

1. √ 2. × 3. √ 4. × 5. × 6. × 7. √ 8. √ 9. √ 10. ×

六、问答题

1. 答：①神气不足是正气不足，精气轻度损伤所致，主要表现为：精神不振，两目乏神，面色少华，肌肉松软，倦怠乏力，动作迟缓，少气懒言。见于轻病，或恢复期病人，亦见于体弱者。②精亏神衰所致失神，属于正气大伤，精气亏虚，主要表现为：精神萎靡，面色无华，两目晦暗，呼吸气微或喘促，语言错乱，形体羸瘦，动作艰难，反应迟钝，甚则神识不清。多见于久病虚证、重病病人。

2. 答：邪盛神乱所致失神主要表现为：壮热烦躁，四肢抽搐；或神昏谵语，循衣摸床，撮空理线；或猝倒神昏，两手握固，牙关紧急。多见于新病实证、重病病人。

3. 答：神形合参指诊病时将病人的精神意识状态和形体状况综合起来，加以判断。神为形之主，形为神之舍。一般情况下，体健则神旺，体弱则神衰。如久病形羸色败，则虽神志清醒，亦属失神；新病昏迷烦躁，则虽形体丰满，亦非佳兆。故必须神形合参。

4. 答：①阴脏人：体形偏于矮胖，头圆颈粗，肩宽胸厚，身体姿势多后仰，平时喜热恶凉，大便多溏。其特点是阳较弱而阴偏旺，患病后易从阴而化寒，导致寒湿内停。②阳脏人：体形偏于瘦长，头长颈细，肩窄胸平，身体姿势多前屈，平时喜凉恶热，大便多燥。其特点是阴较亏而阳偏旺，患病后易从阳而化热，导致伤阴伤津。

5. 答：①口张：口开而不闭，属虚证。②口噤：口闭而难开，属实证。见于痉病、惊风、破伤风等。③口撮：口唇紧聚，多见于新生儿脐风。④口僻：口角向一侧歪斜，见于中风。⑤口振：战栗鼓颌，口唇振摇，见于伤寒欲作战汗或疟疾发作。⑥口动：口频繁开合，不能自禁，是胃气虚弱；口角掣动不止，为热极生风或脾虚生风。

## 第三章　舌　诊

一、填空题

1.《敖氏伤寒金镜录》

2. 心　脾　胃气

3. 邪热迫血妄行　内脏出血的征兆

4. 痿软　强硬　震颤　歪斜　吐弄　短缩

5. 问诊　闻诊　揩刮

6. 热极津伤

7. 舌苔有根无根　是否染苔

8. 舌质淡嫩，舌苔少或剥　舌质较暗红或紫暗

9. 判断邪正盛衰　区别病邪性质　辨别病位浅深　推断病势进退　估计病情预后

10. 有根与无根　是否“红活”

二、名词解释

1. 荣枯舌：舌质滋润，红活鲜明为荣舌。荣舌提示正气未衰，病情较轻，预后较好，主病吉。舌质干枯，色泽晦暗，缺少血色为枯舌。枯舌提示正气已衰，病情较重，预后不良，主病凶。

2. 嫩舌：舌体浮胖娇嫩，纹理细腻，舌色浅淡者为嫩舌。嫩舌多见于虚证。

3. 腻苔：凡苔质颗粒细腻致密，融合成片，中间厚边周薄，紧贴舌面，揩之不去，刮之不易脱落者，称为腻苔。腻苔主湿浊、痰饮、食积，多由湿浊内蕴、阳气被遏所致。

4. 腐苔：凡苔质颗粒粗大而根底松浮，如豆腐渣堆铺于舌面，边中皆厚，揩之易脱，舌底光滑者，称为腐苔。腐苔乃胃气衰败，湿浊上泛之证。

5. 镜面舌：舌苔剥落殆尽，舌面光滑如镜，称为镜面舌，多见于重病阶段。镜面舌，舌色红绛为胃气、胃阴枯涸。舌色皖白如镜，毫无血色，主营血大亏，阳气将绝。

三、单项选择题

1. B 2. E 3. B 4. B 5. C 6. E 7. C 8. A 9. B 10. C 11. B 12. E 13. C 14. A 15. A 16. E 17. D 18. A 19. E 20. B 21. B 22. A 23. C 24. C 25. D 26. B 27. E 28. D 29. E 30. D 31. B 32. C 33. D 34. C 35. D 36. B 37. C 38. E 39. D

四、多项选择题

1. ABD 2. DE 3. ABCDE 4. ABCD 5. ABE 6. ABCDE 7. ABE 8. ABC 9. ABC 10. CDE 11. CDE 12. CD 13. ABC 14. ACD 15. ACE 16. ABC 17. ABC

五、判断题

1. × 2. √ 3. √ 4. × 5. × 6. × 7. √ 8. √ 9. × 10. × 11. ×

六、问答题

1. 答：主热证。舌色愈红，热势愈甚，绛舌比红舌热深。成因：①邪热亢盛，气血沸涌，舌部血络充盈而舌红；②热入营血，耗伤营阴，血液浓缩，血热充斥于舌而舌绛；③阴虚水涸，虚火上炎于舌络而舌红。

2. 答：①临床意义：气血运行不畅。②机理：A. 阴寒内盛，气血不畅，血脉瘀滞；B. 热毒炽盛，深入营血，营阴受灼，气血不畅；C. 气滞或气虚；D. 暴力外伤。

3. 答：①舌苔由薄变厚，提示邪气渐盛，为病进。②舌苔由厚渐化，舌上复生薄白新苔，提示正气胜邪，为病退。③舌苔的厚薄转化，一般是渐变的过程。如薄苔突然增厚提示邪气极盛，迅速入里；厚苔骤然消退，舌上无新生薄苔，为正不胜邪，或胃气暴绝。

4. 答：白厚苔常见的四种类型及其临床意义有：

①白厚腻苔，多见于湿浊、痰饮、食积内停；

②白厚腻干苔，多见于湿浊中阻，津不上承；

③苔白如积粉，扪之不燥多见于温病秽浊湿邪与热毒相结；

④苔白而燥裂，扪之粗糙多见于燥热伤津。

## 第四章　闻　诊

一、填空题

1. 宗气充沛　气机条畅

2. 慢性鼻病　睡姿不当

3. 实证　剧痛

4. 气息急迫　呼吸困难　喉间哮鸣声

5. 五脏六腑　肺

6. 腥膻　臭秽

二、名词解释

1. 郑声：神志不清，语言重复，时断时续，语声低弱模糊，属心气大伤。

2. 错语：语言错乱，语后自知言错。虚证多为病体虚或老年体衰。实证多为痰湿、瘀血、气滞等阻遏心窍。

3. 呃逆：指胃气上逆，不由自主，从咽而发，声短而频，呃呃作响。

4. 呻吟：疼痛难忍所发出的痛苦哼哼声。

5. 金实不鸣：指新病音哑和失音，多实，属外邪袭肺或痰湿阻肺等所致。

三、单项选择题

1. E　2. E　3. A　4. D　5. B　6. C　7. D　8. C　9. A　10. C　11. B　12. E　13. D　14. A　15. B

四、多项选择题

1. ABC　2. BC　3. ADE　4. BCE　5. ABD　6. BCE

五、判断题

1. √　2. ×

六、问答题

1. 答：病人呼吸正常——形病气未病。病人呼吸异常——形气俱病。呼吸气粗、疾出疾入——热证、实证。呼吸气微、徐出徐入——寒证、虚证。

2. 答：病态呼吸包括呼吸气粗，呼吸气微，喘，哮，少气，短气，咳嗽。

3. 答：实喘病程短，发病急骤，气粗息高，以呼出为快，多为风寒犯肺或痰热壅肺，肺失宣肃。虚喘病程长，时轻时重，喘声低微，以吸如为快，为肺肾亏虚，气失摄纳所致。

4. 答：喘——气息急迫，呼吸困难；哮——呼吸急促，喉间哮鸣。喘不兼哮，哮必兼喘。

5. 答：少气——呼吸微弱短促而声低，气少不足以息。短气——呼吸粗急短促，气若有所聚。

6. 答：吐势徐缓，声音微弱，吐物清稀——虚寒证。吐势较猛，声音壮厉，吐出黏痰黄水或酸腐或苦——实热证。

7. 答：呃声频作，高亢而短，声响有力——实证、热证。呃声低沉而长，声弱无力——虚证、寒证。

8. 答：嗳气酸腐——宿食，属实证。嗳气声频而响亮，因情志而作——

肝气犯胃，属实证。嗳气声低沉断续，无酸腐气味——胃虚气逆，多见于年老体虚久病之人，属虚证。嗳声频作而无酸腐气味——寒邪客胃，属寒证。

## 第五章 脉 诊

一、填空题

1. 《脉经》 24 部
2. 16
3. 27 部
4. 两侧颞动脉 耳前动脉 两颊动脉 手太阴肺经的动脉处 手少阴心经的动脉处 手阳明大肠经的动脉处
5. 寸口 趺阳 太溪
6. 脉位 至数 脉长 脉力 脉宽 流利度 紧张度 均匀度
7. 脉动应指 心脏的搏动
8. 有胃 有神 有根
9. 小数 平滑 弦硬 滑数 沉细 浮大
10. 弦 钩 毛 石
11. 表证 虚阳外越
12. 寒证 邪热结聚的里实证
13. 脉来和缓，一息四至 脉有胃气 脉势纵缓，缓怠无力
14. 阳证 实证 热证 气血充盛
15. 气病 气郁 气损
16. 心脉 气血
17. 滑 数 短 惊恐 疼痛
18. 诸虚 湿困
19. 浮脉 芤脉 濡脉 洪脉 散脉 革脉
20. 滑脉 紧脉 牢脉 动脉 实脉 洪脉 弦脉
21. 促脉 结脉 涩脉 代脉 散脉
22. 辨别病证部位 判断病证性质 分辨邪正盛衰 推断病证进退
23. 频率 节律
24. 运动 情绪激动
25. 尺脉有力 沉取不绝
26. 三部九候 人迎寸口
27. 寸关尺 浮中沉
28. 应指有力柔和 节律整齐

29．沉细　浮大

30．滑数有力　软弱

31．缓慢　三四

32．端直以长　如按琴弦

33．脉细如线　应指明显

34．脉来和缓　一息四至

二、名词解释

1．真脏脉：凡无胃、无神、无根的脉称之为真脏脉，为病邪深重、元气衰竭、胃气亡败、病情危重的表现，又称败脉、绝脉、死脉。

2．相兼脉：凡是由两种或两种以上的单因素脉同时出现，复合构成的脉象即称为相兼脉或复合脉。

3．平息定至：是指医生在诊脉时保持呼吸调匀，凝神静气，以自己的呼吸计算病人的脉率。

4．总按：三指同时用力诊脉，总体辨别脉象。

5．六阴脉：指六脉沉细等同而无病态表现者。

6．反关脉：脉象见于寸口的背侧，称为反关脉。

三、单项选择题

1．C　2．E　3．D　4．E　5．A　6．A　7．D　8．C　9．C　10．D　11．D　12．B　13．D　14．D　15．C　16．D　17．C　18．B　19．C　20．D　21．B　22．D　23．A　24．B　25．E　26．B　27．C　28．E　29．B　30．B　31．C　32．C　33．C　34．D　35．E　36．B　37．C　38．B　39．E　40．E　41．A　42．C　43．D　44．D　45．D　46．C　47．D　48．A　49．C　50．D　51．C　52．B　53．A　54．A　55．D　56．E　57．D　58．C　59．A　60．B　61．C　62．E　63．E　64．B　65．C　66．D　67．A　68．C　69．E　70．B　71．D　72．C　73．B　74．B

四、多项选择题

1．BD　2．ABC　3．ABC　4．ACE　5．ABCDE　6．ACE　7．ACE　8．ACE　9．ACDE　10．ABE　11．AC　12．BCDE　13．ABE　14．CDE　15．BCE　16．CD　17．BCDE　18．ABCE　19．ABC　20．ABCDE　21．BCDE　22．ACE　23．ACE　24．ACDE　25．BD　26．ABD

五、判断题

1．√　2．×　3．×　4．√　5．√　6．×　7．√　8．√　9．√

六、问答题

1. 答：脉位不浮不沉；脉率调匀，不快不慢；脉力不强不弱；脉道适中，不大不小；脉势和缓，从容流利。

2. 答：①一息四到五至，不浮不沉，不大不小，从容和缓，流利有力，寸关尺三部均有脉，沉取不绝。平脉反映机体气血充盈，脏腑功能健旺，阴阳平衡，精神安和的生理状态，是健康的象征。②脉象的生理变异与年龄、性别、形体、生活起居、精神情志、季节、地理环境等因素有关。

3. 答：六阳脉：两手六部脉均实大，而无病候，此属正常脉。

4. 答：①阳气亏虚者可以见到浮脉、沉脉、迟脉、虚脉、弱脉、微脉、结脉。②其共同特征是均显无力。③病机为机体阳气不足，无力推动血液运行，脉搏鼓动无力。

5. 答：①浮脉指举之有余，按之不足，轻取即得，重按反减之脉。②浮脉主表证（浮而有力），亦可见于虚阳浮越（浮而无力且无根）。

6. 答：主痛的脉有伏脉、动脉、弦脉、紧脉。伏脉：重按推筋着骨始得。动脉：滑数有力，搏动部位短小，脉形如豆。弦脉：端直而长，如按琴弦。紧脉：脉来紧急，如牵绳转索。

7. 答：缓脉即脉来和缓，一息四至之脉。其临床意义为主虚证、湿证。

8. 答：洪脉即脉来浮大有力，来盛去衰，如波涛汹涌。主邪热亢盛。

9. 答：细脉脉细如线，应指明显。主气血两虚，诸虚劳损。

10. 答：短脉脉动应指范围较短，不及本位，只出现在寸部或关部。其临床意义为主气病，短而有力为气郁，短而无力为气损。

11. 答：

| 脉名 | 脉象 | 主病 |
| --- | --- | --- |
| 实脉 | 举按皆大而有力 | 实证 |
| 滑脉 | 往来流利，应指圆滑 | 痰饮，食积，实热 |
| 弦脉 | 端直以长，如按琴弦 | 肝胆病，诸痛，痰饮 |
| 紧脉 | 紧张有力，状如转索 | 寒证，痛证，宿食 |

12. 答：虚脉举之无力，按之空豁，应指松软。其临床意义为主虚证（气、血、阴阳诸虚）。

13. 答：涩脉往来艰涩不畅，如轻刀刮竹，脉律与脉力不匀。其临床意义为主气滞血瘀，痰食内停，精伤血少。

14. 答：

| 脉名 | 脉象 | 主病 |
| --- | --- | --- |
| 弦脉 | 端直以长，如按琴弦 | 肝胆病，诸痛，痰饮 |
| 紧脉 | 紧张有力，状如转索 | 寒证，痛证，宿食 |
| 革脉 | 浮而搏指，中空外坚 | 亡血，失精，崩漏 |
| 牢脉 | 沉按实大弦长 | 阴寒内积，疝气，癥瘕 |

15. 答：促脉：脉来数而时有一止，止无定数。

结脉：脉来缓而时有一止，止无定数。

代脉：脉来时一止，止有定数。

16. 答：弦紧脉：主寒主痛，常见于寒滞肝脉、肝郁气滞，两胁作痛等病证。

弦滑数脉：多见于肝火挟痰，肝胆湿热或肝阳上扰，痰火内蕴等证。

弦细脉：主肝肾阴虚或血虚肝郁，或肝郁脾虚等证。

17. 答：相兼脉即两种或两种以上的单因素的脉象同时出现而形成的脉，又称复合脉。相兼脉的主病等于该相兼脉各单因素脉象诸病的有机相合。比如浮数脉——浮主表，数主热，故浮数脉主表热证（或外感风热表证）；又如沉迟脉——沉主里，迟主寒，故沉迟脉主里寒证。弦数脉——弦主肝胆病、痰饮等，数主热证，故弦数脉可见于肝郁化火、肝胆湿热或肝阳上扰、痰火内蕴等病证。如滑数脉——滑主痰湿、食积和实热证，而数主热证，故滑数脉多见于痰热证、湿热证或食积化火证。

## 第六章 按 诊

一、填空题

1. 触法 摸法 按法 叩法
2. 里热 表热
3. 仰侧卧位 坐位
4. 水肿 气肿
5. 顺 逆
6. 热在表 热在里
7. 表热 里热
8. 肺病
9. 表邪已解 热甚

二、名词解释

1. 虚里：位于左乳下第4、5肋间，即心尖搏动处。
2. 肌肤甲错：指皮肤干枯，状如鱼鳞。多为血虚失荣或瘀血所致。

3. 积聚：指腹内的肿块。凡肿块推之不移，痛有定处者为癥积，病属血分；肿块推之可移，痛无定处，聚散不定者为瘕聚，病属气分。

4. 鼓胀：腹部高度胀大，如鼓之状，称为鼓胀。临床分水臌和气臌两类。

5. 少腹：指小腹部两侧。

三、单项选择题

1. B 2. C 3. B 4. A 5. D 6. B 7. B 8. E 9. B 10. D 11. A 12. C 13. D 14. B 15. E 16. C 17. C 18. B 19. D 20. A

四、多项选择题

1. ADE 2. AD 3. ABCDE 4. AC 5. AD 6. ABDE 7. CE 8. ABD

五、判断题

1. × 2. √ 3. × 4. × 5. × 6. √ 7. ×

六、问答题

1. 答：正常情况下，虚里搏动不显，按之应手，搏动范围的直径为2～2.5cm，动而不紧，缓而不怠，动气聚而不散，节律清晰。

2. 答：脘即上腹部正中。

3. 答：①腹胀即腹满，指患者自觉腹部胀满痞塞不舒，如物支撑。②实满：腹部饱满，有弹性，有压痛。虚满：腹部虚软，少弹性，无压痛。

4. 答：诊润燥滑涩可以了解汗出与否及气血津液的盈亏情况。

| 皮肤润燥滑涩 | 意义 | |
|---|---|---|
| 皮肤干燥 | 尚未出汗 | 反映汗出与否及津液盈亏 |
| 皮肤干瘪 | 津液不足 | |
| 皮肤湿润 | 身已出汗 | |
| 皮肤滑润 | 气血旺盛 | 反映机体气血盛衰 |
| 皮肤枯涩 | 气血不足 | |
| 肌肤甲错 | 反映血虚或瘀血 | |

5. 答：①按腧穴指按压身体上某些特定穴位，通过穴位变化和反应来判断内脏某些疾病。②理论依据：腧穴是脏腑经络之气转输之处，是内脏病变反映于体表的反应点。

**第七章　八纲辨证**

一、填空题

1. 表里寒热虚实阴阳　相兼　错杂　真假　转化

2. 真寒假热　真热假寒　真虚假实　真实假虚

3. 腹部胀满　呼吸喘促　大便闭塞　小便不利

4. 寒热往来　胸胁苦满

5. 阴虚证　阳虚证　亡阳证　亡阴证

6. 病位　病性

7. 邪气盛　精气夺　邪正盛衰

二、单项选择题

1. C　2. D　3. E　4. C　5. E　6. B　7. E　8. A　9. A　10. D　11. B　12. D　13. B　14. A　15. B　16. C　17. B　18. D　19. A　20. A

三、多项选择题

1. ACDE　2. ABDE　3. ABD　4. ABC　5. ACE　6. ACD　7. BC　8. BC　9. ADE　10. ACD　11. ABDE　12. ABCE　13. ACD　14. BCE　15. ACD　16. ADE　17. BCD

四、判断题

1. ×　2. ×　3. ×　4. √　5. ×

五、简答题

1. 答：阳虚证进一步发展可导致气滞、血瘀、水泛、痰饮等病理变化。

2. 答：①表证、热证、实证属阳。②兴奋、躁动、亢进、明亮的症属阳。③阳邪致病，病情变化较快等病理变化属阳的范畴。

3. 答：①不一样。恶寒、发热属症状，寒证、热证为辨证结果。②虽恶寒常属寒证，发热多见于热证，但恶寒、发热只是现象，寒证、热证是对疾病本质的认识。

4. 答：因热邪毒气严重，损伤正气，正不胜邪，机能衰败，阳气散失，导致热证转化为寒证。

5. 答：①至虚有盛候指疾病本质为虚证，因气化无力，津血失润，反见某些实盛的证候。②大实有羸状指疾病本质为实证，因实邪阻闭，气血不畅，反见某些虚弱证候。

6. 答：气虚、血虚、阴虚、阳虚、精亏、津液亏虚。

7. 答：正气亏虚为主，邪气可有但不盛。

8. 答：①寒邪侵袭肤表所表现的证候为表寒证。②寒邪客于脏腑，或因为阳气亏虚所表现的证候为里寒证。

六、病案分析题

1. 答：里证、寒证、实证。

分析：本有胃阳气虚，故有胃脘疼痛及畏冷肢凉疲乏等症。新增腹痛呕泻，病位在胃肠（里证）；吐泻物清稀、恶寒喜暖，苔白脉沉紧，为实寒证的表现。

2. 答：属寒证化热。

分析：关节原为冷痛，遇冷加重，故属寒证。可能因服用祛风湿药及药酒、温燥太过而出现灼热、口干、舌红苔黄等症，为寒证化热。

3. 答：①主诉：带下量多半年余。②病名：带下。③病位：里。④病因病性：前属实寒，现为实热。⑤病情演变：先为寒湿下注——见白带量多，肢体沉重，纳呆思睡。寒湿化热，湿热下注——见带下色黄而臭，口渴尿黄，苔黄脉数。⑥八纲诊断：里实热证。

**第八章　病性辨证**

一、填空题

1. 气虚　气陷　气不固　气脱　血虚　血脱

2. 气虚血瘀　气滞血瘀　气血两虚　气不摄血　气随血脱

3. 癫　痫　狂　痴　神昏

4. 怪病多痰　百病多由痰作祟

5. 风　湿　痰　饮　燥　风寒　寒湿　寒痰　寒饮　凉燥

6. 火毒　热毒

7. 恶心　呕吐　呃逆　嗳气　咳嗽　气喘　咳痰

8. 亡阳　亡阴　气脱　血脱　液脱

9. 外伤、气虚　气滞　血寒或血热　痰阻、温热或砂石

10. 皮肤、口鼻及咽喉干燥

二、单项选择题

1. E　2. A　3. B　4. D　5. E　6. C　7. B　8. D　9. A　10. E　11. B　12. D　13. C　14. C　15. D　16. C　17. E　18. B　19. D　20. D　21. D　22. E　23. E　24. D　25. D

三、多项选择题

1. ABDE　2. BC　3. ABCD　4. ACE　5. DE　6. AE　7. ABE　8. ACD　9. ADE　10. ACE　11. AE　12. ABE　13. ABD　14. ACD　15. BDE　16. ACD　17. ACD　18. ABD　19. ACE

四、判断题

1. ×　2. √　3. √　4. ×

五、简答题

1. 答：寒痰、热痰、湿痰、燥痰、风痰。

2. 答：①饮多停积于胸膈、胁肋、胃肠等组织之间或管腔部位；②水多

停积于低下部位或泛溢全身。

3. 答：①联系：气虚证进一步发展导致升举无力、气机下陷，则可形成气陷证；气陷证是在气虚证的基础上发展而来的。②区别：气虚证以神疲乏力，少气懒言，自汗、脉虚等全身机能低下的表现为辨证依据；气陷证除以上兼证外，以头晕、坠胀、内脏下垂等为审证要点。

4. 答：风淫证指风邪侵袭人体肤表、经络，卫外机能失常，表现出符合风特性的证候。

5. 答：血热证是指火热内炽，侵迫血分，以身热口渴、斑疹吐衄、烦躁谵语、舌绛、脉数等为主要表现的实热证候。

6. 答：气滞证指人体某一部分或某一脏腑经络的气机阻滞，运行不畅，以胀闷疼痛为主要表现的证候。

7. 答：心气虚证、肺气虚证、胃气虚证、脾气虚证、肾气虚证、脾胃/心肺/脾肾气虚证。

8. 答：暑证的常见表现有恶热及发热、汗出、口渴、胸闷、气短、神疲、困倦、小便短黄、苔黄或白、脉虚数等。

9. 答：血瘀证可见舌质紫暗或见紫斑、紫点，或舌下脉络曲张，或舌边有青紫色条状线。脉象所细涩，或结代，或无脉等。

10. 答：有亡阳、亡阴、气脱、血脱、液脱。

六、病案分析题

1. 答：选择病性辨证之六淫辨证。

辨证分析：①患者夏月步行旅途中，外感暑邪，暑入心包，闭阻心神，则突然昏倒，发热汗出。现经抢救，神识已清，但暑热伤津耗气，故口渴、神疲、尿黄、脉虚数。

②证候诊断：先为中暑（暑闭心神证）；现为伤暑（暑伤津气证）。

2. 答：①病因病性：A. 外感虫毒（感染血吸虫），耗伤脾气，气血亏虚，则腹胀腹泻，肢体消瘦，食少神疲，倦怠乏力，头晕眼花，面色萎黄。B. 虫毒内阻，气滞血瘀，则胁痛，胁下痞块，腹部胀大，青筋显露，舌淡紫，脉弦涩。

②证名诊断：气血两虚兼血瘀证。

3. 答：①主诉：呕吐、腹泻3小时。病名：霍乱。证名：液脱证。

②分析：A. 呕、泻急剧，伤津耗液，则皮肤干瘪，眼球深陷，口渴引饮，小腿转筋。B. 气随液脱，则神疲气短，小便极少，血压降低，脉微细。

4. 答：①辨证属于气滞血瘀证。

②分析：因撞伤，脉络损伤，经气不利，故胸痛胁胀，脉弦；血溢出脉

外，血行不利，则见青紫色斑块而拒按。

## 第九章　脏腑辨证

一、填空题

1. 心悸　失眠　血虚证
2. 心悸怔忡　心胸憋闷作痛
3. 眼睑头面先肿　卫表症状
4. 干咳或痰少而黏　阴虚内热见症
5. 心肺气虚证　肺肾气虚证　肺肾阴虚证
6. 体虚气陷　内脏下垂
7. 脾胃纳运障碍　寒湿内盛表现
8. 惊悸失眠　眩晕　苔黄腻
9. 肝阳化风证　热极生风证　阴虚动风证　血虚生风证
10. 头目眩晕　胀痛　头重脚轻　腰膝酸软
11. 膀胱或肾不能固摄
12. 脘腹冷痛　实寒证
13. 胃失和降表现　阳虚证
14. 心肾不交证　心脾两虚证　心肝血虚证　心肾阳虚证　心肺气虚证

二、单项选择题

1. C　2. B　3. A　4. D　5. D　6. E　7. C　8. E　9. C　10. D　11. A　12. B　13. D　14. E　15. A　16. C　17. D　18. B　19. D　20. C　21. E　22. A　23. D　24. E　25. B　26. D　27. A　28. A　29. D　30. B　31. D　32. C　33. A　34. B　35. E　36. D　37. B　38. C　39. E　40. B　41. A　42. C　43. D　44. E　45. A　46. E　47. E　48. A　49. D　50. C　51. A　52. B　53. C　54. B　55. B　56. D　57. E　58. B　59. E　60. E　61. C　62. A　63. C　64. E　65. B　66. D　67. A　68. E　69. C　70. D　71. B　72. E　73. D　74. E

三、多项选择题

1. ADE　2. ABCDE　3. ABCE　4. ACD　5. BCE　6. CD　7. ACE　8. BCD　9. BCDE　10. ABDE　11. ABDE　12. BE　13. ACDE　14. ABCDE　15. BCDE　16. BCDE　17. CDE　18. ABC　19. BCE　20. BE　21. ABC

四、简答题

1. 答：心阴虚证是指心阴亏损，虚热内扰所表现的证候。心血虚证是指心血亏虚，不能濡养心脏、心神所表现的证候。

2. 答：发热烦躁，面赤口渴，气粗，便秘尿黄，或喉间痰鸣，胸闷，心烦不寐，甚则狂越妄动，打人毁物，胡言乱语，或见神昏谵语，舌红苔黄腻，脉滑数等。

3. 答：指由于血瘀、痰浊、阴寒、气滞等因素痹阻心脉，出现以心悸怔忡、胸闷心痛为主症的证候。

4. 答：痰热壅肺证是咳喘，痰多及里实热证候并见为审证要点。肺热炽盛证是肺系症状和里实热证并见为审证要点。

5. 答：由于风邪侵袭，肺失宣降，不能通调水道，水湿泛溢肌肤所表现的证候。属于阳水范畴。

6. 答：脾的病变以运化，升降功能失常、水湿水谷不运、消化功能减退、水湿潴留、化源不足，以及脾不统血、清阳不升为主要病理改变。

7. 答：有脘腹痞闷，纳呆呕恶，大便稀溏不爽，肢体困重，渴不多饮，身热不扬，汗出不解，舌红苔黄腻，脉濡数等。

8. 答：①肝风内动证泛指眩晕欲仆、抽搐、震颤等具有动摇特点为主的一类证候。②有肝阳化风证、热极生风证、阴虚动风证、血虚生风证之分。

9. 答：眩晕耳鸣，头目胀痛，面红目赤，急躁易怒，失眠多梦，腰膝酸软，头重脚轻，舌红少津，脉弦或弦细数等。

10. 答：肾阳虚证是指肾阳虚衰，温煦失职，气化失权所表现的虚寒证候。肾虚水泛证是指肾阳亏虚，气化无权，水湿泛溢所表现的证候。

11. 答：肾阳虚证是以腰膝酸痛，眩晕耳鸣，男子遗精，女子月经不调，并有虚寒之象为审证要点。肾精不足证是以小儿生长发育迟缓，成人生殖机能低下，早衰为诊断要点。

12. 答：胃气虚证是指胃气不足，受纳腐熟功能减退，以致胃失和降所表现的证候。胃阳虚证是指胃阳不足，虚寒内生，以致胃失和降所表现的证候，亦称为胃虚寒证。

13. 答：胃病以受纳腐熟功能障碍及胃失和降，胃气上逆为主要病理改变。以食少、腹胀或痛、呕恶、呃逆、嗳气等为常见症。

14. 答：心烦失眠，惊悸多梦，头晕耳鸣，健忘，腰膝酸软，或遗精，五心烦热，或潮热盗汗，口咽干燥，舌红少津少苔，脉细数等。

15. 答：肝胃不和证是指肝气郁滞，横逆犯胃，胃失和降，以脘胁胀痛为主症的证候。肝郁脾虚证是指肝失疏泄，脾失健运，以胸胁胀痛，腹胀，便溏等为主症，又称肝脾不和证。

16. 答：心脾两虚的辨证依据是心悸失眠，食少腹胀，慢性出血 + 气血两虚证。

17. 答：肝脾不调与肝胃不和的鉴别：二者的相同点是均有胁肋胀满窜痛，喜太息，情志抑郁或急躁易怒，脉弦等肝失疏泄见症。不同点在于，肝脾不调兼纳呆腹胀，便溏不爽，肠鸣矢气，或腹痛欲泻，泻后痛减，苔白，脉弦或缓弱等脾失健运见症。肝胃不和兼胃脘胀痛，呃逆嗳气，纳少，苔白或薄黄，脉弦或弦数等胃失和降见症。

五、论述题

1. 答：均具有心悸失眠多梦等心神、心动异常症。区别在于心血虚证有面色无华、唇舌淡白、脉细弱等血虚失养见症；心阴虚证则有颧红潮热、五心烦热、舌红少津、脉细数等阴虚内热见症。

2. 答：风寒犯肺证是指风寒袭表犯肺，肺卫失宣所表现的证候。风寒表证是风寒袭表，卫气失和所表现的证候。风寒犯肺证以咳嗽为主症。兼有轻微表证，甚至表证不明显；风寒表证则以恶寒发热、无汗、苔薄白、脉浮紧等表寒证为主，兼轻微咳嗽，或无咳嗽。

3. 答：肺热炽盛证和痰热壅肺证均有咳嗽气喘等肺失清肃见症。二证的不同点在于：肺热炽盛证具有发热，鼻翼煽动，便秘尿赤，舌红苔黄，脉数等里热炽盛证；痰热壅肺证在以上表现基础上更见咯痰量多，黄稠，喉间痰鸣，或咯吐脓血腥臭痰，苔黄腻等痰热内盛见症。

4. 答：肝胆湿热证是湿热蕴结肝胆，疏泄失职所表现的证候。脾胃湿热证是湿热蕴结中焦，脾胃失职，升降失调所表现的证候。二证病变均涉及肝胆、脾胃而见发黄，纳呆，腹胀，便溏，呕恶等症，并均有舌红苔黄腻等湿热内蕴见症。二证不同的是：肝胆湿热证是以胁肋胀痛，寒热往来，阴部瘙痒，睾丸肿胀热痛，带下色黄臭秽，脉弦数等疏泄失职及肝胆经脉部位的病变为主要表现；脾胃湿热证则以脘腹痞闷，纳呆呕恶，便溏不爽，肢体困重等脾胃纳运失常，升降失调为主要表现。

5. 答：（1）肝阳上亢证是肝肾阴虚，肝阳上亢证所表现的证候。肝阳化风证是肝阳升发，亢逆无制，肝风内动所表现的证候。二者均属于虚实错杂证（上实下虚），肝阳化风证多由肝阳上亢证进一步发展而来，病机上有一定联系。

（2）肝阳上亢证主要表现为眩晕耳鸣，头目胀痛，面红目赤，失眠多梦，急躁易怒，腰膝酸软，头重脚轻，舌红少津，脉细数等；肝阳化风证表现眩晕欲仆，肢颤项强，语言謇涩，手足麻木，步履不正，或突然昏仆，不省人事，口眼歪斜，半身不遂，舌强不语，喉间痰鸣，舌红，苔白或腻，脉弦细有力等。

6．答：（1）肾阴虚证是指肾阴亏损，失于滋养，虚热内生所表现的证候。肾精不足证是指肾精亏损，以生长发育迟缓，生殖机能低下，早衰为主症的一类证候。

（2）肾阴虚证表现为腰膝酸痛，眩晕耳鸣，齿松发脱，女子经少，经闭，男子遗精早泄，健忘失眠，口燥咽干，潮热盗汗，五心烦热，两颧潮红，舌红少津，少苔或无苔，脉细数等肾病给阴虚火旺兼证；肾精不足证则以小儿发育迟缓，身材矮小，囟门迟闭，智力低下，骨骼痿软，动作迟钝，成人早衰，耳鸣耳聋，健忘恍惚，两足痿软，齿脱齿摇，精神迟钝，男子精少不育，女子经闭不孕，性功能低下，舌淡，脉弱等为主要表现。

7．答：（1）胃阴虚证是指胃阴不足，胃是濡润，和降失职所表现的证候。胃热证是指由于胃火炽盛，和降失职所表现的证候。二证均具有胃脘疼痛等胃气失和见症。

（2）胃阳虚证有胃脘隐痛，饥不欲食，胃中嘈杂，或脘痞不舒，干呕呃逆等和降失职见症及口燥咽干，舌红少津，脉细数无力等阴虚表现；胃热证则有胃脘灼热拒按，消谷善饥，口臭及大便秘结，小便短黄，牙龈红肿溃烂，齿衄，舌红苔黄，脉滑数有力等火热内炽见症。

六、病案分析题

1．答：①主诉：咳嗽咳痰量多3日。

②八纲辨证：里证，实证，寒证，阴证。

③证候分析：素有宿痰，复感寒邪，寒痰阻肺而致病。寒痰阻肺，肺失宣降，肺气不利，故见咳喘气急，胸闷，咯痰量多、清稀。面白形寒，四肢不温，舌淡，苔白滑，脉滑，均为寒痰内阻，阴寒内盛，阳郁不达之证。

④诊断证名：寒痰阻肺证。

2．答：①主诉：发热恶风，咳嗽痰少2月余。

②八纲辨证：表里同病，热证，实证，阳证。

③证候分析：病发于夏末秋初，结合见症，为温燥犯肺所致。温燥犯肺，肺失清肃，故咳嗽，痰少而黏，难以咯出，咳剧胸痛；损伤肺络，则痰中带血。温燥袭表，卫气失和，故发热恶风，脉浮数。燥伤津液，则咽干鼻燥，舌红，苔薄白而干，舌红。

④诊断证名：温燥犯肺证。

3．答：①主诉：白带多半年。

②八纲辨证：里证，虚实错杂证，阴证。

③证候分析：劳倦伤脾，脾气虚而致病。脾气虚弱，水湿不运，水湿下注，损伤带脉，带脉失约，故见带下色白，量多清稀，无臭；泛溢肌肤则见下

肢浮肿。脾失健运，机能衰退，故见纳少便溏，面色萎黄，神疲乏力，少气懒言。舌淡苔白，脉缓弱均为脾气亏虚之象。

④诊断证名：脾气虚证。

4. 答：①主诉：经前少腹痛半年。

②八纲辨证：里证，实证。

③证候分析：抑郁、情志不遂致肝失疏泄，肝气郁结而致病。肝失疏泄，气机不利，故经前少腹胀痛，拒按，胸胁、乳房胀痛。气滞血瘀，冲任失调，故月经量少，淋漓不畅，经血紫暗有块。舌质微暗，边有瘀点，脉沉弦涩，均微肝郁气滞、血行不畅之证。

④诊断证名：肝气郁结证。

5. 答：①主诉：水肿反复发作 3 年，心悸 2 月。

②八纲辨证：里证，寒证，虚实夹杂证，阴证。

③证候分析：病久及肾，肾阳虚衰，气化无权，水湿泛滥，故水肿反复发作。腰为肾府，肾阳虚，温化失职，故腰膝酸冷，下肢肿甚。水气凌心故见心悸。阳虚、寒水内盛，故见面色㿠白，神疲乏力，少气懒言，形寒肢冷，小便短少，舌淡胖，苔白滑，脉沉迟而细。

④诊断证名：肾虚水泛证。

6. 答：①主诉：腹泻 3 日。

②八纲辨证：里证，实证，寒证，阴证。

③证候分析：过食生冷，寒湿中阻致病。寒湿内阻脾胃，脾失健运，故泄泻清稀如水样，口腻纳呆；胃失和降，故见脘腹痞闷，泛恶欲吐。面色黄晦不泽，口淡不渴，乏力身重，苔白腻，脉缓均为寒湿中阻见症。

④诊断证名：寒湿困脾证。

## 第十章　其他辨证方法

一、填空题

1. 恶寒　汗出　脉浮缓
2. 胃家实
3. 六腑病变　五脏病变
4. 大热　大汗　大渴　脉洪大
5. 身热夜甚　心烦神昏　舌红绛　脉细数
6. 热盛动风　热盛动血　热盛伤阴
7. 手太阴肺　手厥阴心包
8. 逆传

二、单项选择题

1. D 2. B 3. A 4. C 5. B 6. E 7. D 8. A 9. D 10. A 11. E 12. D 13. C 14. A 15. B 16. A 17. B

三、多项选择题

1. ABCD 2. ABC 3. ABDE 4. ABD 5. ACDE

四、简答题

1. 答：太阳中风证是以风邪为主的风寒之邪侵犯太阳经脉，使卫强营弱所表现的证候。太阳伤寒证使以寒邪为主的风寒之邪侵犯太阳经脉，使卫阳被遏，营阴郁滞所表现的证候。

2. 答：气分证以发热不恶寒，舌红苔黄，脉数有力为辨证要点。血分证以身热夜甚，昏谵，斑疹紫黑，出血，舌深干绛，脉细数为辨证要点。

五、论述题

1. 答：热盛动血——斑疹显露、紫黑，吐血、衄血、便血等。热盛动风——抽搐、颈项强直，角弓反张，牙关紧闭。热盛伤阴——持续低热，暮热早凉，五心烦热，消瘦，脉虚细数等。

2. 答：一般由上焦手太阴肺经开始，传入中焦，再传入下焦，此谓“顺传”，说明病情由浅入深，由轻到重。若病邪从肺卫而传入心包者，称为“逆传”，说明正气素亏，病情重笃。临床亦有邪犯上焦，经治而愈并不传变；亦有上焦病未罢而又见中焦病证的；亦有上焦径传下焦；亦有中焦病未除而出现下焦辨证者；亦有起病即见下焦病证者；更有两焦病证错综并见和病邪弥漫三焦者。

# 附录一：简明中医基础理论

中医学的基本特点有二，其一为整体观念，其二为辨证论治。

### 一、整体观念

整体观念是中医学关于人体自身完整性及人与自然、社会环境统一性的认识。它认为人体是一个有机的整体，构成人体的各个部分之间，结构上不可分割，功能上相互协调、相互为用，病理上相互影响。人与自然环境、社会环境也存在着密切关系：人生活在自然和社会环境中，人的生理功能和病理变化必然受到自然环境、社会环境的影响。

### 二、辨证论治

辨证论治是运用中医学理论辨析有关疾病的资料，确立证候，论证其治则治法及方药，并付诸实施的思维和实践过程。

所谓辨证，就是将四诊（望、闻、问、切）所收集的临床资料（症状、体征等），运用中医学理论进行分析、综合，辨清疾病的原因、性质、部位及邪正之间的关系，然后概括、判断为某种性质的证的过程。论治，又称施治，是指在辨证的基础上，确立相应的治疗原则和方法，选择适当的治疗手段和措施来处理疾病的过程。

## 第一节　阴阳五行学说

### 一、阴阳学说

1. 基本概念

阴阳是中国古代哲学的一对范畴。阴阳的最初含义是很朴素的，表示阳光的向背，向日为阳，背日为阴。后来引申为气候的寒暖，方位的上下、左右、内外，运动状态的躁动和宁静等。

阴阳学说认为，世界是物质性的整体，自然界的任何事物都包括阴和阳相互对立的两个方面，而对立的双方又是相互统一的。阴和阳，既可以表示相互对立的事物，又可用来分析一个事物内部所存在着的相互对立的两个方面。一般来说，凡是剧烈运动着的、外向的、上升的、温热的、明亮的，都属于阳；相对静止着的、内守的、下降的、寒冷的、晦暗的，都属于阴。

2. 基本内容

阴阳学说的基本内容包括阴阳对立、阴阳互根、阴阳消长和阴阳转化四个方面。

阴阳对立是指世间一切事物或现象都存在着相互对立的阴阳两个方面，如上属阳，下属阴；天为阳，地为阴；动为阳，静为阴；升属阳，降属阴等。

阴阳互根是指对立的阴阳双方互相依存，阳依存于阴，阴依存于阳，每一方都以其相对的另一方的存在为自己存在的条件，任何一方都不能脱离另一方而单独存在。

阴阳消长是指阴阳之间的对立制约、互根互用并不是一成不变的，而是始终处于一种消长变化过程中的，阴阳在这种消长变化中达到动态的平衡。这种消长变化是绝对的，而动态平衡则是相对的。

阴阳转化是指阴阳双方在一定的条件下可以互相转化，即所谓物极必反。可以说，阴阳消长是一个量变的过程，而阴阳转化则是质变的过程。阴阳消长是阴阳转化的前提，而阴阳转化则是阴阳消长发展的结果。

3. 在中医学中的应用

在中医学理论体系中，处处体现着阴阳学说的思想。阴阳学说被用来阐释人体的组织结构、生理功能及病理变化，并用于指导疾病的诊断和治疗。

（1）阐释人的组织结构。阴阳学说认为，人体是一个有机整体，人体内部充满着阴阳对立统一的关系。从人体部位来说，上部为阳，下部为阴；体表为阳，体内为阴；背属阳，腹属阴；四肢外侧为阳，四肢内侧为阴。以脏腑来分，五脏（心、肝、脾、肺、肾）属阴，因其功能以静为主；六腑（胆、胃、小肠、大肠、膀胱、三焦）属阳，因其功能以动为主。五脏之中又可根据其位置分为阳脏（心、肺）和阴脏（肝、脾、肾），每一脏腑之中又可将其功能归为阳，而其物质归为阴。此外，经络亦可分为阳经、阴经等。

（2）概括人的生理功能。中医学认为人体的正常生命活动是阴阳两个方面保持着对立统一的协调关系的结果。人体的物质基础属阴，而生理功能活动属阳，二者互相依存。生理活动以物质为基础，而生理活动的结果又不断促进物质的新陈代谢。如果人体的阴阳不能相互依存，相互为用，人的生命就会中止，所以说："阴平阳秘，精神乃治；阴阳离决，精神乃绝。"（《素问·生气通天论》）

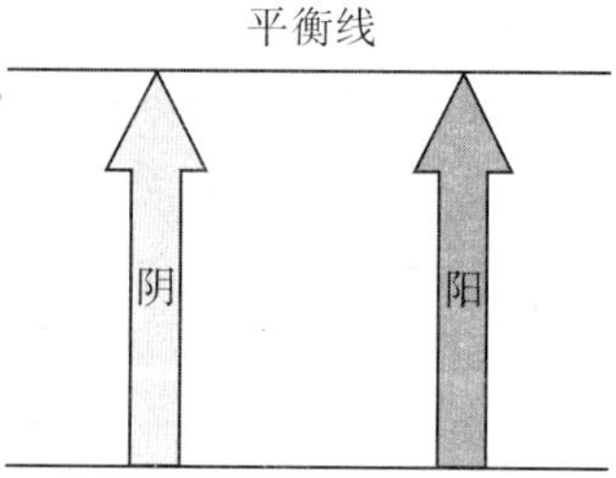

阴阳平衡

（3）说明人的病理变化。阴阳学说还被中医学用来说明人体的病理变化，认为疾病的发生，是人体阴阳失衡所致。阴阳失调的表现形式很多，可归纳为阴或阳的偏盛偏衰，以及对另一方的累及等，这些可统称为“阴阳不和”。许多情况下，疾病发生、发展的过程，就是正邪抗争、各有胜负的过程。这一过程可以用阴阳偏胜、阴阳偏衰、阴阳互损、阴阳转化进行概括性的解释。

阴阳偏胜包括阴偏胜和阳偏胜，是指在邪气作用下（或本身机能病理性亢奋）所致的阴或阳的任何一方高于正常水平的病变，《素问·阴阳应象大论》说：“阴胜则阳病，阳胜则阴病。阳胜则热，阴胜则寒。”

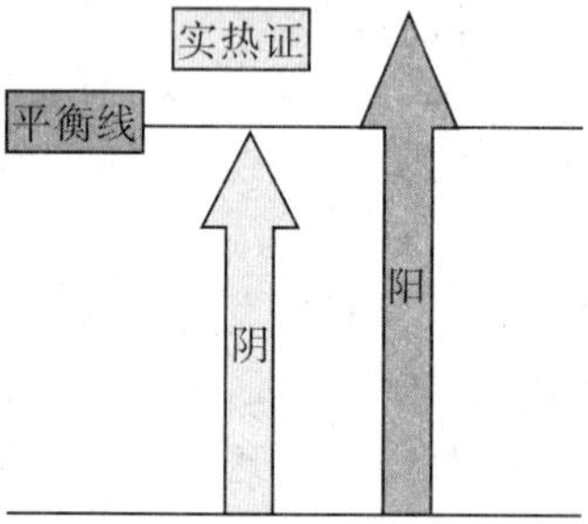

阳盛（太过）则热

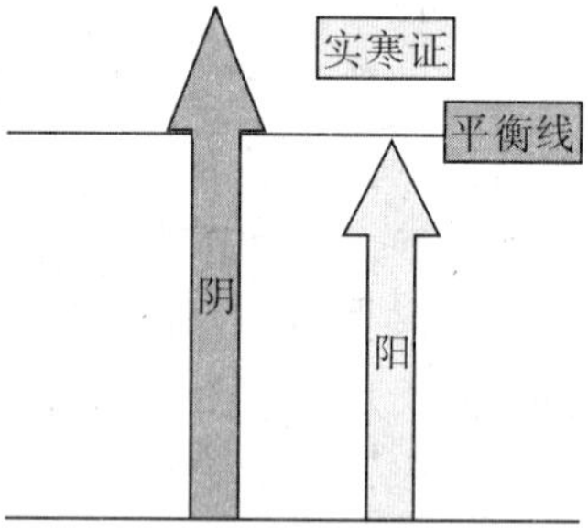

阴盛（太过）则寒

阴阳偏衰包括阴偏衰（阴虚）和阳偏衰（阳虚），指阴或阳低于正常水平的病理变化。《素问·调经论》指出：“阳虚则外寒，阴虚则内热。”由于阳虚，不能制约阴寒，可出现虚寒征象，即阳消阴长，阳虚则寒；阴虚，无力制约阳，可出现虚热征象，即阴消阳长，阴虚则热。

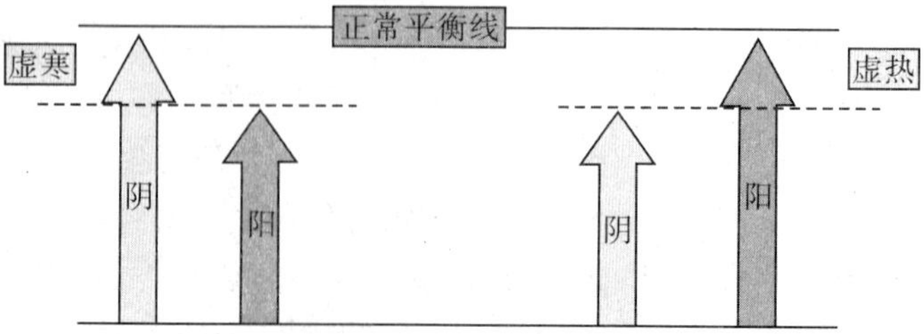

阳虚（不足）则寒　　阴虚（不足）则热

阴阳互损指体内的正气，特别是阴液与阳气之间的病理关系，包括阴损及阳和阳损及阴。阴阳互损体现了阴阳互根互用的关系。阴阳互损的最终表现为“阴阳俱损”、“阴阳两虚”。

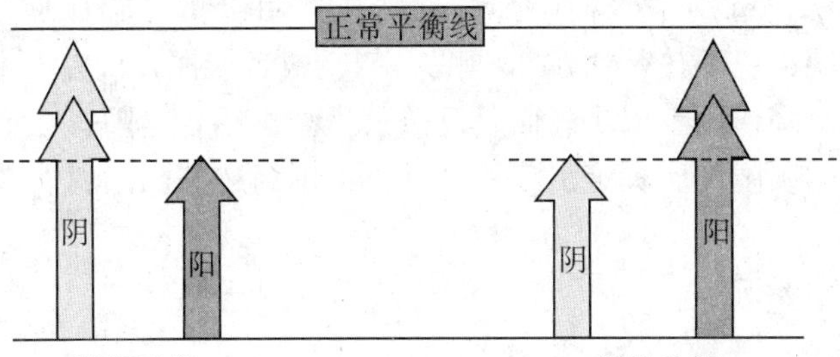


阳损及阴　　　　阴损及阳

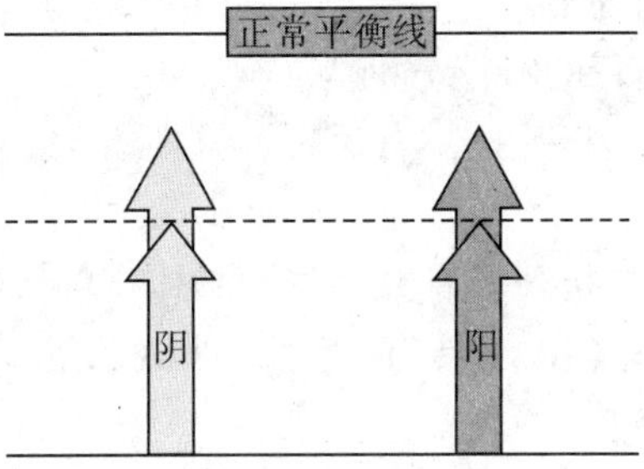


低水平的阴阳平衡

阴阳转化指阴阳失调所表现出的病理现象，在一定的条件下可以相互转化，《素问·阴阳应象大论》中的“重寒则热，重热则寒”、“重阴必阳，重阳必阴”就是说明这类病理情况。

4. 指导疾病的诊断和治疗

由于中医认为疾病发生发展的原因是阴阳失调，所以对于任何疾病，无论其病情如何复杂多变，都可以用阴阳学说加以诊断。中医诊断疾病首先要分清阴阳，既可以用阴阳来概括证型，又可以用阴阳来分析四诊。如望诊色泽鲜明者属阳，晦暗者属阴；闻诊声音洪亮者属阳，语声低微者属阴；脉象浮、数、洪大者属阳，沉、迟、细小者属阴等。从证型来看，病位在表属阳，实证属阳，热证属阳；而病位在里属阴，虚证属阴，寒证属阴等。

在决定治疗原则和临床用药时，中医学也是以阴阳学说作为指导的。阴阳偏胜的实证的治疗原则：“损其有余”，即“实者泻之”。如对于阳邪过盛所致的实热证，以“热者寒之”的原则用寒凉药物清热；对于阴盛所致的寒实证，则应以“寒者热之”的原则用温热药来祛寒。阴阳偏衰的虚证的治疗原则是“补其不足”，即“虚者补之”。如对于阴虚所致的虚热证，要以滋阴药以补虚；对于阳虚引起的虚寒证，则要以温阳药以补阳。在阴阳两虚的情况下，就必须阴阳两补。

阴阳学说还可用来概括中药的性味，并用以指导临床使用。一般来说，寒、凉药属阴，温、热药属阳；味酸、苦、咸者属阴，味辛、甘、淡者属阳；具有收敛、沉降作用者属阴，而具发散、升浮作用者属阳。在临床用药时，应当根据疾病的阴阳性质决定治疗原则，再根据药物的阴阳属性来决定用药。

## 二、五行学说

1. 基本概念

五行是指木、火、土、金、水五种物质的运动。这五种物质之间，存在着既相互资生又相互制约的关系，在不断的相生相克运动中维持着动态的平衡。

根据五行学说，五行的特性分别为：

①“木曰曲直”，是指凡是具有生长、升发、条达舒畅等作用或性质的事物，均归属于木；

②“火曰炎上”，是指凡具有温热、升腾作用的事物，均归属于火；

③“土爰稼穑”，是指凡具有生化、承载、受纳作用的事物，均归属于土；

④“金曰从革”，是指凡具有清洁、肃降、收敛等作用的事物则归属于金；

⑤“水曰润下”，是指凡具有寒凉、滋润、向下运动的事物则归属于水。

2. 五行的归类

五行学说以五行的特性对事物进行归类，将自然界的各种事物和现象的性质及作用与五行的特性相类比后，将其分别归属于五行之中。按照五行学说，自然界及人体等可分别归类如下：

| 自然界 | | | | | | 五行 | 人体 | | | | | |
|---|---|---|---|---|---|---|---|---|---|---|---|---|
| 五味 | 五色 | 五化 | 五气 | 五方 | 五季 | | 五脏 | 六腑 | 五官 | 形体 | 情志 | 五声 |
| 酸 | 青 | 生 | 风 | 东 | 春 | 木 | 肝 | 胆 | 目 | 筋 | 怒 | 呼 |
| 苦 | 赤 | 长 | 暑 | 南 | 夏 | 火 | 心 | 小肠 | 舌 | 脉 | 喜 | 笑 |
| 甘 | 黄 | 化 | 湿 | 中 | 长夏 | 土 | 脾 | 胃 | 口 | 肉 | 思 | 歌 |
| 辛 | 白 | 收 | 燥 | 西 | 秋 | 金 | 肺 | 大肠 | 鼻 | 皮毛 | 悲 | 哭 |
| 咸 | 黑 | 藏 | 寒 | 北 | 冬 | 水 | 肾 | 膀胱 | 耳 | 骨 | 恐 | 呻 |

3. 五行的生、克、乘、侮

五行学说认为，五行之间存在着生、克、乘、侮的关系。五行的相生相克关系可以解释事物之间的相互联系，而五行的相乘相侮则可以用来表示事物之间平衡被打破后的相互影响。

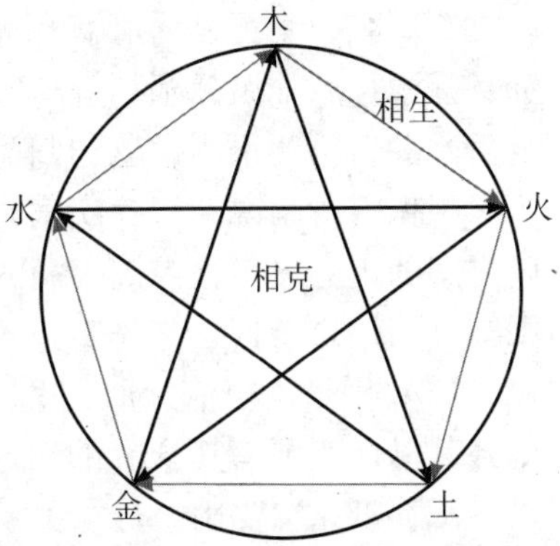


相生即相互资生和相互助长。五行相生的次序是：木生火，火生土，土生金，金生水，水生木。相生关系又可称为母子关系，如木生火，也就是木为火之母，火则为木之子。

相克即相互克制和相互约束。五行的相克次序为：木克土，土克水，水克火，火克金，金克木。

相生相克是密不可分的，没有生，事物就无法发生和生长；而没有克，事物无所约束，就无法维持正常的协调关系。只有保持相生相克的动态平衡，才能使事物正常地发生与发展。

如果五行相生相克太过或不及，就会破坏正常的生克关系，而出现相乘或相侮的情况。相乘，即五行中的某一行对被克的一行克制太过。比如，木过于亢盛，而金又不能正常地克制木时，木就会过度地克土，使土更虚，这就是木乘土。相侮，即五行中的某一行本身太过，使克它的一行无法制约它，反而被它所克制，所以又被称为反克或反侮。比如，在正常情况下水克火，但当水太少或火过盛时，水不但不能克火，反而会被火烧干，即火反克或反侮水。

4. 五行学说在中医学中的应用

中医学利用五行学说来解释人体的生理功能，说明机体病理变化，用于疾病的诊断和治疗。

（1）解释人体的生理功能。五行学说将人体的五脏六腑分别归属于五行。从五脏的资生来看，肾水之精以养肝木，肝木藏血以济心火，心火之热以温脾土，脾土化生水谷精微以充肺金，肺金清肃下降以助肾水。这说明了五脏之间的相生关系。从五脏之间的相互制约来看，肺气清肃下降，可以抑制肝阳上亢，即金克木；肝气条达，可以疏泄脾土的郁滞，即木克土；脾的运化，可以避免肾水的泛滥，即土克水；肾水的滋润，能够防止心火的亢烈，即水克火；而心火的阳热，可以制约肺金清肃的太过，即火克金。中医学还用五行学说来说明人体与自然环境及气候、饮食等的关系。

（2）说明机体的病理变化。由于脏腑分属五行，脏腑之间的相互影响，也是依据五行学说的规律的。如肝病传脾，即木乘土；而脾病及肝，即土侮木；而肝脾之间的相互病理影响，则为木郁土虚或土壅木郁。肝病影响到心，为母病及子；影响肺，即木侮金；影响肾，即子病及母。

（3）用于诊断疾病。依靠中医望、闻、问、切四诊方法所获得的信息均有其五行归属，据此，可以综合判断患者的疾病。比如，患者面色发青，喜食酸食，脉弦，则可诊为肝病；面色红，口中苦，脉洪大，可诊断为心火旺。又如，痉挛拘急抽风，根据五行归类属木病，从人体脏腑来看，可诊断为肝病；全身水肿，小便不利，五行归类属水病，而病位可定为肾。

根据五行学说，治疗疾病时不仅要考虑发生病变的脏腑本身，还应根据脏腑之间的生克关系，控制疾病的传变。正如《难经》所论述的："见肝之病，则知肝当传之于脾，当先实脾。"

（4）用于确定治疗原则和方法。中医根据五行"相生"规律，提出"虚则补其母，实则泻其子"的治疗原则：

①补母，主要用于母子关系的虚证，如在针灸疗法中，凡是虚证，可以补其所属的母经或母穴。如治疗肝虚证时，选取肾经合穴阴谷。此即虚则补其母，补母则子安。

②泻子，主要用于母子关系的实证。如在针灸疗法中，凡是实证，可泻其所属的子经或子穴。如肝实证可取心经荥穴少府，或本经荥穴行间治疗。此即实则泻其子，泻子则母安。

根据母子相生的关系确定的治疗方法常见以下几种：

①滋水涵木法，即滋养肾（水）阴以养肝（木）阴的方法，适用于肾阴亏损而导致的肝阴不足之证。

②益火补土法，即温肾阳（火）以补脾（土）阳的方法，适用于肾阳衰微而导致的脾阳不振之证。在五脏配属五行中，火指心，但自命门学说兴起，对机体的温煦多指为命门之火的作用，即肾阳的作用。

③金水相生法，即滋养肺（金）肾（水）阴虚的治疗方法，适用于肺虚不能输布津液以滋肾，或肾阴不足，精气不能上滋于肺，而致肺肾阴虚者。

④培土生金法，即补脾（土）益气而达到补益肺（金）气的方法，适用于脾胃虚弱，不能滋养肺而致肺虚脾弱之证。

中医根据五行"相克"规律，提出"抑强，扶弱"的治疗原则：

①抑强，主要用于相克太过。如肝气横逆，犯胃克脾，出现肝脾不调，肝胃不和之证。称为木旺乘土，用疏肝平肝为主，抑制肝的强势，则被乘的脾胃的机能自然容易恢复。

②扶弱，主要用于相克不及。如肝之虚，影响脾胃健运，称为木不疏土，治宜和肝为主，兼顾健脾，以加强双方的机能。

根据相克规律确定的治疗方法常见以下几种：

①培土制水法，适用于脾虚不运，水湿泛滥而致水肿胀满之证。土和水，指脾肾两脏，培土制水，指温运脾阳，或温肾健脾，以治疗水湿停聚为病，又称温肾健脾法。若肾阳虚不能温脾阳，则肾不主水，脾不制水，水湿不化，治

当以温肾为主，兼顾健脾。

②抑木扶土法，适用于肝的疏泄太过，木旺乘土之证。木和土，乃肝脾两脏。抑木扶土，即疏肝健脾以治疗肝旺脾虚，又称疏肝健脾法、平肝和胃法、调理肝脾法。

③泻南补北法，适用于肾阴不足，心火偏旺，水火不济，心肾不交之证。心主火，火属南方；肾主水，水属北方。泻南补北法，即泻心火滋肾水，又称泻火补水法。

④佐金平木法，适用于肺失清肃，肝火偏盛之证。金和木，乃肺肝两脏。佐金平木，即清肃肺气以抑制肝木，又称清肺泻肝法。

## 第二节　中医藏象理论

藏指藏于体内的内脏（五脏六腑），象指表现于外的生理、病理现象。藏象包括各个内脏实体及其生理活动和病理变化表现于外的各种征象。藏象学说是研究人体各个脏腑的生理功能、病理变化及其相互关系的学说。

### 一、脏腑的共同生理特点

五脏（肝、心、脾、肺、肾）的共同生理特点是化生和贮藏精气，即所谓“藏精气而不泻”，故满而不能实；六腑（胆、小肠、胃、大肠、膀胱、三焦）的共同生理特点是受盛和转化水谷，即所谓“传化物而不藏”，故实而不能满；奇恒之腑（脑、随、骨、脉、胆、女子胞）是指形态似腑（中空）而功能似脏（藏精气）的组织器官。

### 二、五脏

1. 心

心居于胸腔，横膈膜之上，有心包卫护于外。心为神之主，脉之宗，起着主宰生命活动的作用，故《素问·灵兰秘典论》称之为“君主之官”。心的生理功能主要有两方面：一是主血脉，二是主神志，并与舌、面等有联系。心与小肠互为表里。

（1）心主血脉。它包括主血和主脉两个方面。全身的血液都在脉中运行，依赖于心脏的搏动而输送到全身，发挥其濡养的作用。心脏的正常搏动，在中医学理论中认为主要依赖于心气。心气旺盛，才能维持血液在脉内正常地运行，周流不息，营养全身。心气不足，可引起心血管系统的诸多病变。

（2）心主神志。在中医学理论中，神有广义和狭义之分。广义之神，是指整个人体生命活动的外在表现。狭义之神，即是指心所主的神志，即人的精神、意识、思维活动。在中医学的藏象学说中，将人的精神、意识、思维活动不仅归属于五脏，而且主要归属于心的生理功能。心主神明的生理功能正常，则神志清晰，思维敏捷，精神充沛；如心有病变，影响到神志活动，则可出现精神、意识、思维方面的异常表现，可见失眠、多梦、神志不宁，甚则谵狂；或见反应迟钝、健忘、精神萎靡，甚则昏迷等临床表现。

（3）心开窍于舌。舌为心之苗窍。舌的功能是主司味觉，表达语言。而味觉的功能正常和语言的正确表达，则有赖于心主血脉和心主神志功能的正常。如心的功能正常，则舌质红润，舌体柔软，语言清晰，味觉灵敏；如心神志功能异常，则见舌强语謇，或失语等。

（4）心在体合脉，其华在面。脉的生理功能可概括为两个方面：一是气血运行的通道，即血脉对血的运行有一定的约束力，使之循着一定方向、一定路径而循环贯注，流行不止。二是运载水谷精微，以布散周身，滋养脏腑组织器官。这些功能全赖于心主血脉的生理功能。其华在面，是指心的生理功能是否正常，以及气血的盛衰，可以从面部色泽的变化而显露出来。如心气旺盛，血脉充盈，则面部红润光泽；如心气不足，则可见面色发白、晦滞。

**【附】**心包络，简称心包，又可称“膻中”，是指包在心脏外面的组织，具有保护心脏的作用，代心受邪。如热病过程中出现高热、神昏等病症，中医学称之为“热入心包”或“蒙蔽心包”。

2. 肝

肝位于上腹部，横膈之下。其主要生理功能是主疏泄和藏血，肝开窍于目，在体合筋，其华在爪。肝与胆本身直接相连，又互为表里。肝的经脉循行于胁肋、小腹和外生殖器等部位，故这些部位的病症多从肝论治。

（1）肝主疏泄。泛指肝气具有疏通、条达、升发、畅泄等综合生理功能。古人以木气的冲和条达之象来类比肝的疏泄功能，故在五行中将其归属于木，故《素问·灵兰秘典论》说：“肝者，将军之官，谋虑出焉。”《素问·六节脏象论》说：“肝者，罢极之本，魂之居也。”肝主疏泄的功能主要表现在调节精神情志，促进消化吸收，以及维持气血、津液的运行三方面。

① 调节精神情志。中医认为，人的精神活动除由心所主外，还与肝的疏泄功能有关。肝的这一功能正常，人体就能较好地协调自身的精神、情志活动，表现为精神愉快、心情舒畅、理智灵敏；疏泄不及，则表现为精神抑郁、多愁善虑、沉闷欲哭、嗳气太息、胸胁胀闷等；疏泄太过，则表现为兴奋状态，如烦躁易怒、头晕胀痛、失眠多梦等。

② 促进消化吸收。肝的疏泄功能有助于脾胃的升降和胆汁的分泌，以保持正常的消化、吸收功能。如肝失疏泄，可影响脾胃的升降和胆汁的排泄，从而出现消化功能异常的症状，如食欲不振、消化不良、嗳气泛酸，或腹胀、腹泻等，中医称为“肝胃不和”或“肝脾不调”。

③ 维持气血、津液的运行。肝的疏泄功能直接影响着气机的调畅。如肝失疏泄，气机阻滞，可出现胸胁、乳房或小腹胀痛。气是血液运行的动力，气行则血行，气滞则血瘀。若肝失疏泄，气滞血瘀，则可见胸胁刺痛，甚至癥积、肿块，女子还可出现经行不畅、痛经和经闭等。

肝的疏泄功能还有疏利三焦、通调水道的作用。故肝失疏泄，有时还可出现腹水、水肿等。

（2）肝主藏血。肝有贮藏血液和调节血量的功能。当人体在休息或情绪稳定时，机体的需血量减少，大量血液贮藏于肝；当劳动或情绪激动时，机体的需血量增加，肝就排出其所储藏的血液，以供应机体活动的需要。如肝藏血的功能异常，则会引起血虚或出血的病变。若肝血不足，不能濡养于目，则两目干涩昏花，或为夜盲；若失于对筋脉的濡养，则筋脉拘急，肢体麻木，屈伸不利等。

（3）肝开窍于目。目的视觉功能主要依赖肝之阴血的濡养；肝的经脉又上联目系。因此，肝的功能正常与否常常在目上反映出来。例如：肝血不足可出现视物模糊、夜盲；肝阴亏损，则两目干涩、视力减退；肝火上炎，则目赤肿痛。

（4）在体合筋，其华在爪。肝主筋。筋的活动有赖于肝血的滋养。肝血不足，筋失濡养可导致一系列症状，如前所述。若热邪炽盛，灼伤肝的阴血，可出现四肢抽搐、牙关紧闭、角弓反张等，中医称之为“肝风内动”。爪包括指甲和趾甲，有“爪为筋之余”之说。肝血充足，则指甲红润、坚韧；肝血不足，则爪甲枯槁、软薄，或凹陷变形。

3. 脾

脾位于中焦，在横膈之下。其主要生理功能是主运化、升清和统摄血液。脾和胃相为表里。两者均是主要的消化器官。人出生后其生命活动的维持和气血津液的化生，都有赖于脾胃运化的水谷精微，故称脾胃为“气血生化之源”、“后天之本”，《素问·灵兰秘典论》说：“脾胃者，仓廪之官，五味出焉。”脾开窍于口，其华在唇。脾在体合肌肉，主四肢。

（1）脾主运化。运，即转运输送；化，即消化吸收。脾主运化的生理功能包括运化水谷精微和运化水液两个方面。

① 运化水谷精微，即是指对饮食物的消化和吸收，并转输其精微物质的

作用。中医认为，饮食物经脾、胃消化吸收后，须赖于脾的运化功能，才能将水谷转化为精微物质，并依赖于脾的转输和散精功能，才能将水谷精微布散于全身，从而使五脏六腑、四肢百骸等各个组织、器官得到充足的营养，以维持正常的生理功能。脾的运化水谷精微功能旺盛，则饮食水谷方能化为精微，生成精、气、血、津液，以充养人体，进行正常生理活动。反之，若脾失健运，则出现食欲不振、腹胀、便溏、消化不良，以至于倦怠，消瘦等气血生化不足的病变。

② 运化水液，是指脾对水液的吸收、转输和布散作用。脾的这一功能正常，能防止水液在体内停滞，也就防止湿、痰、饮等病理产物的生成。反之，就会导致水液在体内的停滞，而产生湿、痰、饮等致病因素而发生多种疾病，如水肿、泄泻等。

（2）脾主升清。“升”即上升之意。“清”是指水谷精微等营养物质。脾主升清概括了脾的生理功能特点，体现在以下两方面：一是将水谷精微物质上输于心、肺，通过心肺的作用化生气血，以营养全身。二是主升提，以维持机体内脏的正常位置。所以若脾失升清，则水谷精微上升布散失职，可出现神疲乏力，头目眩晕，腹胀泄泻等症，故《素问·阴阳应象大论》说：“清气在下，则生飧泄”；脾气下陷，则可引发内脏下垂，如胃下垂、子宫脱垂等或发为久泄脱肛等病症。

（3）脾主统血，是指脾能统摄、控制血液，使之正常地循行于脉内，而不溢出于脉外。如脾气虚弱失去统血的功能，则血不循经而溢于脉外，可出现某种出血证，如便血、皮下出血、子宫出血等，并伴有一些脾气虚的症状。

（4）脾开窍于口，其华在唇。饮食口味及食欲的正常与否与脾的运化功能有密切关系。脾气健运，则口味和食欲正常。反之，若脾失健运，则可出现食欲的减退或口味的异常，如口淡无味、口甜、口腻等。口唇的色泽与全身的气血是否充盈有关，而脾胃为气血生化之源，所以口唇的色泽是否红润，实际是脾运化功能状态的外在体现。

（5）脾在体合肌肉，主四肢。人体有赖于脾所运化的水谷精微的营养，才能使肌肉丰满发达，四肢活动有力。因此，脾的运化功能健全与否，往往直接关系到肌肉的壮实与瘦削以及四肢功能活动正常与否。若脾虚不健，肌肉失其营养则逐渐消瘦或痿软松弛，四肢则痿废不用。

4. 肺

肺居胸腔，在诸脏腑中，其位最高，故称“华盖”。肺叶娇嫩，不耐寒热，易被邪侵，故又称“娇藏”。肺与大肠相为表里。其主要生理功能有：肺主气、司呼吸，肺主宣发和肃降，肺主通调水道。肺开窍于鼻，在体合皮，其华在毛。

（1）肺主气、司呼吸。肺主气的功能包括两个方面，即主呼吸之气和主一身之气。

① 肺主呼吸之气是说肺有司呼吸的作用。肺是体内外气体交换的主要场所，人体通过肺，从自然界吸入清气，呼出体内的浊气，从而保证人体新陈代谢的正常进行。若肺受邪而功能异常，可出现咳嗽、气喘、呼吸不利等呼吸系症状。

② 肺主一身之气，是指肺有主持并调节全身各脏腑组织器官之气的作用。首先体现在气的生成方面，特别是宗气的生成，主要依靠肺吸入的清气与脾胃运化的水谷精气相结合而成。其次体现在对全身气机具有调节作用。肺有节律的一呼一吸，对全身之气的升降出入运动具有重要调节作用。因此，肺主一身之气的功能异常，可影响宗气的生成和全身气机升降出入运动，表现为气短、声低、乏力等。

（2）肺主宣发和肃降。肺主宣发，是指肺气具有向上、向外、升宣、发散的生理功能，主要体现在：一是通过肺的宣发，排出体内的浊气。二是将卫气、津液和水谷精微布散周身，外达于皮毛，以充养身体，温润肌腠和皮毛。肃降，即清肃、洁净和下降之意。肺主肃降的功能主要体现在以下三个方面：一是吸入自然界的清气；二是将吸入的清气和脾转输来的津液和水谷精微向下布散；三是肃清肺和呼吸道内的异物，以保持呼吸道的洁净。

肺的宣发和肃降，是相反相成的两个方面。如果两者失调，就会出现“肺气不宣”或“肺失肃降”的病变，表现为咳嗽、喘息、胸闷等。

（3）肺主通调水道。肺的通调水道功能是指肺的宣发和肃降对于体内的水液代谢起着疏通和调节的作用。主要体现在下述两个方面：一是肺主宣发，不但将津液和水谷精微布散于周身，而且主司腠理的开合，调节汗液的排泄。二是肺气肃降，可将体内的水液不断地向下输送，经肾和膀胱的气化作用，生成尿液而排出体外。所以说“肺主行水”、“肺为水之上源”。肺通调水道的功能异常，则水的输布、排泄障碍，出现小便不利、水肿和痰饮等。

（4）肺开窍于鼻。鼻是肺的门户，为气体出入的通道，具有通气和主嗅觉的功能，均有赖于肺气的作用来维持。肺气的功能调和，则鼻的通气功能正常，嗅觉灵敏。肺的某些病变，常可影响及鼻，使之产生多种病理表现，如鼻塞流涕，不闻香或鼻衄等。

（5）肺在体合皮，其华在毛。皮毛包括皮肤、汗腺、毫毛等组织，是一身之表，依赖于卫气和津液的温养和润泽，成为抵御外邪侵袭的屏障。肺合皮毛是说肺能输布津液、宣发卫气于皮毛，使皮肤润泽，肌腠致密，抵御外邪的能力增强。如果肺气虚则体表不固，常自汗出，抵抗力下降则易于感冒。由于肺和皮毛相合，所以外邪侵犯皮毛也常常影响肺的功能而招致相应病变。

5. 肾

肾位于腰部，故《素问·脉要精微论》说："腰者，肾之府。"由于肾藏有"先天之精"，为脏腑阴阳之本，生命之源，故称为"先天之本"。肾在五行属水，肾与膀胱互为表里，肾藏精，主生长发育和生殖，肾开窍于耳及二阴，肾在体为骨，其华在发。肾藏精，主生长发育和生殖：精有精华之意，指人体最重要的物质基础。肾所藏之精包括"先天之精"和"后天之精"。先天之精禀受于父母，与生俱来，有赖于后天之精的不断充实壮大；后天之精来源于水谷精微，由脾胃化生，转输五脏六腑，成为脏腑之精。脏腑之精充盛，除供应本身生理活动所需外，其剩余部分则贮藏于肾，以备不时之需。当五脏六腑需要时，肾再把所藏的精气重新供给五脏六腑。故肾精的盛衰，对各脏腑的功能都有影响。

（1）肾藏精，主生长发育和生殖。肾所藏的精气包括"先天之精"和"后天之精"。"先天之精"是禀受于父母的生死之精，是构成胚胎发育的原始物质，即《素问·本神》所说的"生之来，谓之精"，所以称"肾为先天之本"。"后天之精"是指出生以后，来源于摄入的饮食物，通过脾胃运化功能而生成的水谷之精气，以及脏腑生理活动中化生的精气通过代谢平衡后的剩余部分，藏之于肾，故《素问·上古天真论》说："肾者主水，受五脏六腑之精而藏之。"

肾所藏之精化生为肾气，肾气的充盈与否与人体的生、长、壮、老、死的生命过程密切相关。例如，人在七八岁时，由于肾气的逐渐充盛，所以有"齿更发长"的变化；发育到青春期，肾气充盛，产生了一种叫做"天癸"的物质，于是男子就能产生精子，女子开始排卵，出现月经，性机能也逐渐成熟而有生殖能力；待到老年，肾气渐衰，性机能和生殖能力随之逐渐减退而消失。

（2）肾主水。肾主水是指肾具有主持全身水液代谢、维持体内水液平衡的作用。人体的水液代谢包括两个方面：一是将来自水谷精微、具有濡养、滋润脏腑组织作用的津液输布全身；二是将各脏腑组织代谢后的浊液排出体外。而水液代谢过程的实现，主要依赖肾的气化功能。

肾有司开阖的作用。开，则水液得以排出；阖，则机体需要的水液得以在体内潴留。如果肾的气化正常，则开阖有度，尿液排泄也就正常。如果肾主水的功能失调，开阖失度，就会引起水液代谢紊乱。如阖多开少，可见尿少、水肿；开多阖少，则尿多、尿频。

(3) 肾主纳气。纳即收纳、摄纳的意思。肾主纳气，是指肾有摄纳肺所吸入的清气，从而保证体内外气体正常交换的作用。只有这样才能保持一定的呼吸深度。故肾的纳气功能正常，则呼吸均匀和调。如肾虚不能纳气，可出现呼多吸少，吸气困难，动则喘甚等症，称为“肾不纳气”。

(4) 肾开窍于耳及二阴。耳的听觉功能依赖于肾精的充养。肾精充足，则听觉灵敏；肾精不足，则出现耳鸣、听力减退等。二阴是前阴与后阴的总称。前阴包括尿道和生殖器。尿液的贮存和排泄虽为膀胱的功能，但须依赖肾的气化作用才能完成。因此，凡尿频、遗尿或尿少、尿闭多与肾的功能失常有关。后阴指肛门。粪便的排泄虽由大肠所主，但中医认为亦与肾有关。如肾阴不足可致肠液枯涸而便秘；肾阳虚衰，脾失温煦，水湿不运，可致大便泄泻；肾气不固，可致久泄、滑脱。

(5) 肾在体为骨，其华在发。肾藏精，精能生髓，髓藏于骨腔中以营养骨骼，称为“肾主骨”，“肾生骨髓”。肾精充足，则骨髓充盈，骨骼得到骨髓的充分滋养，则坚固有力。如果肾精虚少，骨髓的化源不足，不能营养骨骼，便会出现骨骼软弱无力，甚至发育不良，所以临床所见小儿囟门迟闭、骨软无力，常因肾精不足所致。牙齿与骨一样，也是由肾精所充养，称为“齿为骨之余”。故凡小儿牙齿生长迟缓、成人牙齿松动或早期脱落，中医认为均由肾精不足所致。发的营养虽源于血，但其生机却根源于肾。因为肾藏精，精能化血，精血旺盛，则毛发多而润泽，即所谓“其华在发”。凡久病而见头发稀疏、枯槁、脱落，或未老先衰、早脱、早白者，多属肾精不足和血虚。

## 三、六腑

### 1. 胆

胆居六腑之首，又属于奇恒之腑。胆与肝相连，附于肝之短叶间。胆与肝又有经脉相互络属，而为表里。《素问·本输》称“胆者，中精之府”，内藏清净之液，即胆汁，胆汁直接有助于饮食物的消化。

胆的生理功能是贮藏和排泄胆汁。胆汁的化生和排泄由肝的疏泄功能所控制和调节。其由肝之精气所化生，汇集于胆，泄于小肠，以助饮食物消化吸收。若肝失疏泄，则可导致胆汁生成和排泄异常，影响饮食消化吸收，则可出现多种消化不良症状，如厌食、腹胀、便溏等；胆汁外溢则发为黄疸，表现为目黄、身黄和尿黄等。

由于胆本身并无传化饮食物的生理功能，且贮藏精汁，故又属奇恒之腑。

### 2. 胃

胃，居于膈下，腹腔上部，中医将其分为上、中、下三部。胃的上部称上脘，包括贲门；中部称中脘，即胃体部位；下部称下脘，包括幽门。胃的主要生理功能是受纳与腐熟水谷，胃以降为和，与脾相表里。

胃主受纳、腐熟水谷。受纳是接受和容纳的意思。腐熟是饮食物经过胃的初步消化，形成食糜的意思。饮食入口，经过食管，容纳于胃，故称胃为“太仓”、“水谷之海”机体的生理活动和气血津液的化生，都需要依靠饮食物的营养，故又称胃为“水谷气血之海”。《素问·玉版》说：“人之所受气者，谷也；谷之所注者，胃也是；胃者，水谷气血之海也。”容纳于胃中的饮食水谷，经过胃的腐熟后，下传于小肠以进一步消化吸收。如果胃的这一功能发生障碍，可出现食欲不振，食少，消化不良，胃脘胀痛等。

胃的受纳腐熟水谷功能必须与脾的运化功能相配合，故脾胃对饮食水谷的消化吸收功能概括为“胃气”。胃气的盛衰有无，直接关系到人体的生命活动及其存亡，因而又称脾胃为人的“后天之本”。

胃主通降，以降为和。饮食物经过胃的受纳腐熟后，必须下行而入小肠，以便进一步消化吸收。所以说，胃主通降，以降为和。在藏象学说中，胃的通降作用，还概括了小肠将食物残渣下输于大肠，以及大肠传化糟粕的功能在内。若胃失和降，则影响食欲，并出现口臭、脘腹胀满疼痛等；胃气上逆则出现嗳气吞酸、呃逆、恶心、呕吐等。

3. 小肠

小肠位居腹中，其上口在幽门处与胃之下口相接，其下口在阑门处与大肠之上口相连。小肠的主要生理功能是受盛、化物和泌别清浊。小肠与心相为表里。

小肠主受盛和化物。受盛即接受或以器盛物的意思。化物，具有变化、消化、化生的意思。小肠接受由胃初步消化的饮食物，并对其作进一步消化，将水谷化为精微。《素问·灵兰秘典论》说：“小肠者，受盛之官，化物出焉。”小肠这一功能异常，可导致消化吸收障碍，表现为腹胀、腹泻、便溏等。

小肠主泌别清浊。小肠将经过进一步消化后的饮食物，分别为水谷精微和食物残渣两部分，并将水谷精微吸收，将食物残渣向大肠输送，同时，也吸收大量的水液，而无用的水液则渗入于膀胱排出体外。因而，小肠的泌别清浊功能，还和大便、小便的质量有关。如小肠的泌别清浊功能正常，则二便正常；反之，则大便稀薄而小便短少。

4. 大肠

大肠居于下腹中，上接小肠，下接肛门。其主要生理功能是传化糟粕。大肠与肺相表里。

大肠接受经过小肠泌别清浊后所剩下的食物残渣，吸收多余的水分，形成粪便，经肛门而排出体外。《素问·灵兰秘典论》说："大肠者，传导之官，变化出焉。"大肠的这一功能是胃的降浊功能的延伸，同时与肺的肃降有关。如大肠传导失常，可出现大便质、量以及次数的异常变化，如泄泻或便秘或便脓血等。

5. 膀胱

膀胱位于小腹中，主要生理功能是贮尿和排尿。其与肾直接相通，又相表里。

尿液为津液所化，在肾的气化作用下，其浊者下输于膀胱，并由膀胱暂时贮存，当贮留至一定程度时，在膀胱气化作用下以排出体外。《素问·灵兰秘典论》说："膀胱者，州都之官，津液藏焉，气化则能出矣。"膀胱的贮尿和排尿功能，全赖于肾的气化功能，膀胱的气化，实际上隶属于肾的蒸腾气化。膀胱的病变，主要表现为尿频、尿急、尿痛；或小便不利，尿有余沥，甚至尿闭；或遗尿、小便失禁等。

6. 三焦

三焦是中医藏象学说中一个特有的名词，是上焦、中焦和下焦的合称。上焦为膈以上的部位，包括心、肺；中焦为膈以下、脐以上的部位，包括脾、胃；下焦为脐以下部位，包括肾、膀胱、大小肠、女子胞等。三焦与心包络相表里。

三焦的生理功能一为通行元气，二为水液运行之道。三焦主持诸气，总司全身的气机和气化。三焦是气的升降出入的通道，又是气化的场所。元气，是人体最根本的气，元气根于肾，通过三焦而充沛于全身，故说："三焦者，气之所终始也。"《难经·三十八难》说三焦"有原气之别焉，主持诸气"。三焦为水液运行之道路。《素问·灵兰秘典论》说："三焦者，决渎之官，水道出焉"，也就是说三焦有疏通水道，运行水液的作用。

上焦、中焦、下焦的部位划分有其各自的生理功能特点。

上焦主气司呼吸，主血脉，其特点主宣发，将饮食物所化生的水谷精气敷布周身，如雾露一样可以滋养全身脏腑组织，因而喻为"上焦如雾"。中焦主运，即腐熟水谷，运化精微，以化气血，故喻之为"中焦如沤"。"沤"即饮食水谷腐熟时的泡沫浮游状态。下焦主分别清浊、排泄尿液与大便，具有向下、向外排泄的特点，故称"下焦如渎"。"渎"指沟渠。

## 四、奇恒之腑

奇恒之腑，即脑、髓、骨、脉、胆、女子胞（子宫）。其共同特点是它们同是一类相对密闭的组织器官，却不与水谷直接接触，即似腑非腑。但具有类似于五脏贮藏精气的作用，即似脏非脏。奇恒之腑，除胆属六腑外，都没有和五脏的表里配属关系，但有的与八脉相联系。

脑居颅内。《素问·五脏生成篇》中的“诸髓者，皆属于脑”，《灵枢·海论》中的“脑为髓之海”，指出了脑是髓汇集而成，而且说明了髓与脑的关系。脑的功能，如《素问·脉要精微论》所说，“头者，精明之府”。清代的王清任的《医林改错》在前人认识的基础上，对脑的功能作了较为详细的论述，把忆、视、听、嗅、言等感官功能都归于脑。藏象学说将脑的生理和病理归于心而分属于五脏，认为心是“君主之官，神明出焉”，同时，把人体的精神意识思维活动与五脏联系起来。

髓的生成与先天之精、后天之精都有关系，其功能有养脑、充骨和化血三个方面。

骨有贮藏骨髓和支持形体的作用。

脉的生理功能可概括为两个方面：一是气血运行的通道，即血脉对血的运行有一定的约束力，使之循着一定方向、一定路径而循环贯注，流行不止。二是运载水谷精微，以布散周身，滋养脏腑组织器官。

胆附于肝之短叶间，与肝直接相连。胆与肝又互为表里。胆的生理功能是贮藏和排泄胆汁。胆汁的化生和排泄由肝的疏泄功能所控制和调节。其由肝之精气所化生，汇集于胆，泄于小肠，以助饮食物消化吸收。胆汁直接有助于饮食物的消化，为六腑之首。但是，由于胆本身并无传化饮食物的生理功能，且贮藏精汁，故又属奇恒之腑。

女子胞位于小腹内，为女性的生殖器官。其主要功能为主持月经和孕育胎儿。中医认为，女子胞的生理功能主要与心、肝、脾、肾以及冲任二脉有关。这是因为其主持月经、孕育胎儿的功能无不与血、精有关。而心主血，肝藏血，脾统血，肾藏精，任主胎胞，冲为血海。在病理上，当各种因素导致上述脏器、经脉功能异常，即影响女子胞的功能，引起月经失调与不孕。

## 第三节　气、血、津液理论

气、血、津液，是构成人体的基本物质，也是维持人体生命活动的基本物质。气、血、津液，是人体脏腑、经络等组织器官生理活动的产物，也是这些组织器官进行生理活动的物质基础。

气，是不断运动着的具有很强活力的精微物质；血，基本上是指血液；津液，是机体一切正常水液的总称。从气、血、津液的相对属性来分阴阳，则气具有推动、温煦等作用，属于阳；血和津液，都是液态物质，具有濡养、滋润等作用，属于阴。

气、血、津液的生成，及其在机体内进行新陈代谢，都依赖于脏腑、经络等组织器官的生理活动，而这些组织器官进行生理活动，又必须依靠气的推动、温煦，以及血和津液的滋润濡养。因此，无论在生理还是病理的状况下，气、血、津液与脏腑、经络等组织器官之间，始终存在着互相依存的密切关系。

构成人体并维持人体生命活动的基本物质中还有“精”。“精”在中医学理论上的基本含义，有广义和狭义之分。广义之精，泛指一切精微物质，包括气、血、津液和从饮食中来的营养物质；狭义之精，即通常所说的肾中所藏之精，这种精与人的生长、发育和生殖，都有直接关系。

气、血、津液均为构成人体和维持人体生命活动的最基本物质，都离不开脾胃运化的水谷精气，因而气和血，气和津液，血和津液在生理上相互依存、相互制约、相互为用，病理上相互影响，互为因果。

## 一、气

中医认为，气是人体内不断运动着的具有很强活力的精微物质，是构成人体和维持人体生命活动的最基本物质。人体的各种生命活动均可以用气的运动变化来解释。

1. 气的生成

气的生成来自三个方面：

① 先天之精气：即受之于父母的先天禀赋之气。其生理功能的发挥有赖于肾藏精气。

② 水谷之精气：即饮食水谷经脾胃运化后所得的营养物质。

③ 吸入之清气：即由肺吸入的自然界的清气。

2. 气的功能

作为人体生命活动的基本物质，气的功能主要有以下几个方面：

① 推动作用：气可以促进人体生长发育，激发各脏腑组织器官的功能活动，推动经气的运行、血液的循行，以及津液的生成、输布和排泄。（如元气、心气、肾气等）

② 温煦作用：气的运动是人体热量的来源。气维持并调节着人体的正常体温，气的温煦作用维持人体各脏腑组织器官及经络的生理活动，并使血液和津液能够始终正常运行而不致凝滞、停聚。（如卫气、阳气等）

③ 防御作用：气具有抵御邪气的作用。一方面，气可以护卫肌表，防止

外邪入侵；另一方面，气可以与入侵的邪气作斗争，以驱邪外出。（如卫气、正气）

④ 固摄作用：气可以保持脏腑器官位置的相对稳定；可统摄血液防止其溢于脉外；控制和调节汗液、尿液、唾液的分泌和排泄，防止体液流失；固藏精液以防遗精滑泄。（如脾气、肾气、卫气）

⑤ 气化作用：气化作用即通过气的运动可使人体产生各种正常的变化，包括精、气、血、津液等物质的新陈代谢及相互转化。实际上，气化过程就是物质转化和能量转化的过程。（如肾精化元气，肾精与肝血互化等）

气的各种功能相互配合，相互为用，共同维持着人体的正常生理活动。比如，气的推动作用和气的固摄作用就是相反相成的，一方面，气推动血液的运行和津液的输布、排泄；另一方面，气又控制和调节着血液和津液的分泌、运行和排泄。推动和固摄的相互协调，使正常的功能活动得以维持。

3. 气的运动

气的运动又称为气机，气的功能是通过气机来实现的。气的运动的基本形式包括升、降、出、入四个方面，并体现在脏腑、经络、组织、器官的生理活动之中。例如，肺呼气为出，吸气为入，宣发为升，肃降为降。又如，脾主升清，胃主降浊。气机的升降出入应当保持协调、平衡，这样才能维持正常的生理活动。

气的运动形式主要有升、降、出、入四种。具体体现如下图所示：

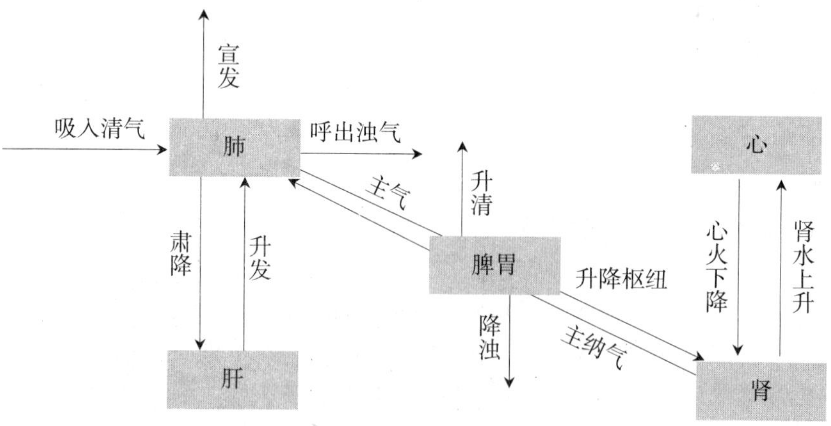


当气的升、降、出、入运动协调平衡时称为气机调畅。而气的升、降、出、入运动失调则为气机失调。气机失调可表现为气滞（气的运动在某局部发生阻滞不通）、气逆（气的上升太过或下降不及）、气陷（气的上升不及或下降太过）、气脱（气不能内守而外逸）、气结或气郁（气不能外达而结聚于内），甚则为气闭。

4. 气的分类

根据所在的部位、功能及来源的不同，气可分为以下四类：

① 宗气：宗气即胸中之气，由肺吸入之清气和脾胃运化的水谷精气结合而生成。宗气的功能一是上走息道以行呼吸，二是贯注心脉以行气血。肢体的温度和活动能力、视听功能、心搏的强弱及节律均与宗气的盛衰有关。由于宗气积于胸中，临床上常以心尖搏动部位（虚里）的搏动情况和脉象来了解宗气的盛衰。

② 卫气：卫气即行于脉外、具有保卫作用的气，与营气一样，也主要是由脾胃运化的水谷精气所化生。卫气的功能包括：护卫肌表，防御外邪入侵；温养脏腑、肌肉、皮毛；调节控制汗孔的开合和汗液的排泄，以维持体温的恒定。

③ 营气：营气即运行于脉中、具有营养作用的气，主要由脾胃运化的水谷精气所化生。营气的功能表现为注入血脉、化生血液及循脉上下、营养全身两个方面。

④ 元气：元气又称原气，是人体生命活动的原动力。元气由先天之精所化生，并受后天水谷精气不断补充和培养。元气根源于肾，通过三焦循行于全身，内至脏腑，外达肌肤腠理。元气的功能是推动和促进人体的生长发育，温煦和激发脏腑、经络、组织器官的生理活动。因此，可以说元气是维持人体生命活动的最基本的物质。

| | 生成 | 分布 | 生理功能 |
|---|---|---|---|
| 宗气 | 由肺吸入自然界的清气以及脾胃运化的水谷精气结合而成 | 聚集于胸部，上出咽喉，贯注心肺；下蓄丹田，经气街注足阳明经而下至足 | 1. 走息道以行呼吸<br>2. 贯心脉以行气血 |
| 卫气 | 来自脾胃运化的水谷精气，是水谷精气中最强、卫外最有力的部分 | 经肺的宣发，行于脉外，皮肤之中，分肉之间，熏于膏膜，散于胸腹 | 1. 护卫肌表，抗御外邪<br>2. 温煦脏腑，润泽皮毛<br>3. 调节控制肌腠的开阖，汗液的排泄，以维持体温的相对恒定 |
| 营气 | 来自脾胃运化的水谷精气，是水谷精气中最富有营养的精华部分 | 行于脉中，循行上下，营运全身 | 1. 为脏腑、经络等组织器官的生理活动提供营养<br>2. 化生血液，是血液的组成部分 |

（续上表）

| | 生成 | 分布 | 生理功能 |
|---|---|---|---|
| 元气 | 肾中精气所化生，赖后天脾胃水谷精气的培育 | 以三焦为通道循行全身 | 1. 推动人体的生长发育<br>2. 温煦和激发脏腑、经络等组织器官的生理活动 |

常见气病的证治：

| | 证候 | 例方 |
|---|---|---|
| 气虚 | 气短，语声低微，动则喘气，神疲乏力，脉虚无力 | 四君子丸、玉屏风散、补中益气汤 |
| 气滞 | 胸胁、胃脘、腹部胀痛 | 七气汤、逍遥丸、柴胡疏肝散 |
| 气逆 | 咳喘（肺气上逆），呃逆，呕吐（胃气上逆） | 苏子降气汤、旋覆花代赭石汤 |

## 二、血

血是流行于脉管之中的红色液体，是构成人体和维持人体生命活动的基本物质之一。脉作为血液的循行通道，被称为血之府。

1. 血的生成

血主要是由营气和津液所组成，其主要来源是脾胃化生的水谷精微。营气和津液是血液的主要组成部分，故又有“脾胃为气血生化之源”之说。饮食的优劣和脾胃功能的强弱，直接影响着血的化生。此外，肾藏精，肝藏血，肾精充盛，输精于肝，转化为血。精血之间相互资生、相互转化，因此，精气是血化生的另一个来源。

2. 血的功能

血的主要功能是营养和滋润全身。血循行于脉中，内达脏腑，外至肌肉、皮肤、筋骨，不断地为全身各脏腑器官提供营养，从而维持正常的生理活动。正如《素问·五脏生成篇》所说：“肝受血而能视，足受血而能步，掌受血而能握，指受血而能摄。”另外，血又是精神活动的主要物质基础，具有寓神养神功能，即人的精神、神志、感觉、活动均有赖于血液的营养和滋润。

3. 血的循行

血液循行于脉管中，受到脉管的约束和引导，周而复始，如环无端。气的推动作用和固摄作用是血液得以正常运行的保证。心主血脉，心气的推动，是血液循行的基本动力；肺朝百脉，运行于全身的血液都要汇聚于肺，合成为宗气后贯注于心脉以推动血液运行；脾气的统摄作用使血液在脉中正常运行而不致溢出脉外；肝的疏泄功能使气血运行通畅，肝的藏血功能则调节着血液的流量。

常见血病证治：

| | 证候 | 例方 |
|---|---|---|
| 血虚 | 心悸，头晕眼花，面色苍白或萎黄，疲困乏力，甚则失眠、肢麻，舌淡，脉细 | 四物汤、人参养荣汤、八珍汤、复方阿胶浆 |
| 血瘀 | 面色黧黑，唇舌青紫或舌有青紫瘀斑瘀点，痛有定处，拒按，甚则胸闷，心前区绞痛，腹部肿块等 | 血府逐瘀汤、桃核承气汤 |

## 三、津液

津液是体内一切正常水液的总称，包括各脏腑组织器官的内在体液及正常的分泌物。与气、血一样，津液也是构成人体和维持人体生命活动的基本物质。其中津的性质较清稀，流动性大，主要布散于体表皮肤、肌肉和孔窍，渗注于血脉起滋润作用。液性质较稠厚，流动性小，灌注于骨节、脏腑、脑、髓等组织起濡养作用。

### 1. 津液的生成、输布和排泄

津液的生成是通过胃对饮食的初步消化和小肠的分清别浊、大肠的燥化上输于脾而完成的。脾一方面将津液输布到全身以滋润和灌溉各组织器官，另一方面将津液上输入肺，通过肺的通调水道和肾的气化，一部分再化为清者，成为津液。津液的输布主要与脾的运化，肺的通调水道和肾的蒸腾气化有关。此外，与肝的疏泄，调畅气机；三焦的决渎，通利水道亦有关。津液的排泄主要由肺的宣发，将津液经过气化形成汗液排出体外或者水汽呼出体外。或经肺的肃降作用，将津液输送到肾和膀胱，经肾的气化作用变为尿液排出体外。

津液的代谢过程中，肺脾肾三脏起着决定性作用。其中肺为水之上源，宣发输津于皮毛，化生汗液；肃降将含浊的水液下输肾于膀胱。脾将饮食水谷中水液的清者运化为津液，灌溉四旁，布散全身，并将多余的水液输转到肺。肾对津液代谢起到主宰作用，肺的通调水道，脾的运化，小肠的分清别浊、膀胱的气化和开阖都依赖于肾的蒸腾气化。

### 2. 津液的功能

津液有滋润、濡养的作用，一方面可以滋润皮毛、肌肤、眼、鼻、口腔，濡养内脏、骨髓及脑髓。另一方面，津液可以化生血液，并有滋养、滑利血脉的作用，是组成血液的主要成分。此外，津液的代谢还有助于体温的恒定及体内废物的排出。

常见津液证治，若津液生成不足或大汗、大吐、大泻、大出血之后，或持续高烧损伤津液过多，均可出现伤津现象。则见唇舌燥裂、口渴咽干、便结尿少、皮肤干燥，舌红少津，脉细或细数。津伤者可用六味地黄丸、左归丸、大补阴丸、杞菊地黄丸、麦门冬汤等滋补津液。

## 四、气、血、津液之间的相互关系

1. 气和血的关系

气属阳，血属阴，气的功能以推动、温煦为主，血的功能以营养、滋润为主。气血之间存在着气为血帅、血为气母的关系。

气为血帅指的是气能生血、气能行血及气能统血三个方面。

①气能生血：血的化生过程离不开气化。无论是饮食物转化成水谷精微、水谷精微转化成营气和津液、营气和津液转化成血液的过程，还是精转化成血的过程，均需要依靠气的作用。气盛，则生血充足；气虚，则影响血的化生，甚而出现血虚。

②气能行血：血液在脉中的循行有赖于气的推动，即所谓“气行则血行，气滞则血瘀”。心气的推动、肺气的宣发布散、肝气的疏泄条达均与血液的运行密切相关，无论哪个环节功能失调，均可导致血行不畅。

③气能统血：气对血液具有统摄作用，使之循行于脉中，而不致外溢。气的统摄作用主要是由脾气来实现的。如脾气虚，不能统血，临床上就会出现各种出血病证，被称为“气不摄血”。

血为气母：血是气的载体（血能载气），同时也是气的营养来源（血能养气）。因此，气不可能在没有血的情况下独自存在，临床上血虚会使气的营养无源，导致气亦虚；血脱则使气无所依附，从而气也随之而脱。

2. 气和津液的关系

气与津液的关系同气与血的关系很相似，主要表现在气能生津、气能行津、气能摄津和津能载气四个方面。

①气能生津：津液来自摄入的饮食物，而饮食物化生津液则依赖于脾胃之气。因此可以说，气是津液化生的动力。如果气虚，脾胃功能减弱，则可见津液不足之证。

②气能行津：津液在体内的输布和排泄依赖于气的升降出入，通过肺、脾、肾、三焦、膀胱等脏腑共同的气化作用，可以实现气对津液的行津、化水功能。任何原因造成气虚、气滞或相关脏腑功能失调都会导致津液输布、排泄

障碍。

③气能摄津：气对津液具有固摄作用，可以有节律地调节和控制津液的排泄，维持体内津液代谢的平衡。如果气虚固摄作用减弱，则会发生体内津液无故流失，如卫气不固而自汗，肾气不固而尿频、遗尿等。

④津能载气：如同血一样，津液也是气的载体，气同样依附津液存在，因此津液的流失也会使气受损伤。如出汗过多，或大量呕吐、腹泻，会使津液丧失，同时也会导致气随津脱。

3. 血和津液的关系

中医认为，津血同源，因为血和津液都是由水谷精气所化生而来的，全身组织中的津液渗于脉中即成为血液的组成部分，而血液如渗出脉外，则成为津液。血和津液同为液体，均以营养、滋润为主要功能，故二者同属于阴。病理上，血液和津液相互影响。例如，血耗伤津即失血过多，津液便渗入脉中补充血液之不足，由此也会造成津液的不足，出现口渴、尿少、皮肤干燥等症状。而津枯血燥则是当津液大量损耗时，会导致血脉空虚，或血液枯稠。在临床治疗时，对失血者不宜用汗法（夺血者勿汗），对大汗伤津者则不宜用破血、逐血药（夺汗者勿血），就是考虑到津血同源的关系。

## 第四节　病因学理论

中医学认为，人体各脏腑组织之间，以及人体与外界环境之间相互作用，维持着相对的动态平衡，从而保持着人体正常的生理活动。当这种动态平衡因某种原因而遭到破坏，又不能立即自行调节得以恢复时，人体就会发生疾病。

病因，就是破坏人体相对平衡状态而引起疾病的原因。古代中医病因学将致病因素分为三种：即外因（如六淫、疠气等），内因（如七情）和不内外因（包括饮食不节、劳逸损伤、外伤、寄生虫等）。痰饮和瘀血是人体受某种致病因素作用后在疾病过程中形成的病理产物，又能直接或间接作用于人体某一脏腑组织，发生多种病证，故又属致病因素。其实，中医的所谓“不内外因”，有的即是外因，如外伤等；有的则是内因为主，但常结合外因而致病的，如饮食不节、劳逸损伤等皆属此类。没有一种致病因素既不属于内因，又不属于外因的，充其量是某一致病因素，可能由内因与外因的协同作用形成，因而严格说来，中医所认识的病因是内因与外因两大类。

疾病与健康是相对的。人体脏腑、经络的生理活动正常，气血阴阳协调平衡，即“阴平阳秘”；当人体在某种致病因素作用下，生理活动异常，气血阴阳平衡协调关系被破坏，导致“阴阳失调”，出现各种症状，便发生了疾病。中医学认为，疾病的发生和变化，总其大要，不外关系到人体本身的正气和邪气两方面。

### 一、外感致病因素

（一）六淫

六淫，即风、寒、暑、湿、燥、火，在正常的情况下，称为“六气”，是自然界六种不同的气候变化，是万物生长的条件，对人体是无害的。当气候变化异常，六气发生太过或不及，或非其时而有其气（如春天应温而反寒，秋天应凉而反热等），以及气候变化过于急骤（如过剧的暴热、暴冷），在人体正气不足，抵抗力下降时，六气才能成为致病因素，并侵犯人体发生疾病。这种情况下的六气，便称为“六淫”。淫有太过和浸淫的含意，由于六淫是不正之气，所以又称其为“六邪”，是属于外感病的一类致病因素。

六淫致病，一般具有下列几个特点：

（1）季节性和地区性：六淫致病多与季节气候、居住环境有关。如春季多风病，夏季多暑病，长夏初秋多湿病，深秋多燥病，冬季多寒病等。另外，久居湿地常有湿邪为病，高温环境作业又常有燥热或火邪为病等。

（2）相兼性：六淫邪气除可单独侵袭人体而致病外，还可两种以上同时侵犯人体而致病。如风寒感冒、湿热泄泻、风寒湿痹等。

（3）转化性：六淫在发病过程中，不仅可以互相影响，而且可以在一定的条件下相互转化，如寒邪入里可以化热，暑湿日久可以化燥伤阴等。

（4）外感性：六淫为病，其受邪途径多侵犯肌表，或从口鼻而入，或两者同时受邪，故又有“外感六淫”之称。

六淫致病从今天的临床实践看，除了气候因素外，还包括了生物（细菌、病毒等）、物理、化学等多种致病因素作用于机体所引起的病理反应在内。这种用六淫来概括病邪，把致病因素与机体反应结合起来研究疾病发生发展的方法，尽管还不十分细致，但还是一个较正确的途径。

1. 风邪

风为春季的主气，但当其太过、不及时，四季均可使人患病。且寒、湿、燥、暑、热等外邪，多依附于风而入侵人体。故中医认为，风邪实为外感病证的先导，因而《素问·骨空论》有“风为百病之长”、“风者，百病之始也”等生动的理论概括。

风邪的性质和致病特点：

（1）风为阳邪，其性开泄：风邪善动不居，具有升发、向上、向外的特点，故为阳邪。且易侵犯人体的上部（如头面）和肌表，可使皮毛、汗孔开泄，而出现汗出、恶风等病态。由于风性轻扬、无处不到，故风病症状，可表现于身体的任何部分。但初起一般多在上部、外部和体表，故《素问·太阴阳明论》“伤于风者，上先受之”指的就是这个意思。

（2）风邪善行数变：风邪致病，发病速、变化快、病位游走不定。如风痹的关节疼痛，多呈游走性，部位不定。故《素问·风论》说：“风者，善行而数变。”

风性主动：“动”有动摇不定的含义。如破伤风出现抽搐、痉挛、角弓反张等症状，某些温热病的热盛动风、阴虚风动，以及内伤杂病中的肝阳化风、血虚生风等出现的眩晕、抽搐、筋脉强直等症状皆属于“风胜则动”（《素问·阴阳应象大论》）的表现，所以《素问·至真要大论》说：“诸暴强直，皆属于风。”

（3）风为百病之长：指风为六淫之首，寒湿暑燥热之邪皆可依附于风而侵犯人体。故风邪为外感病因的总称。

2. 寒邪

寒为冬季的主气，也可见于其他季节。寒邪致病有内寒、外寒之别。外寒指外感寒邪而言，伤于肌表者，名“伤寒”；直中脏腑者，名“中寒”。内寒是人体机能衰退，阳气虚弱所致。

寒邪的性质和致病特点：

（1）寒为阴邪，易伤阳气：寒邪犯表，卫阳受损，则出现恶寒、无汗、头痛、身痛、发热等症状。寒邪直中，侵袭脾胃，则中阳受损，或伤及肾阳，会出现畏寒、肢冷、腹痛、下利清谷，小便清长等症状。

（2）寒性凝滞，主痛：寒邪侵袭，或阴寒内盛，皆可导致阳气不振，气血运行不畅，使气血凝滞，脉络不通，可出现疼痛。若上焦阳虚，阴寒阻遏胸阳，可出现胸痹、心痛；中焦脾胃阳虚，可造成胃脘痛、腹痛、泄泻；下焦肾阳不足，会出现腰膝冷痛、精寒不育等。

（3）寒性收引：收引，即收缩拘引之意。寒邪犯及肌肤，则毛窍收缩，出现恶寒、无汗、脉紧等症状；寒邪客于经络关节，则经脉收引，出现筋肉拘急痉挛，关节屈伸不利等症状。

3. 暑邪

暑为夏季之主气。暑病轻者谓伤暑，重者谓中暑、暑湿。暑纯属外邪，无内暑之说。

暑邪的性质和致病特点：

（1）暑为阳邪，暑系夏日火热之气所化，其性炎热，故为阳邪。人受暑气，多见身热、多汗、心烦、口渴饮冷，脉洪数等症状。

（2）暑性升散，伤津耗气：暑为阳邪，阳性升发，故暑邪易升易散。其侵犯人体，可致腠理开泄而多汗。汗出过多，易伤津液，津伤则口渴喜饮；大汗出往往气随津脱而气虚。

（3）暑多挟湿：夏日炎暑，多雨而潮湿，其致病常见四肢倦怠、胸闷、纳呆、便溏等症状。

4. 湿邪

湿为长夏的主气。有内湿、外湿之分。外湿多因气候潮湿、涉水淋雨、居处潮湿所致。长夏湿气最盛，故多湿病。内湿是疾病病理变化的产物，多由嗜酒成癖或过食生冷，以致脾阳失运，湿自内生。

湿邪的性质和致病特点：

（1）湿为阴邪，阻遏气机，损伤（脾）阳气：湿邪黏滞，留滞于脏腑经络，常常阻遏气机，使气机升降无能，出现胸脘痞闷，小便短涩，大便溏而不爽等症状。湿邪最易困脾，使脾失健运，而见纳少、腹胀、便溏、呕吐以及水肿、尿少、浮肿等症状。

（2）湿性重浊：湿邪犯表，则令人头重身困，四肢酸楚，身不扬；若湿滞经络，流注关节，则关节酸痛、沉重、活动不利，痛处不移；若湿流下焦，则小便混浊、不利、大便溏泄，或下利脓血，甚至妇人带下黏稠腥秽等。

（3）湿性黏滞：这一特性主要表现在两方面，一是湿病症状多黏腻不爽，如患者表现为小便不畅，大便黏滞不爽等；二反映在病程上，迁延时日，缠绵难愈，如风湿病、湿温病。

5. 燥邪

燥为秋季的主气，有内燥和外燥之分。人体感受自然界燥气而发病，为外燥，多见于秋天，故又名“秋燥”。秋燥分温、凉两类：初秋尚热，易感温燥；深秋气凉，易感凉燥。内燥是疾病病理过程中因津液或精血亏损而形成的。

燥邪的性质和致病特点：

（1）燥性干涩，易伤津液：临床常见鼻燥咽干、唇裂口渴、干咳少痰、大便干燥，或皮肤干涩皲裂、毛发失荣等症状。

（2）燥易伤肺：肺为娇脏，喜润恶燥，司呼吸，外合皮毛，开窍于鼻。故燥邪伤人，自口鼻而入，最易犯肺。燥伤肺津，多见干咳少痰，或无痰，痰中带血，无汗或少汗，鼻干口燥、咽干便秘等症状。

6. 火（热）邪

火为热之极。火邪有内火、外火之分。外火多由感受温热之邪而致，或自风、暑、湿、燥、寒五气转化而来。内火是疾病变化的产物，多由脏腑功能失调或情志过激而致。如肾水不足，心火上炎；肝气郁结，郁而化火；思虑劳心，引动心火等。

火邪的性质和致病特点：

（1）火为阳邪，其性炎上。火为阳邪，阳主躁动而上，故感受火邪，阳热炽盛，多见高热、壮热、烦躁不宁、汗出、口渴引饮、脉洪数或疮疹红肿热痛等症状。因火具有炎上特性，故火热多伤人上部，如心火上扰，常见口舌生疮；胃火上窜，可见牙龈肿痛；肝火上炎，多见头痛、口苦、目赤、眩晕等。

（2）火易伤津耗气。火为阳邪，易伤津耗液，故感受火邪，出现发热、汗出、口渴、喜冷饮、舌红少津、小便短赤、大便燥结等症状最为常见。

（3）火易生风动血。火热之邪侵犯人体，劫耗阴液，可使筋脉失其滋养濡润，而出现四肢抽搐、目睛上视、颈项强直、角弓反张等症状，亦属于肝风内动的范围；热入血分，则灼伤脉络，迫血妄行，而致各种出血，如吐血、衄血、便血、尿血、皮肤发斑及妇女月经过多、崩漏等症状。

（4）火易扰心神：心藏神，而火气通于心。火邪易扰心神，见心烦失眠、躁动不安等心神不宁证，也可见狂躁不安，神昏谵语或者昏迷等心神失宁证。

（5）火易致肿疡：火热易入血分，聚于营血而腐败血肉，化生痈肿疮疡。

（二）疠气

疠气，即疫疠之气。是一类具有强烈传染性的病邪。在中医文献中，又有瘟疫、疫毒、戾气、异气、毒气、乖戾之气等名称。

疠气致病，具有发病急剧、病情较重、症状相似、传染性强、易于流行等特点。如大头瘟、虾蟆瘟、疫痢、白喉、烂喉丹痧、天花、霍乱等。正如《素问·遗篇·刺法论》所说："五疫之至，皆相染易，无问大小，病状相似。"又《诸病源候论·卷十》说："人感乖戾之气而生病，则病气转相染易，乃至灭门。"古人在这里不仅指出了疠气病邪有传染性，同时也指出了疫疠对人类的严重危害。《温疫论·原病》说："疫者。感天地之疠气……此气之来，无论老少强弱，触之者即病，邪从口鼻而入。"这里又明确指出了疠气病邪可通过空气传染，多从口鼻侵入人体而致病。

疫疠的发生与流行，多与下列因素有关：

（1）气候因素：自然界气候的反常变化，如久旱、酷热、湿雾瘴气等。

（2）环境和饮食：如空气、水源、食物的污染。

（3）没有及时做好预防隔离工作。

（4）社会因素影响：疫疠的流行，与社会的经济、文化状况有关。一般来说，经济、文化较落后的国家和地区，疫疠较易流行；经济、文化发达的国家和地区，疫病较少流行。

## 二、内伤致病因素

### （一）七情内伤

七情，即喜、怒、忧、思、悲、恐、惊七种情志变化，是机体的精神状态。七情是人体对客观事物的不同反映，在正常的情况下，一般不会使人致病。只有突然、强烈或长期持久的情志刺激，超过了人体本身的正常生理活动范围，使人体气机紊乱、脏腑阴阳气血失调，才会导致疾病的发生，由于它是造成内伤病的主要致病因素之一，故又称“内伤七情”。

1. 七情与内脏气血的关系

中医认为，人的精神活动与内脏密切相关，如《素问·阴阳应象大论》说：“人有五脏化五气，以生喜怒思忧恐。”可见情志活动必须以五脏精气作为物质基础。又说心在志为喜，肝在志为怒，脾在志为思，肺在志为忧，肾在志为恐。喜怒思忧恐，简称“五志”。不同的情志变化对各脏腑有不同的影响，而脏腑气血的变化，也会影响情志的变化，如《素问·调经论》说：“血有余则怒，不足则恐。”《灵枢·本神》又说：“肝气虚则恐，实则怒。心气虚则悲，实则笑不休。”故七情与内脏气血关系密切。

2. 七情致病的特点

七情致病不同于六淫。六淫侵袭人体，从皮肤或口鼻而入，发病之初均见表证。而七情内伤，则直接影响相应的内脏，使脏腑气机逆乱、气血失调，导致多种病变的发生。

（1）直接伤及内脏。《素问·阴阳应象大论》说：“怒伤肝”、“喜伤心”、“思伤脾”、“忧伤肺”、“恐伤肾”。临床上不同的情志刺激，可对各脏有不同的影响。但并非绝对如此，因为人体是一个有机的整体，如《灵枢·口问》说：“心者，五脏六脏之主也，……故悲哀愁忧则心动，心动则五脏六腑皆摇。”这里即指出了各种情志刺激都与心脏有关，心是五脏六腑之大主，心神受损可涉及其他脏腑。又如郁怒伤肝，肝气横逆，又常犯脾胃，出现肝脾不调，肝胃不和等证。

心主血而藏神，肝藏血主疏泄，脾主运化而位于中焦，是气机升降的枢纽，为气血生化之源。故情志所伤的病证，以心、肝、脾三脏气血失调为多见。如思虑劳神过度，常损伤心脾，导致心脾气血两虚，出现神志异常和脾失健运等症；郁怒伤肝，怒则气上，血随气逆，可出现肝经气郁的两胁胀痛，善太息等症；或气滞血瘀，出现胁痛，妇女痛经，闭经，癥瘕等证。此外，情志内伤还可化火，即“五志化火”，而致阴虚火旺等症，或导致湿、食、痰诸郁为病。

（2）影响脏腑气机。《素问·举痛论》说："怒则气上、喜则气缓、悲则气消、恐则气下……惊则气乱……思则气结。"

怒则气上，是指过度愤怒可使肝气横逆上冲，血随气逆，并走于上。临床可见气逆，面红目赤，或呕血，甚则昏厥卒倒。

喜则气缓，包括缓解紧张情绪和心气涣散两个方面。在正常情况下，喜能缓和紧张，使营卫通利，心情舒畅。《素问·举痛论》说："喜则气和先达，营卫通利，故气缓矣。"但暴喜过度，又可使心气涣散，神不守舍，出现精神不能集中，甚则失神狂乱等症，故《灵枢·本神》说："喜乐者，神惮散而不藏。"

悲则气消，是指过度悲忧，可使肺气抑郁，意志消沉，肺气耗伤。

恐则气下，是指恐惧过度，可使肾气不固，气泄于下，临床可见二便失禁，或恐惧不解则伤精，发生骨酸痿厥、遗精等症。

惊则气乱，是指突然受惊，以致心无所倚，神无所归，虑无所定，惊慌失措。

思则气结，是指思虑过度，伤神损脾。可导致气机郁结。古人认为思发于脾，而成于心，故思虑过度不但耗伤心神，也会影响脾气。思虑过度，则伤心脾，暗耗阴血，心神失养则心悸、健忘、失眠、多梦；气机郁结阻滞，脾则运化无力，胃的受纳腐熟失职，便会出现纳呆，脘腹胀满，便溏等症。

（3）情志异常波动，可使病情加重，或迅速恶化。根据临床观察，在许多疾病的过程中，若患者有较剧烈的情志波动，往往会使病情加重，或急剧恶化。如有高血压史的患者，若遇事恼怒，肝阳暴张，血压可以迅速升高，发生眩晕，甚至突然昏厥，或昏仆不语，半身不遂，口眼歪斜。

（二）饮食失宜

饮食是健康的基本条件。饮食所化生的水谷精微是化生气血，维持人体生长、发育，完成各种生理功能，保证生命生存和健康的基本条件。

正常饮食，是人体维持生命活动之气血阴阳的主要来源之一，但饮食失宜，常是导致许多疾病的原因。饮食物主要依靠脾胃消化吸收，如饮食失宜，首先，可以损伤脾胃，导致脾胃的腐熟、运化功能失常，引起消化机能障碍；其次，还能生热、生痰、生湿，产生种种病变，成为疾病发生的一个重要原因。

饮食失宜包括饥饱无度、饮食不洁、饮食偏嗜等。饮食失宜能导致疾病的发生，为内伤病的主要致病因素之一。

1. 饮食不节

饮食贵在有节。进食定量、定时谓之饮食有节。

（1）饥饱失常：饮食应以适量为宜，过饥过饱均可发生疾病。明显低于本人适度的饮食量，称为过饥；明显超过本人适度的饮食量，称为过饱。过饥，则摄食不足，化源缺乏，终致气血衰少。气血不足，则形体消瘦，正气虚弱，抵抗力降低易于继发其他病症。反之，暴饮暴食，过饱，超过脾胃的消化、吸收功能，可导致饮食阻滞，出现脘腹胀满、嗳腐泛酸、厌食、吐泻等食伤脾胃之病。故有“饮食自倍，肠胃乃伤”之说。

饥饱失常，在小儿尤为多见，因其脾胃较成人为弱，食滞日久，可以郁而化热；伤于生冷寒凉，又可以聚湿、生痰。婴幼儿食滞日久还可以出现手足心热、心烦易哭、脘腹胀满、面黄肌瘦等症，称之为“疳积”。成人如果久食过量，还常阻滞肠胃经脉的气血运行，发生下利、便血，痔疮等。过食肥甘厚味，易于化生内热，甚至引起痈疽疮毒等。

总之，不宜极饥而食，食不可过饱；不宜极渴而饮，饮不可过多。饮食过多，则生积聚；渴饮过多，则聚湿生痰。

此外，在疾病过程中，饮食不节还能改变病情，故有“食复”之说，如在热性病中，疾病初愈，脾胃尚虚，饮食过量或吃不易消化的食物，常常导致食滞化热，与余热相合，使热邪久羁而引起疾病复发或迁延时日。

饮食无时：按固定时间，有规律地进食，可以保证消化、吸收功能有节奏地进行活动，脾胃则可协调配合，有张有弛，水谷精微化生有序，并有条不紊地输布全身。自古以来，就有一日三餐，“早饭宜好，午饭宜饱，晚饭宜少”之说。若饮食无时，亦可损伤脾胃，而变生他病。

（2）饮食不洁：进食不洁，会引起多种胃肠道疾病，出现腹痛、吐泻、痢疾等；或引起寄生虫病，如蛔虫、蛲虫、寸白虫等，临床表现为腹痛、嗜食异物、面黄肌瘦等症。若蛔虫窜进胆道，还可出现上腹部剧痛、时发时止，吐蛔，四肢厥冷的蛔厥证。若进食腐败变质有毒食物，可致食物中毒，常出现腹痛、吐泻，重者可出现昏迷或死亡。

（3）饮食偏嗜：饮食结构合理，五味调和，寒热适中，无所偏嗜，才能使人体获得各种需要的营养。若饮食偏嗜或膳食结构失宜，或饮食过寒过热，或饮食五味有所偏嗜，可导致阴阳失调，或某些营养缺乏而发生疾病。

①种类偏嗜：饮食种类合理搭配，膳食结构合理，才能获得充足的营养，以满足生命活动的需要。人的膳食结构应该谷、肉、果、菜齐全，且以谷类为主，肉类为副，蔬菜为充，水果为助，调配合理，根据需要，兼而取之，才有益于健康。若结构不适，调配不宜，有所偏嗜，则味有所偏，脏有偏胜，从而

导致脏腑功能紊乱。如过嗜醇酿之晶，则导致水饮积聚；过嗜瓜果乳酥，则水湿内生，发为肿满泻利。

②寒热偏嗜：饮食宜寒温适中，否则多食生冷寒凉，可损伤脾胃阳气，寒湿内生，发生腹痛泄泻等症。偏食辛温燥热，可使胃肠积热，出现口渴、腹满胀痛、便秘，或酿成痔疮。

③五味偏嗜：人的精神气血，都由五味资生。五味与五脏，各有其亲和性，如酸人肝，苦人心，甘人脾，辛人肺，咸人肾。如果长期嗜好某种食物，就会使该脏腑机能偏盛偏衰，久之可以按五脏间相克关系传变，损伤他脏而发生疾病。如多食咸味的东西，会使血脉凝滞，面色失去光泽；多食苦味的东西，会使皮肤干燥而毫毛脱落；多食辛味的东西，会使筋脉拘急而爪甲枯槁；多食酸味的东西，会使皮肉坚厚皱缩，口唇干薄而掀起；多食甘味的东西，则骨骼疼痛而头发脱落。此外，嗜好太过，可致营养不全，缺乏某些必要的营养，而殃及脏腑为病。例如，脚气病、夜盲症、瘿瘤等都是五味偏嗜的结果。所以，饮食五味应当适宜，平时饮食不要偏嗜，病时应注意饮食宜忌，食与病变相宜，能辅助治疗，促进疾病好转，反之，疾病就会加重。只有“谨和五味”才能“长有天命”。

（三）劳逸损伤

劳逸，包括过度劳累和过度安逸两个方面。正常的劳动和体力锻炼，有助于气血流通，增强体质。必要的休息，可以消除疲劳，恢复体力和脑力，不会使人致病。只有比较长时间的过度劳累，包括体力劳动、脑力劳动及房劳过度，或过度安逸，完全不劳动、不运动，劳逸才能成为致病因素而使人发病。

1. 过劳

过劳指过度劳累，包括劳力、劳神和房劳过度三个方面。

劳力过度，是指较长时间的过度用力而积劳成疾。劳力过度则伤气，久之则气少力衰，神疲消瘦。如《素问·举痛论》说“劳则气耗”，《素问·宣明五气论》说“久立伤骨、久行伤筋”，即指此而言。

劳神过度，是指思虑太过，劳伤心脾而言。《素问·阴阳应象大论》说：“脾在志为思”，而心主血藏神，所以思虑劳神过度，则耗心血，损伤脾气，可出现心神失养的心悸、健忘、失眠、多梦及脾不健运的纳呆、腹胀、便溏等症。

房劳过度，是指性生活不节，房事过度而言。肾藏精，主封藏。肾精不宜过度耗泄，若房事过频则肾精耗伤，临床常出现腰膝酸软，眩晕耳鸣，精神萎靡，男子则遗精、早泄，甚则阳痿，女子则月经不调、痛经、闭经等病症。

2. 过逸

过逸指过度安逸，不参加劳动，又不运动而言。人体每天需要适当的活动，气血才能流畅。若长期不劳动，又不从事体力锻炼，易使人体气血不畅，脾胃功能减弱，可出现食少乏力、精神不振、肢体软弱，或发胖臃肿，动则心悸、气喘、汗出等症，或继发他病。《素问·宣明五气论》所说“久卧伤气”，逸则气滞、逸则气虚即是这个道理。

## 三、其他致病因素

### （一）外伤

外伤包括枪弹、金刃、跌打损伤、持重努伤、烧烫伤、冻伤和虫兽伤等。

枪弹、金刃、跌打损伤、持重努伤等外伤，可引起皮肤肌肉瘀血肿痛，出血，或筋伤骨折、脱臼。重则损伤内脏，或出血过多，可导致昏迷、抽搐、亡阳虚脱等严重病变。

烧烫伤，多由高温物品、沸水、热油或烧烫等引起。轻者损伤肌肤，在受伤部位红、肿、热、痛、皮肤干燥或起水泡、剧痛；重度烧烫伤则可损伤肌肉、筋骨使痛觉消失，创面如皮革样，或蜡白、焦黄或炭化；严重烧烫伤，则伤面过大，除有局部症状外，常因剧烈疼痛、火毒内攻、体液蒸发或渗出，可出现烦躁不安、发热、口干渴、尿少等，甚至死亡。

冻伤，是指人体遭受低温侵袭所引起的全身性或局部性损伤。全身性冻伤，因寒为阴邪，易伤阳气，阴寒过盛，阳气受损，失于温煦和推动血行，则寒战、体温逐渐下降、面色苍白、唇青、指甲青紫、感觉麻木、神疲乏力或昏睡、呼吸减弱、脉迟细。如不救治，易致死亡。局部冻伤，多发生在手、足、耳廓、鼻尖和面额部位。发病初起，受冻部位因寒主收引，经脉挛急，气血凝滞不畅，影响受冻局部的温煦和营养，致使局部皮肤苍白、冷麻，继则肿胀青紫、痒痛灼热，或出现大小不等的水泡等，溃破后常易感染。

虫兽伤，包括毒蛇、猛兽、疯狗咬伤，或蝎、蜂蜇伤等。轻则局部损伤，出现肿痛，出血等；重则损伤内脏，或出血过多而死亡。毒蛇咬伤则出现全身中毒症状，如不及时救治，常导致中毒死亡。疯狗咬伤，初起仅见局部疼痛、出血，伤口愈合后，经一段潜伏期，然后可出现烦躁、惶恐不安、牙关紧闭、抽搐、恐水、恐风等症。

（二）寄生虫

中医早已认识到寄生虫能引起疾病，并将之称为“虫积”，多由饮食不慎、恣食生冷瓜果及不洁食物等所致湿热内生，蕴酿生虫，久而成积。虫积常见腹痛、食欲不佳、面黄形瘦等症状；严重者，还会出现厥逆、腹胀不通、呕吐甚至酿成蛊症。寄生于人体内的虫类颇多，一般有蛔虫、蛲虫、绦虫、血吸虫、囊虫等。其发病各有特征，如蛔虫寄生于肠道，则腹痛时作；钩虫病常表现为面黄肌瘦、嗜食异物；蛲虫病患者常主诉肛门、会阴瘙痒，并可在这些部位直接找到白色细小线状蛲虫；绦虫病症状较轻，常因粪便中发现白色带状或虫节片而就医；血吸虫病因其肝脾肿大，血行不畅，而致水液停聚形成蛊胀。

## 四、可致病的病理产物

（一）痰饮

痰饮，是人体脏腑功能失调，津液代谢障碍，由津液凝聚而成的病理产物。可由多种原因引起。如外邪侵犯肺、脾、肾等脏，使水液输布、排泄失常，或致三焦水道失畅，影响水液的正常代谢，乃致水湿停聚，酿成痰饮；如情志内伤，肝气郁结，气郁化火，煎熬津液而成痰；或素食肥甘、嗜酒，亦能引起湿聚而生痰，一般以质稠浊者为痰，清稀者为饮，通常多为合用。

痰饮一旦产生，便能流窜全身，停聚各处，导致多种疾病发生。停留在肺，则出现喘咳、胸闷、咯痰；蒙蔽于心，可见胸闷、心悸、失眠、神昏，甚则狂癫；停聚于胃，会致脘闷痞胀、恶心呕吐、食欲不振；流于经络筋骨，可出现肢体麻木，半身不遂，或成痰核瘰疬，阴疽流注；痰饮上扰，可致眩晕、昏迷；痰气凝郁于咽喉，则咽部不适，常有如物梗喉感；饮停胸胁，可见胸胁胀满，咳嗽引痛；若留聚肠间，则肠鸣则漉漉，甚至便溏腹泻。可见其害甚多，故有“百病多因痰作祟”之说。

（二）瘀血

瘀血，是指全身血脉运行不畅或局部血液停滞，或体内存在离经之血未能消散等病理状况。一般是由气虚、气滞、血寒、外伤等原因所致。

盖气为血之帅，气行则血行。气虚则血行无力，无力则血易停滞，从而产生瘀血；气滞则血凝，凝则成瘀；血寒则气涩，血液乃不畅，不畅则血易凝滞成瘀；外伤则血溢于经，离经之血停聚而成瘀。

瘀血形成后，既会影响血液的运行，又能导致脏腑功能失调而引起各种病证。如瘀阻心络，会出现胸闷、心痛、口唇青紫、脉多结代；瘀阻肺络，可见胸痛、咳血；瘀阻于肝，则见胁痛、痞块癥瘕；瘀阻于胃，可见呕血，胃脘作痛，大便漆黑；瘀阻胞宫，可致小腹疼痛、月经不调、经闭、痛经，甚至崩漏；瘀在肢体，局部可见肿痛或青紫，甚则活动不利。

尽管瘀血为病繁多，但临床表现多有共同特点：疼痛多如刺如割，且痛处不移而拒按；出血多紫暗而不鲜，或挟带血块；局部表现，可见青紫或瘀斑、瘀点，久之可触及肿块，按之不移。

# 附录二：亚健康体质的调养与中医辨证防治

世界卫生组织对于健康的定义是："健康不仅是没有疾病和虚弱，而且是身体、心理和社会适应能力的完好状态。"与该定义相对应，人们给出了亚健康状态的定义："亚健康是一种既没有病，又不健康的状态，是介于健康与疾病之间的一种状态"，又称为"慢性疲劳综合症"、"次健康状态"。

在经济发达、社会竞争激烈的国家和地区，亚健康状态的人数一直呈逐年增加的趋势，因此成为医学界研究的热点之一。虽然亚健康状态属于医学领域的问题，但从整体看，它病因复杂，与社会环境、经济文化、心理因素及自身体质都有密切关系，现代医学对其尚缺乏行之有效的治疗方法。

中医学对于亚健康状态的调治具有无可比拟的优势。中医认为其病因病机主要在于七情内伤、饮食不节、起居无常、劳逸无度、年老体衰等因素致人体脏腑阴阳失调、精气血亏虚、气机升降失常、津液耗伤、形神失养。中医把亚健康体质概括为九种：气虚质、血虚质、阳虚质、阴虚质、痰湿质、痰热质、瘀血质、气郁质以及特禀质。中医学还综合运用众多的治疗方法，使人体恢复《内经》中所阐述的"阴平阳秘，精神乃治"的"阴阳平和"状态。其中常用的治法包括辨证论治、针灸推拿、食疗、太极拳、药浴等。下文主要从中医辨证入手，探讨亚健康体质的中医食疗和药物防治的方法。

## 一、气虚型体质（气虚质）

1. 临床症状

主要表现为面色㿠白或萎黄，目光少神，气短声低，少气懒言，性格内向，胆小，精神疲惫，肢体容易疲乏，易出汗（自汗），容易感冒；口淡，唇色少华，毛发不华，大便烂；或有头晕目眩，健忘。活动后诸症加重。舌淡嫩，舌体胖大，边有齿痕，脉象虚缓。

重点人群：气虚体质者多分布在西部、东部地区，可能与西部高海拔、低气压，以及东北冬季长、春秋气温比较低有关。没有工作的人、学生和长期从事体力劳动的人也容易气虚。

2. 病因病机

先天不足、后天失养、年老体弱等致元气匮乏；久病、重病、劳累等耗伤元气，而致元气匮乏或耗伤。

3. 病理变化

气虚可导致如血虚、阳虚，生湿、生痰、水停，气滞、血瘀，易致外感、食积、虫积等病理变化。容易感冒，生病后抗病能力弱且难以痊愈，还易患内脏下垂如胃下垂等。

4. 常见兼证

如气血两虚，气阴亏虚、阳气亏虚、津气亏虚等。

5. 治疗法则

补气。

6. 中医食疗

①红糖姜茶：生姜5片，红糖适量。服用方法：将生姜洗净，切片，加水煮沸，小火再煮15分钟，加入红糖适量，游泳或受寒后喝。

②参芪淮山乌鸡汤：

【制法】乌鸡1只，人参10克，黄芪30克，淮山50克，生姜1块。将人参、黄芪、淮山清水洗净，全部塞入乌鸡腹中，然后把乌鸡放入砂锅，加入适量生姜、盐，再加入适量清水。将砂锅放进大铁锅里隔水，大火蒸三到四个小时，即可食用。

【功效】补气健脾。人参、黄芪补气。山药健脾，《本草纲目》中就说："山药益肾气，健脾胃，止泻痢，化痰涎，润皮毛。"而且山药补气是偏于健脾气，不热不燥；补而不腻，补而不滞，有神仙之食的美称，最适合气虚体质的人和老年人食用。

【禁忌】上火者（比如长痘痘，口臭，口苦，大便干结，舌苔厚腻等）不适合。纯阴虚的患者也不宜食用。

7. 其他调养方法

【饮食调摄】多吃具有益气健脾作用的食物，如黄豆、白扁豆、鸡肉、泥鳅、香菇、大枣、桂圆、蜂蜜等。少食具有耗气作用的食物，如槟榔、空心菜、生萝卜等。

【起居调摄】以柔缓运动，如散步、打太极拳等为主，不宜做大负荷运动和出大汗的运动，忌用猛力和长久憋气。平时可按摩足三里穴。

8. 辨证治疗

①肺气虚：

【症状】短气自汗，声音低怯，时寒时热，平素易于感冒，面白，舌质淡，脉弱。

【治法】补益肺气。

【方药】补肺汤（人参、黄芪、熟地、五味子、紫菀、桑白皮）。

本方具有补益肺肾、敛肺肃肺的功效。方中以人参、黄芪益气补肺，熟地、五味子益肾敛肺，紫菀、桑白皮肃肺止咳。无咳嗽者，可去桑白皮、紫菀。自汗较多者，加牡蛎、麻黄根固表敛汗。若气阴两虚而兼见潮热、盗汗者，加鳖甲、地骨皮、秦艽等养阴清热。

②心气虚：

【症状】心悸，气短，劳则尤甚，神疲体倦，自汗，舌质淡，脉弱。

【治法】益气养心。

【方药】七福饮（人参、白术、炙甘草、熟地、当归、酸枣仁、远志）。

本方具有益气补血、养心宁神的功效，适用于气血亏虚、心失所养所致的心悸、气短、自汗、神疲、不寐等症。本方系由五福饮加酸枣仁、远志而成。方中以人参、白术、炙甘草益气养心，熟地、当归滋补阴血，酸枣仁、远志宁心安神。

自汗多者，可加黄芪、五味子益气固摄，饮食少思，加砂仁、茯苓开胃健脾。

③脾气虚：

【症状】饮食减少，食后胃脘不舒，倦怠乏力，大便溏薄，面色萎黄，舌淡苔薄，脉弱。

【治法】健脾益气。

【方药】加味四君子汤（人参、黄芪、白术、甘草、茯苓、扁豆）。

本方具有益气健脾除湿的功效。以人参、黄芪、白术、甘草益气健脾，茯苓、扁豆健脾除湿。胃失和降而兼见胃脘胀满，嗳气呕吐者，加陈皮、半夏和胃理气降逆。食积停滞而见脘闷腹胀，嗳气酸腐，苔腻者，加神曲、麦芽、山楂、鸡内金消食健胃。气虚及阳，脾阳渐虚而兼见腹痛即泻、手足欠温者，加肉桂、炮姜温中散寒。

④肾气虚：

【症状】神疲乏力，腰膝酸软，小便频数而清，白带清稀，舌质淡，脉弱。

【治法】益气补肾。

【方药】大补元煎（人参、山药、炙甘草、杜仲、山茱萸、熟地、枸杞子、当归）。

本方具有益气补肾、生精养血的功效。方中以人参、山药、炙甘草益气固肾，杜仲、山茱萸温补肾气，熟地、枸杞子、当归补养精血。神疲乏力甚者，加黄芪益气。尿频较甚及小便失禁者，如菟丝子、五味子、益智仁补肾固摄。脾失健运而兼见大便溏薄者，去熟地、当归，加肉豆蔻、补骨脂温补固涩。

在气、血、阴、阳的亏虚中，气虚是临床最常见的一类，其中尤以肺、脾气虚为多见，而心、肾气虚亦不少。肝病而出现神疲乏力，食少便溏，舌质淡，脉弱等气虚症状时，多在原肝病辨治的基础上结合脾气亏虚论治。

9. 针灸按摩

【穴位】足三里（外膝眼向下量4横指，在腓骨与胫骨之间，由胫骨旁开1横指，该处即是）。

灸足三里，或用大拇指，或中指顺时针按摩，每次按摩一百下，若感觉酸胀即可。足三里是胃经要穴，常按摩可以补脾健胃，增强免疫功能，所以足三里又被称为强壮要穴。气虚体质的人适合用这个穴位来进行保健，平时多拍打足三里，一样是可以强身健体，消除疲劳，延年益寿，防患于未然的。

### 二、血虚型体质（血虚质）

1. 临床症状

头晕，眼花，心慌、失眠、多梦、健忘，神疲乏力，劳累易头痛，怕冷不怕热，手足麻木，两目干涩，冬季皮肤干燥搔痒，指甲淡白变软、易裂，易便秘，性格内向、胆怯，面色淡白或萎黄，唇舌淡白，脉细无力，女性月经减少或延迟，面容憔悴、皮肤衰老。

实验检查：红血球和血红蛋白减少，血黏度降低，新陈代谢功能减退，免疫力降低，微循环血流量减少等。

根据临床经验，辨血虚体质还可参考以下各项：①血虚体质女性多于男性，老年人亦多见；②出现容貌早衰征象；③视力减退加速；④形体消瘦或面部、四肢虚肿；⑤有营养吸收功能障碍的表现，如消化迟缓，大便稀薄或长期泄泻；或有慢性出血的疾病，如痔疮出血、月经过多、消化道出血等。

2. 病因病机

因外伤失血过多、月经过多，或其他慢性失血皆可造成血虚证、暴饮暴食，饥饱不调，嗜食偏食，营养不良等原因，均可导致脾胃损伤，不能化生水谷精微，气血来源不足，而导致血虚；劳作过度、大病、久病消耗精气，或大汗、呕吐下利等耗伤阳气阴液，劳力过度易耗伤气血，久之则气虚血亏；劳心太过，易使阴血暗耗，心血亏虚等，均可导致血虚。

3. 病理变化

血虚常导致如心血虚，肝血虚，血虚肠燥（便秘），血虚肤燥生风等病理变化。

4. 常见兼证

气血两虚证、血虚兼阳虚证、阴血亏虚证、血虚兼血瘀证。其中血虚兼血瘀证易导致动脉硬化，血管狭窄，或血液黏度增高，大脑血液流量减少，易出现脑功能减退、缺血性中风、缺血性痴呆等。

5. 治疗原则

补血养血，因心主血脉，肝藏血，脾统血，故心、肝、脾皆当补之。

6. 中医食疗

①红糖蜜枣赤豆汤：赤豆200克，去核蜜枣20克，红糖适量。红豆清洗干净后，用水浸泡一夜，然后加蜜枣用大火烧开，小火煮至赤豆酥粒，然后加入红糖熔化即可食用。红糖蜜枣赤豆汤具有益气养血、健脾暖胃、活血化瘀、改善贫血、消炎消肿作用，月经来时或者前后食用，能帮助经期更加顺畅并减少疼痛，可让身体温暖，增加能量，活络气血，加快血液循环。经后若感觉精神差，气色不好，可以在每天中餐前喝一杯，不适症状较重时则可在晚餐前再加饮一杯，持续一星期即可有效改善。

②当归生姜羊肉汤：

【配方】当归20克，生姜20克，羊肉500克，植物油、精盐、黄酒、柑橘皮适量。

【制法】羊肉切成块，洗净，滤干。再用食油、黄酒、生姜加工，焖烧5分钟后，盛入砂锅内，加水，再加入当归和其他作料，煮开，慢炖，直至羊肉酥烂。食时弃当归，吃肉喝汤。

【功效】温中补血，调经止痛。对于血虚身寒，腹痛连胁，月经后期，食之甚效。火盛者不宜。

③固元膏（阿胶核桃膏）：

【配方】红枣（去核）500克，胡桃肉、黑芝麻（炒熟）、桂圆肉各150克，阿胶、冰糖各250克，黄酒500克。

【制作】先将红枣、胡桃肉、黑芝麻、桂圆肉研成细末；阿胶浸于黄酒中10天，然后于酒干后置于陶瓷容器中隔水而蒸，使阿胶完全融化，再加入红枣、胡桃肉、黑芝麻、桂圆肉细末，搅拌均匀，加入冰糖融化即可。

【加减用法】在“固元膏”的配方中，冰糖是常规原料，如是糖尿病人须去掉，可适当加入枸杞子。如果便秘严重，可加入松子仁。如果气虚严重，特别怕冷的人，可加大桂圆用量。如果失眠严重，可加大红枣用量。

【功效】补肾养血、润肤美容。

【服用方法】初次食用，每天早晨空腹食用一次，每次10克。以后以5

天为一个单位周期，每5天加量一次，每次加5克。根据自己的感觉，加量到每天20~30克左右就可以了，维持这个量继续服用。建议食用者不要过于加量，女性在月经期不服用。

【不适宜人群】固元膏性味滋腻，偏性较重，长期吃会慢慢降低脾胃运化功能，所以不适合以下人群服用：

脾虚的人。表现为平素胃口差，大便容易溏泄，面色萎黄，疲乏无力，舌苔胖淡，脉缓细弱。误服固元膏之后，脾胃更加虚弱，会出现下列症状：面色萎黄，胃口变得更差，腹胀、满闷，大便黏稠稀溏，无精打采，妇女月经血块增多，体质下降等。若出现上述滞碍脾胃症状，通常需要用陈皮、茯苓、炒麦芽、炒稻芽、神曲、炒山楂等组方，调理肠胃。

子宫寒的妇女。表现为手脚发冷，小腹冷痛，痛经，月经色偏暗，有血块，腰部发酸、发沉。误服固元膏后，会出现以下情况：月经血块增多，痛经继续，甚至加重，脘腹胀满，小肚子发胀，乃至于鼻子出血（丹田寒凝，虚火迫血妄行），口干，手脚继续寒凉。因为固元膏中的阿胶、红枣、冰糖、黑芝麻、核桃仁均是滋腻固摄之品，如果不配合活血温阳的药物，就会加重气血凝滞，使血块增多。若出现上述症状，需要温补阳气，行气导滞治疗，使用当归四逆汤（当归、桂枝、芍药、细辛、通草、甘草），温经汤（吴茱萸，当归、芍药、川芎、人参、桂枝、阿胶、牡丹皮、生姜、甘草、半夏、麦冬）或者直接用高良姜、红糖温暖子宫。

7. 其他调养方法

【饮食调摄】多吃富含“造血原料”的蛋白质、卟啉铁、铜、叶酸和维生素B12等营养的食物。下列食品适宜血虚体质饮食调养：动物肝脏、鸡鸭血、牛奶、乌鸡、甲鱼、蛋黄、瘦肉、羊肉、猪蹄、猪血、驴肉、蜂蜜、各种鱼类、豆制品、鹌鹑、海参、虾、花生、红枣、黑米、芝麻、莲子、桂圆、赤豆、枸杞子、桑葚子、何首乌、黄精、熟地、黑木耳、菠菜、金针菜、芦笋、番茄、胡萝卜等各种深绿色蔬菜和红色蔬菜，樱桃、水蜜桃、苹果、荔枝、葡萄等。

血虚体质宜少吃辣椒、肉桂、胡椒、芥末等辛辣热性食物。中医认为，过食热性之品，易助内热、伤阴血。并戒烟、少酒、饮淡茶。

血瘀兼血虚体质除用上述饮食补血外，应改善体内的血瘀状态，宜少吃盐、味精，多喝水，经常吃红色蔬菜、银杏，还可少量饮用低度酒。

【起居调摄】平时起床站立，动作要稍慢些，避免大脑供血不足而头晕目眩，甚至晕厥。要谨防“久视伤血”，不可劳心过度，要注意劳逸结合，避免用脑过度和用眼过度。充足的睡眠能提高血液含氧量，使血管舒缓，增强免疫力，恢复体力。经常参加体育活动，促进造血功能，改善血液循环。体育活动还能增进食欲，增强脾胃吸收营养的功能。消除便秘，保持大便通畅。粪便在肠道停积过久，粪毒素被肠壁吸收，会抑制骨髓的造血功能。

【精神修养】血虚的人，时常精神不振、失眠、健忘、注意力不集中，故应振奋精神。当烦闷不安、情绪不佳时，听一听音乐，欣赏一下戏剧，观赏一场相声或小品，能使精神振奋。处世待人应保持平和的心态，避免过分剧烈的情绪波动，影响营养吸收和血液运行。

8. 辨证治疗

①心血虚：

【症状】心悸怔忡，健忘，失眠，多梦，面色不华，舌质淡，脉细或结代。

【治法】养血宁心。

【方药】养心汤（人参、黄芪、茯苓、五味子、甘草、当归、川芎、茯神、柏子仁、酸枣仁、远志、肉桂、半夏）。

本方具有益气生血、养血宁心的功效。方中以人参、黄芪、茯苓、五味子、甘草益气生血，当归、川芎、柏子仁、酸枣仁、远志养血宁心，肉桂、半夏曲温中健脾，以助气血之生化。失眠、多梦较甚，可加合欢花、夜交藤养心安神。

②肝血虚：

【症状】头晕，目眩，胁痛，肢体麻木，筋脉拘急，或筋惕肉困，妇女月经不调甚则闭经，面色不华，舌质淡，脉弦细或细涩。

【治法】补血养肝。

【方药】四物汤（熟地、当归、芍药、川芎）。

本方具有养血调血，补而不滞的功效。方中以熟地、当归补血养肝，芍药、川芎和营调血。

血虚甚者，加制首乌、枸杞子、鸡血藤增强补血养肝的作用。胁痛，加丝瓜络、郁金、香附理气通络。目失所养，视物模糊，加楮实子、枸杞子、决明子养肝明目。

③脾血虚（心脾两虚）：

【症状】体倦乏力，纳差食少，心悸气短，健忘，失眠，面色萎黄，舌质淡，苔白薄，脉细缓。

【治法】补脾养血。

【方药】归脾汤（人参、黄芪、白术、甘草、生姜、大枣、当归、茯神、酸枣仁、龙眼肉、远志、木香）。

方中以参、芪、术、草、姜、枣甘温补脾益气，当归补血，茯神、酸枣仁、龙眼肉、远志养心安神，木香理气醒脾。本方为补脾与养心并进，益气与养血相融之剂，为治脾血虚及心血虚的常用方剂。

心主血，脾统血，肝藏血，故血虚之中以心、脾、肝的血虚较为多见。

由于脾为后天之本，气血生化之源，又由于血为气母，血虚均伴有不同程度的气虚症状，而且在中医长期的临床实践中，认为补血不宜单用血药，而应适当配伍补气药，以达到益气生血的目的。所以在治疗各种血虚的证候时，应结合健脾益气生血之法，如常服归脾汤、当归补血汤、圣愈汤等方剂。若气血两虚，则须气血双补、选八珍汤、十全大补汤或人参养荣汤，亦可改汤为丸长久服用。

9. 针灸按摩

【穴位】血海、足三里。

血海（屈膝，在大腿内侧，髌底内侧端上 2 寸，当股四头肌内侧头的隆起处。或屈膝，以对侧手掌按其膝盖，2 ~ 5 指向膝上伸直，拇指向膝内侧约呈 45°角斜置，指端尽处取穴）。刺激血海最好的办法是用艾灸，每天上午 9 ~ 11 点，此时是脾经经气最旺盛之时。直接按揉穴位也可，每次 3 分钟，力量不宜太大，能感到穴位处有酸胀感即可。晚上 9 ~ 11 点再进行艾灸。

足三里（外膝眼向下量 4 横指，在腓骨与胫骨之间，由胫骨旁开 1 横指，该处即是）。

操作方法：每天中午饭前和饭后按揉血海，两侧交替，每次第穴 2 分钟；饭后按揉足三里 3 分钟，晚上 9 ~ 11 点的时候开始艾灸穴位。每穴灸 10 分钟，艾条离皮肤大约两指，能感觉到皮肤发热但不烫为度，艾灸后喝一小杯温开水。

### 三、阳虚型体质（阳虚质）

1. 临床症状

主要表现为体质虚弱，面色㿠白，毛发易落，平素畏冷，手足不温，肢凉，口淡不渴，或喜热饮食，可有自汗，精神不振，睡眠偏多，小便清长或尿少浮肿，大便溏薄。舌淡胖嫩边有齿痕，脉象沉迟无力。可兼有气虚证（神疲、乏力、气短）。

重点人群：东北地区多见，可能与东北寒燥的天气有关，女性明显多于男性。长期偏嗜寒凉食物也会形成这种体质。

2. 病因病机

病程日久，久居寒凉之处；气虚而进一步发展；年高而命门之火不足；过服寒凉之品等导致脏腑机能减退，机体失去阳气温煦，寒从中生。

3. 病理变化

阳虚常导致如阳气亏虚，易感寒邪，易致气滞、血瘀、痰浊、水肿等病理变化。

4. 常见兼证

阳气亏虚，阴阳两虚等。

5. 治疗法则

温阳。

6. 中医食疗

①巴戟菟丝子饮：巴戟、菟丝子各10克，红糖15克。服用方法：巴戟、菟丝子洗净放煲内，加水适量，煮开片刻，去渣取汁，加入红糖再煮至糖溶化。每日1剂，连服2~3日。

②当归生姜羊肉汤：

【制法】羊肉300克，当归30克，生姜50克。首先把羊肉片洗净，切块后放入沸水中焯一下，焯掉血水，捞出羊肉，沥干水分，再倒入砂锅，加入当归、生姜，倒入清水（大约是肉的2~3倍），先用大火煮开，再换小火煮大约两个小时。煮好后加入适量盐即可以食用。

【功效】温阳散寒，温中补虚。当归补血，性质偏温，有活血养血补血的功效；生姜既是厨房不可缺少的调料，也是作用广泛的中药，可以温中散寒，发汗解表；羊肉老少皆宜，性质温热，温中补虚。

【禁忌】口干口苦，咽喉疼痛，经常发炎比如喉咙发炎的燥热体质的病人不适合长期吃或者多吃。患有皮肤病、过敏性哮喘及某些肿瘤患者，也不适合。

7. 其他调养方法

【饮食调摄】可多吃容易“发”（甘温益气）的食物，如牛羊狗肉、葱、姜、蒜、花椒、鳝鱼、韭菜、辣椒、胡椒等。少食生冷寒凉食物如黄瓜、藕、梨、西瓜等。

【起居调摄】秋冬注意保暖，尤其是足下、背部及下腹部丹田部位的防寒保暖。夏季避免吹空调电扇。

可做一些舒缓柔和的运动，如慢跑、散步、打太极拳、做广播操。自行按摩气海、足三里、涌泉等穴位，或经常灸足三里、关元，可适当洗桑拿、温泉浴。

【精神修养】多与别人交谈，平时多听一些激扬、高亢、豪迈的音乐。

8. 辨证治疗

①心阳虚：

【症状】心悸，自汗，神倦嗜卧，心胸憋闷疼痛，形寒肢冷，面色苍白，舌质淡或紫暗，脉细弱或沉迟。

【治法】益气温阳。

【方药】保元汤（人参、黄芪、肉桂、甘草、生姜）。

方中以人参、黄芪益气扶正，肉桂、甘草、生姜温通阳气，共奏益气温阳之效。心胸疼痛者，酌加郁金、川芎、丹参、三七活血定痛。形寒肢冷，为阳虚较甚，酌加附子、巴戟天、仙茅、仙灵脾、鹿茸温补阳气。

②脾阳虚：

【症状】面色萎黄，食少，形寒，神倦乏力，少气懒言，大便溏薄，肠鸣腹痛，每因受寒或饮食不慎而加剧，舌质淡，苔白，脉弱。

【治法】温中健脾。

【方药】附子理中汤（党参、白术、甘草、附子、干姜）。

本方具有益气健脾，温中祛寒之功效。方中以党参、白术、甘草益气健脾；附子、干姜温中祛寒。腹中冷痛较甚，为寒凝气滞，可加高良姜、香附或丁香、吴茱萸温中散寒，理气止痛。食后腹胀及呕逆者，为胃寒气逆，加砂仁、半夏、陈皮温中和胃降逆。腹泻较甚者，为阳虚温甚，加肉豆蔻、补骨脂、苡仁温补脾肾，涩肠除湿止泻。

③肾阳虚：

【症状】腰背酸痛，遗精，阳痿，多尿或不禁，面色苍白，畏寒肢冷，下利清谷或五更腹泻，舌质淡胖，有齿痕，苔白，脉沉迟。

【治法】温补肾阳。

【方药】右归丸（附子、肉桂、杜仲、山茱萸、菟丝子、鹿角胶、熟地、山药、枸杞、当归）。

本方具有温补肾阳，兼养精血的作用，为治肾阳虚衰的常用方剂。方中以附子、肉桂温补肾阳；杜仲、山茱萸、菟丝子、鹿角胶温补肾气；熟地、山药、枸杞、当归补益精血，滋阴以助阳。遗精，加金樱子、桑螵蛸、莲须，或金锁固精丸以收涩固精。脾虚以致下利清谷者，减去熟地、当归等滋腻滑润之品，加党参、白术、苡仁益气健脾，渗湿止泻。命门火衰以致五更泄泻者，合四神丸温脾暖肾，固肠止泻。阳虚水泛以致浮肿、尿少者，加茯苓、泽泻、车前子，或合五苓散利水消肿。肾不纳气而见喘促、短气，动则更甚者，加补骨脂、五味子、蛤蚧补肾纳气。

阳虚常由气虚进一步发展而成，阳虚则生寒，症状比气虚重，并出现里寒的症状。阳虚之中，以心、脾、肾的阳虚为多见。由于肾阳为人身之元阳，所以心、脾之阳虚日久，亦必病及于肾，而出现心肾阳虚或脾肾阳虚的病变。

9. 针灸按摩

【穴位】神阙穴（位于脐窝正中），关元穴（位于脐下3寸处）。气海穴（脐下1.5寸）。

灸神阙穴和关元穴具有温中回阳功效。按摩气海穴有调整全身虚弱状态，增强免疫力，强壮全身的作用。每天揉1次，每次1~3分钟。不是阳虚体质同样可以经常按摩气海穴。

## 四、阴虚型体质（阴虚质）

1. 临床症状

主要表现为形体消瘦，面色潮红、有烘热感，目干涩，视物模糊，唇红微干，皮肤偏干、易生皱纹，手足心热，平素易口燥咽干，鼻微干，口渴喜冷饮，大便干燥，眩晕耳鸣，睡眠差，小便短黄，舌红少津少苔，脉象细弦或数。

重点人群：在多风、干燥、强紫外线辐射的西部地区容易出现这种体质的人。多见于学生及年轻人，这与他们喜欢吃煎炸烧烤等食物或嗜好烟酒以及生活压力增加有关。

2. 病因病机

熬夜劳累，热病后期，杂病日久，情志过极，房事不节，过服温燥之品等导致阴液暗耗，阴不制阳。

3. 病理变化

阴虚常导致的易患咳嗽、干燥综合征、甲亢等病例变化。

4. 常见兼证

气阴两虚，阴血亏虚，阴阳两虚，阴虚阳亢，阴精亏虚，阴虚燥热。

5. 治疗法则

滋阴。

6. 中医食疗

①苦杏仁炖雪梨：苦杏仁10克，雪梨1个，冰糖30克。服用方法：共放炖盅内，加水半碗，隔水炖1小时。食梨，饮汤。

②海参百合羹：

【制法】原料主要有：海参1条，猪肉末150克，百合50克，鸡蛋2个，冬菇5朵，冬笋1块，葱、姜适量。首先将百合、冬菇用清水浸泡1个小时后洗净，海参、冬笋、冬菇切丁；姜切片；把两只鸡蛋打散备用。热锅里放少许油，放入葱、姜煸炒香，倒少许料酒，倒入泡冬菇的水，加入海参，稍煮去除海参腥味，几分钟之后捞出沥干备用。倒掉锅里的水，再放一点底油，把肉末放入油锅里炒，加少许酱油，翻炒入味，炒熟之后，加入少许清水，用大火烧开，把海参、冬笋、冬菇、百合倒入一起烧，开锅之后放少许的盐，再加上白糖、酱油继续煮，用淀粉勾薄芡后再煮两三分钟收汁，再倒入鸡蛋液，烧开，最后撒上一些胡椒粉后即可以食用。

【功效】海参药性偏温，有补肾益精、养血润燥功效，尤其适用于精血亏虚者。百合药性微寒，与海参共奏养阴润燥之功。适用于阴虚体质的人群。

7. 其他调养方法

【饮食调摄】多吃甘凉滋润的食物，如瘦猪肉、鸭肉、龟、鳖、绿豆、冬瓜、芝麻、百合等。少食羊肉、狗肉、韭菜、辣椒、葱、蒜、葵花子等性温燥烈的食物。

【起居调摄】中午保持一定的午休时间。避免熬夜、剧烈运动和在高温酷暑下工作。宜节制房事。

只适合做中小强度、间断性的身体锻炼，可选择太极拳、太极剑等。锻炼时要控制出汗量，及时补充水分。不适合洗桑拿。

【精神修养】平时宜克制情绪，遇事要冷静，正确对待顺境和逆境。可以用练书法、下棋来怡情悦性，用旅游来寄情山水、陶冶情操。平时多听一些曲调舒缓、轻柔、抒情的音乐，防止恼怒。

8. 辨证治疗

①肺阴虚：

【症状】干咳，咽燥，甚或失音，咯血，潮热，盗汗，面色潮红，舌红少津，脉细数。

【治法】养阴润肺。

【方药】沙参麦冬汤（沙参、麦冬、玉竹、桑叶、甘草、天花粉、生扁豆）。

本方有滋养肺阴、清热润燥的功效。方中以沙参，麦冬、玉竹滋养肺阴，天花粉、桑叶、甘草清热润燥。咳嗽甚者，加百部、款冬花肃肺止咳。咯血，加白及、仙鹤草、小蓟凉血止血。潮热，加地骨皮、银柴胡、秦艽、鳖甲养阴清热。盗汗，加牡蛎、浮小麦固表敛汗。

②心阴虚：

【症状】心悸，失眠，烦躁，潮热，盗汗，或口舌生疮，面色潮红，舌红少津，脉细数。

【治法】滋阴养心。

【方药】天王补心丹（人参、玄参、丹参、茯苓、五味子、远志、桔梗、当归身、天冬、麦冬、柏子仁、酸枣仁、生地黄、辰砂）。

本方为滋阴养心的常用方剂。方中以生地、玄参、麦冬、天冬养阴清热，人参、茯苓、五味子、当归益气养血，丹参、柏子仁、酸枣仁、远志、朱砂养心安神。火热偏盛而见烦躁不安，口舌生疮者，去当归、远志之辛温，加黄连、木通、淡竹叶清心泻火，导热下行。潮热，加地骨皮、银柴胡、秦艽清退虚热。盗汗，加牡蛎、浮小麦固表敛汗。

③脾胃阴虚：

【症状】口干唇燥，不思饮食，大便燥结，甚则干呕，呃逆，面色潮红，舌干，苔少或无苔，脉细数。

【治法】养阴和胃。

【方药】益胃汤（沙参、麦门冬、生地、玉竹、冰糖）。

本方具有滋阴益胃的功效，方中以沙参、麦冬、生地、玉竹滋阴养液，冰糖养胃和中。口干唇燥甚者，为津亏较甚，加石斛、花粉滋养胃阴。不思饮食甚者，加麦芽、扁豆、山药益胃健脾。呃逆，加刀豆、柿蒂、竹茹扶养胃气，降逆止呃。大便干结，将原方之冰糖改用蜂蜜，以收润肠通便之效。

④肝阴虚：

【症状】头痛，眩晕，耳鸣，目干畏光，视物不明，急躁易怒，或肢体麻木，筋惕肉困，面潮红，舌干红，脉弦细数。

【治法】滋养肝阴。

【方药】补肝汤（当归、白芍、川芎、熟地、酸枣仁、木瓜、炙甘草）。

本方具有养血柔肝，滋养肝阴的功效，方中以地黄、当归、芍药、川芎养血柔肝，木瓜、甘草酸甘化阴，麦冬、枣仁滋养肝阴。头痛、眩晕、耳鸣较甚，或筋惕肉困，为风阳内盛，加石决明、菊花、钩藤、刺蒺藜平肝息风潜阳。目干涩畏光，或视物不明者，加枸杞子、女贞子、草决明养肝明目。急躁易怒，尿赤便秘，舌红脉数者，为肝火亢盛，加龙胆草、黄芩、栀子清肝泻火。

⑤肾阴虚：

【症状】腰酸，遗精，两足萎弱，眩晕，耳鸣，甚则耳聋，口干，咽痛，颧红，舌红，少津，脉沉细。

【治法】滋补肾阴。

【方药】左归丸（熟地、山药、山茱萸、菟丝子、枸杞子、川牛膝、鹿角胶、龟板胶）。

本方具有较强的滋补肾阴的作用。方中以熟地、龟板胶、枸杞、山药、菟丝子、牛膝滋补肾阴；山茱萸、鹿角胶温补肾气、助阳生阴。遗精，加牡蛎、金樱子、芡实、莲须固肾涩精。潮热、口干、咽痛、脉数为阴虚而火旺，去鹿角胶、山茱萸，加知母、黄柏、地骨皮滋阴泻火。

五脏的阴虚在临床上均较常见。

9. 针灸按摩

【穴位】太冲穴：第1、2跖骨结合部之前凹陷处。就是脚背上大拇趾和第二趾结合的地方向后，在脚背最高点前的凹陷处。

每晚临睡前花10分钟来按摩，对阴虚失眠有帮助。太冲穴又称“消气穴”，人在生气后按此穴，有消气作用。可缓解人因生气引起的一些疾病。

## 五、痰湿型体质（痰湿质）

1. 临床症状

形体容易肥胖或素肥今瘦，面色淡黄而黯，且多脂，口黏痰多，胸闷身重，肢体困重，倦怠乏力，嗜睡，汗出黏腻不爽，或纳呆恶心呕吐，大便或溏或烂或稀，舌多胖，苔多滑腻，脉滑。

重点人群：该体质的人多是单位领导，生活安逸的中老年人，男性多。喜欢吃甜腻的食物，不爱运动，爱睡觉。

2. 病因病机

多由饮食不节，肥甘厚味，思虑劳倦，损伤脾胃，脾失健运，生湿化痰所致。“脾为生痰之源”。

3. 病理变化

痰湿证变化多端，“百病多因痰作祟”、“怪病多痰”。痰湿质易患肿瘤、结节、高血压、冠心病、高脂血症、糖尿病、中风等疾病。

4. 常见兼证

寒痰、热痰、湿痰、燥痰以及风痰、瘀痰、脓痰等。

5. 治疗法则

健脾祛湿化痰。

6. 中医食疗

①藿香糖水：藿香10克，白糖适量。服用方法：藿香放煲内，加水2碗，煎水，加白糖，煮片刻，代茶饮。

②芡实莲子苡仁汤：

【制法】原料：排骨500克，芡实30克，莲子20克，苡仁30克，陈皮5克，姜1块。首先清洗芡实、莲子、苡仁，再把排骨剁成小块开水焯一下，然后把所有材料倒进砂锅，大火煮开，小火慢炖两个小时，加入适量盐即可食用。

【功效】：健脾祛湿。芡实和莲子健脾益肾，苡仁健脾祛湿，陈皮醒脾行气开胃。芡实又叫做鸡头米、鸡头苞。它在很多古药书中都备受推崇，说它是“婴儿食之不老，老人食之延年”，是秋季进补的首选食物，但芡实健脾除湿，有较强的收涩作用，所以便秘者慎用。

7. 其他调养方法

【饮食调摄】饮食清淡为原则，少食肥肉及甜、黏、油腻的食物。可多食葱、蒜、海藻、海带、冬瓜、萝卜、金橘、芥末等食物。另外可服用化痰祛湿方做的药膳调理，常用药物有白术、苍术、黄芪、防己、泽泻、荷叶、橘红、生蒲黄、生大黄、鸡内金。

【起居调摄】平时多进行户外活动。衣着应透气散湿，经常晒太阳或进行日光浴。长期坚持运动锻炼。

8. 辨证治疗

【治法】健脾祛湿化痰。

【方药】平胃散或六君子汤。

平胃散：苍术、厚朴、陈皮、炙甘草、生姜、大枣。

六君子汤：人参、炙甘草、茯苓、白术、陈皮、制半夏。

9. 针灸按摩

【穴位】丰隆穴：外踝尖上 8 寸，条口穴外 1 寸，胫骨前嵴外 1.5 寸（大约 2 横指）处。

丰隆穴可以祛湿减肥。丰隆是一个象声词，假借轰隆打雷的声音，按摩这个穴位能够把脾胃上的浊湿像打雷下雨一样排出去。每天按压丰隆穴 1 ~ 3 分钟，可祛除体内的湿气。

## 六、湿热型体质（湿热质）

1. 临床症状

平素面垢油光，易生痤疮粉刺（痘痘），容易口苦口干，身重困倦，体偏胖或苍瘦，心烦懈怠，眼睛红赤，或脘腹胀满，恶心厌食，口黏，口渴喝水不多，或面目肌肤发黄，或皮肤发痒，汗出热不解。大便燥结，或黏滞，小便短赤，男易阴囊潮湿，女易带下增多，舌质偏红苔黄腻，脉象多见滑数。

重点人群：南部和东部地区高温多雨，常吃热量大的饮食容易产生这类体质的人。喜欢吃煎炸烧烤等食物或嗜好烟酒，且生活压力较大的年轻人，也是该体质的主要人群，多见于学生和商业服务人员。

2. 病因病机

气候潮湿炎热，感受湿热之邪；或饮食不节，过食辛辣肥甘酒酪，酿成湿热，内蕴脾胃。

3. 病理变化

湿热质易致疮疖、黄疸等病，易患糖尿病，高血压等。

4. 常见兼证

脾胃湿热，肝胆湿热。

5. 治疗法则

清热解毒，健脾祛湿。

6. 中医食疗

①菊花茶：菊花 30 克，白糖 30 克。服用方法：菊花入锅加水煮沸数分钟，加糖，代茶饮。

②土茯苓草龟汤：

【制法】主要原料：草龟 1 只，鲜土茯苓 100 克，茯苓 50 克，瘦肉 100 克，生姜、葱适量。把瘦肉切块，土茯苓切片备用。将草龟、瘦肉用中火煮 5 分钟，煮出血水后捞起来沥干。接着把草龟、鲜土茯苓、茯苓、瘦肉、生姜、葱放入瓦罐，加入适量清水、料酒，用大火烧开后，改中火慢炖大约 2 个小时，再加入适量的盐后即可以食用。

【功效】清热解毒，健脾祛湿。其中土茯苓有清热、祛湿、解毒的功效。茯苓、白术健脾和胃，利水渗湿。草龟有解湿毒的功效。

7. 其他调养方法

【饮食调摄】饮食清淡，多吃甘寒、甘平的食物，如绿豆、空心菜、苋菜、芹菜、黄瓜、冬瓜、藕、西瓜等。少食辛温助热的食物。应戒除烟酒。

【起居调摄】不要熬夜、过于劳累。盛夏暑湿较重的季节，减少户外活动。适合做大强度、大运动量的锻炼，如中长跑、游泳、爬山、各种球类、武术等。

8. 辨证治疗

①湿重热轻：

【症状】恶寒少汗，身热不扬，午后热甚，头痛如裹重物，身重肢倦，胸闷，没有饥饿感，面色淡黄，口不渴，苔白腻，脉濡缓。

【治法】芳香宣化，双解表里之湿。

【方药】如湿邪郁于表，表湿明显者用藿朴夏苓汤；如湿中蕴热，里湿较重者用三仁汤。

藿朴夏苓汤（藿香、厚朴、姜半夏、赤茯苓、杏仁、薏苡仁、白蔻仁、猪苓、淡豆豉、泽泻）。

三仁汤（杏仁、白蔻仁、薏苡仁、滑石、通草、竹叶、厚朴）。

②湿热并重：

【症状】发热汗出不解。口渴不欲多饮，脘痞呕恶，心中烦闷，便溏色黄，小便短赤，苔黄腻，脉濡数或滑数。

【治法】清热化湿

【方药】连朴饮或甘露消毒丹。

连朴饮（制厚朴、川连、石菖蒲、制半夏、香豉、焦栀、芦根）。

甘露消毒丹（滑石、茵陈蒿、黄芩、石菖蒲、木通、川贝母、射干、连翘、薄荷、白蔻仁、藿香）。

③热重湿轻：

【症状】身热不退，朝轻暮重，神志昏迷。或高热汗出，面赤气粗，口渴欲饮，脘痞身重。舌苔黄腻，脉濡滑而数。

【治法】清热化湿，豁痰开窍，或清热兼健脾化湿。

【方药】菖蒲郁金汤或白虎加苍术汤。

神志昏迷者用菖蒲郁金汤（石菖蒲、郁金、连翘、木通、竹叶、丹皮、竹沥、灯芯草、紫金片即玉枢丹）。

阳明热盛兼太阴脾湿者用白虎加苍术汤（石膏、知母、生甘草、粳米、苍术）。

9. 针灸按摩

【穴位】曲池穴：屈肘成直角，在肘横纹外侧端与肱骨外上髁连线中点。完全屈肘时，当肘横纹外侧端处。每次按摩曲池穴 1～3 分钟，每日 1～2 次，有助于改善湿热体质。

## 七、瘀血型体质（瘀血质）

1. 临床症状

平素面色晦黯，皮肤偏黯或色素沉着，容易出现瘀斑、易患瘀痛，口唇黯淡或紫，眼眶黯黑，发易脱落，肌肤干。舌质黯有点、片状瘀斑，舌下静脉曲张，脉象细涩或结代。

重点人群：南方人、脑力工作者，女性多见。

2. 病因病机

外伤，气虚血热出血未排出而导致的离经之血；或者因气滞、气虚、血热、血寒，湿热、痰火而致血行受阻，滞郁脉内。

3. 病理变化

瘀血常导致疼痛，肿块，出血，血虚，水肿等。易致出血、中风、冠心病等。

4. 常见兼证

气滞血瘀，痰瘀互结，瘀热互结。

5. 治疗法则

活血化瘀。

6. 中医食疗

①黑木耳羹：黑木耳 6 克，白糖少量。服用方法：将黑木耳洗净泡开，入锅煮沸后，文火煨烂，加入白糖调匀，服食。

②当归田七乌鸡汤：

【制法】主要原料：乌鸡 1 只，当归 15 克，田七 5 克，生姜 1 块。将洗净的当归、田七、生姜和乌鸡一起放入砂锅内，加入适量的盐，倒入清水（水一定要淹过乌鸡），上大锅隔水大火蒸 3 个小时，待鸡肉烂熟即可以食用。

【功效】养血活血。当归补血活血，田七就是三七，或叫“金不换”，《本草纲目拾遗》中说“人参补气第一，田七补血第一”。田七还有“生打熟补”一说，即生的能够消肿止痛，活血化瘀，治疗跌打劳伤，熟吃可以补血补气。对于瘀血体质者，每天吃 1 克田七粉会有所改善。乌鸡虽然被医家视为“妇科圣药”，但是它也被称为“中国的花旗参”，具有补虚、温中、补血作用。三者合用能起到活血养血的作用。

【禁忌】阴虚火旺的体质，如人消瘦，烦躁，口干舌苦不宜吃这道药膳。另外在感冒时不宜吃。肠胃不太好，消化功能很差的时候也不宜食用。

7. 其他调养方法

【饮食调摄】可多食黑豆、海藻、海带、紫菜、萝卜、胡萝卜、金橘、橙、柚、桃、李子、山楂、醋、玫瑰花、绿茶等具有活血、散结、行气、疏肝解郁作用的食物，少食肥猪肉等。

【起居调摄】保持足够的睡眠，但不可过于安逸。可进行一些有助于促进气血运行的运动项目，如太极拳、太极剑、舞蹈、步行等。保健按摩可使经络畅通，达到缓解疼痛、稳定情绪、增强人体功能的作用。血瘀体质的人在运动时如出现胸闷、呼吸困难、脉搏显著加快等不适症状，应去医院检查。

8. 辨证治疗

①瘀阻胸中：

【症状】胸部刺痛，或心悸，或失眠，或急躁易怒，或潮热，舌质黯红，舌边尖有瘀斑瘀点，唇暗或两目黯黑，脉涩或弦紧。

【治法】活血祛瘀，行气止痛。

【方药】血府逐瘀汤（当归、生地黄、桃仁、红花、枳壳、赤芍、柴胡、甘草、桔梗、川芎、牛膝）。

②瘀阻头面：

【症状】头晕眩晕，或耳聋，或头发脱落，面色青紫，或酒齇鼻，或白癜风，以及妇女干血劳，小儿消化不良而见肌肉消瘦，腹大青筋，潮热等。

【治法】活血通窍。

【方药】通窍活血汤（赤芍、川芎、桃仁、红花、老葱、生姜、红枣、麝香、黄酒）。

③瘀阻膈下（胁下）：

【症状】右胁下肿块（如肝癌），或小儿痞块，或肚腹疼痛，痛处不移，或卧则坠似有物者。

【治法】活血祛瘀。

【方药】膈下逐瘀汤（桃仁、丹皮、赤芍、乌药、延胡索、当归、川芎、灵脂、红花、香附、甘草、枳壳）。

④瘀阻少腹：

【症状】少腹瘀血积块疼痛或不痛，或痛无积块，或少腹胀痛，或经期腰痛少腹胀，或月经一月见三五次，连接不断，断而又来，其色或紫或黑，或有瘀块或崩漏兼少腹疼痛等。

【治法】活血祛瘀，温经止痛。

【方药】少腹逐瘀汤（小茴香、干姜、延胡索、没药、当归、川芎、肉桂、赤芍、蒲黄、五灵脂）。

⑤瘀阻全身：

【症状】气血瘀阻所致肩痛，臂痛，腰痛，腿痛，或周身疼痛，经久不愈。

【治法】活血行气，祛瘀通络，通痹止痛。

【方药】身痛逐瘀汤（当归、川芎、桃仁、红花、五灵脂、没药、香附、牛膝、秦艽、羌活、地龙）。

⑥中风后遗症：

【症状】半身不遂，口眼歪斜，语言蹇涩，口角流涎，下肢痿废，小便频数或尿不禁，舌苔白或脉缓。

【治法】补气，活血，通络。

【方药】补阳还五汤（黄芪、归尾、赤芍、地龙、川芎、桃仁、当归、甘草）。

9. 针灸按摩

【穴位】三阴交：在小腿内侧，当足内踝尖上3寸，胫骨内侧缘后方。

三阴交是足太阴脾经的穴位，具有改善瘀血体质，打通瘀阻的作用。几乎所有的妇科疾病，如痛经，月经不调，崩中漏下等，都可以来按摩三阴交穴（每次按揉1~3分钟），来进行辅助治疗。

## 八、气郁型体质（气郁质）

1. 临床症状

平素喜忧郁，神情多烦闷不乐。胸胁胀满，或走窜疼痛，多伴善太息，或嗳气呃逆，或咽间有异物感，睡眠较差，食欲减退，惊悸怔忡，健忘，痰多，大便多干，小便正常，舌淡红，苔薄白，脉象弦细。

重点人群：生活节奏快、压力大，容易情感压抑，情志不畅的人们。该体质的人多是年轻人，而且女性明显多于男性。

2. 病因病机

常由于情志不舒，忧郁悲伤，思虑过度而致肝气郁结。

3. 病理变化

气滞易致血瘀，可化热化火，或化湿生痰，严重者可导致气逆或气闭。易致失眠、抑郁症、神经官能症等。

4. 常见兼证

肝郁脾虚，肝胃气滞，肝火犯肺。

5. 治疗法则

疏肝健脾。

6. 中医食疗

①佛手茶：佛手10克（或鲜品20克）。服用方法：用沸水冲泡，代茶饮。

②双花西米露：

【制法】主要原料：西米50克，玫瑰花20克，茉莉花20克，白砂糖适量。首先把玫瑰花、茉莉花用开水冲泡备用。再把西米倒入开水中，用中火煮5~6分钟，煮到西米半熟（呈半透明状），滤出西米，再把泡玫瑰花、茉莉花的水倒进锅里烧开后将已经半熟的西米倒进去，根据口味加入适量的糖，煮开之后即可以食用了。这道药膳特别适合情绪压力较大的人群食用。

【功效】疏肝解郁健脾。其中玫瑰花化瘀解郁，茉莉花和中下气消胀，西米温中健脾。

【禁忌】由于茉莉花药性偏散，肾虚的人要慎用。

7. 其他调养方法

【饮食调摄】多吃小麦、蒿子秆、葱、蒜、海带、海藻、萝卜、金橘、山楂等具有行气、解郁、消食、醒神作用的食物。睡前避免饮茶、咖啡等提神醒脑的饮料。

【起居调摄和精神修养】尽量增加户外活动，可坚持较大量的运动锻炼，如跑步、登山、游泳、武术等。另外，要多参加集体性的运动，解除自我封闭状态。多结交朋友，及时向朋友倾诉不良情绪。

8. 辨证治疗

①肝气郁结：

【症状】情志抑郁，善太息，胸胁，小腹胀痛，饮食减少，嗳气频作。或咽部有异物感，或颈前瘿瘤、瘰疬，或胁下肿块。妇女可见乳房胀痛，月经不调，痛经。舌苔薄白，脉弦。病情轻重与情绪有密切关系。

【治法】疏肝理气。

【方药】柴胡疏肝散或四逆散。

柴胡疏肝散（柴胡、陈皮、枳壳、白芍、炙甘草、香附、川芎）。

四逆散（柴胡、枳实、白芍、炙甘草）。

方中柴胡疏肝解郁，香附、枳壳、陈皮理气除胀，川芎活血行气通络，白芍、甘草缓急止痛，全方共奏疏肝理气止痛之功。若气滞及血，胁痛重者，酌加郁金、川楝子、延胡索、青皮以增强理气活血止痛之功。

②肝火炽盛：

【症状】心烦急躁，头晕胀痛，面红目赤，口干口苦，突发耳鸣耳聋，失眠恶梦，或胸胁灼痛，吐血、衄血，尿黄便干，舌红苔黄，脉弦数。

【治法】清肝泻火。

【方药】丹栀逍遥散（当归、白芍药、白术、柴胡、茯苓、甘草、煨姜、薄荷、丹皮、栀子）。

③肝郁脾虚：

【症状】胸胁胀满窜痛，善太息，情志抑郁，或急躁易怒，纳呆腹胀，便溏不爽，肠鸣矢气，或腹痛欲泻，泻后痛减。或大便溏结不调，舌苔白，脉弦或缓。

【治法】疏肝健脾止泻。

【方药】逍遥散或痛泻要方。

肝郁血虚用逍遥散（柴胡、甘草、茯苓、白术、当归、白芍、薄荷、生姜）。

肝郁脾虚，腹痛泄泻用痛泻要方（白术、白芍、陈皮、防风）。

④肝胃气滞：

【症状】胃脘胁肋胀痛，嗳气吞酸嘈杂，呃逆，不思饮食，情绪抑郁，善太息，或烦躁易怒，舌淡红，苔薄黄，脉弦。

【治法】疏肝和胃，降逆止呕。

【方药】柴胡疏肝散合二陈汤加藿香、生姜。

二陈汤（陈皮、法半夏、茯苓、甘草）

⑤肝火犯肺：

【症状】急躁易怒，胸胁灼痛，头胀头痛，面红目赤，口苦口干，咳嗽阵作，痰黄黏稠，甚至咳血，舌红，苔薄黄，脉弦数。

【治法】清肺平肝，顺气降火。

【方药】加减泻白散合黛蛤散。

加减泻白散（桑白皮、地骨皮、知母、黄芩、桔梗、炙甘草、青皮、陈皮）。

黛蛤散（青黛、蛤壳）。

9. 针灸按摩

【穴位】阳陵泉穴：小腿的外侧，腓骨小头前下方凹陷处。阳陵泉穴具有舒肝解郁的神奇作用，常按摩这个穴位，能够降肝火。

## 九、特禀型体质（特禀质）

1. 临床症状

由于先天禀赋不足和遗传等因素造成的一种特殊体质。包括先天性、遗传性的生理缺陷与疾病，过敏反应等。

2. 病因病机

先天禀赋不足的体质，是因为先天气血不足、肌表不固，抵抗力差所致。

3. 患病倾向

凡是遗传性疾病者多与亲代有相同疾病或缺陷，如出现药物过敏、花粉症、哮喘等过敏性疾病。

4. 治疗法则

补益气血，调养身体。

5. 中医食疗

①人参红枣茶：人参 3 克，红枣 6 枚，粳米 100 克。服用方法：人参切片，红枣去核，粳米淘净。一起入锅，加水适量煲粥，服食。

②黄芪灵芝炖瘦肉：

【制法】主要原料有：黄芪 30 克，灵芝 30 克，猪瘦肉 200 克，姜 1 块。

将黄芪和灵芝用清水浸泡半个小时，瘦肉洗净切块。将泡好的黄芪和灵芝以及切好的猪瘦肉放进砂锅，加入适量的盐、生姜和清水，用大火蒸 3 个小时即好。药膳调理是一个长期的过程，最好 3 ~5 天吃一次。

【功效】补益气血调养身。补气固表。北芪具有补气固表、升阳作用，能增强抵抗力，抵抗外邪。灵芝药性味甘平，具有补气血，安心神，健脾胃的作用，能增强抵抗力。瘦肉有筋有血，能调养身体。

6. 其他调养方法

【饮食调摄】饮食宜清淡、均衡，粗细搭配适当，荤素配伍合理。少食荞麦（含致敏物质荞麦荧光素）、蚕豆、白扁豆、牛肉、鹅肉、鲤鱼、虾、蟹、茄子、酒、辣椒、浓茶、咖啡等辛辣之品、腥膻发物及含致敏物质的食物。

【起居调摄】保持室内清洁，被褥、床单要经常洗晒，室内装修后不宜立即搬进居住。春季减少室外活动时间，可防止对花粉过敏。不宜养宠物，起居应有规律，积极参加各种体育锻炼，避免情绪紧张。

7. 针灸按摩

【穴位】迎香穴：在鼻翼外侧，旁开 5 分，大约 1 指宽的地方。

常言道“不闻香臭取迎香”，按摩迎香穴，可以减缓打喷嚏的症状，还可以预防感冒。

# 参考文献

1. 朱文锋. 中医诊断学. 北京：中国中医药出版社，2002
2. 朱文锋. 中医诊断学. 上海：上海科学技术出版社，1998
3. 李丽霞. 中医诊断学. 广州：广东高等教育出版社，1990
4. 印会河，张伯纳. 中医基础理论. 上海：上海科学技术出版社，1998